健康养生堂

食补食疗
养生汤

【王瑞秋◎主编】

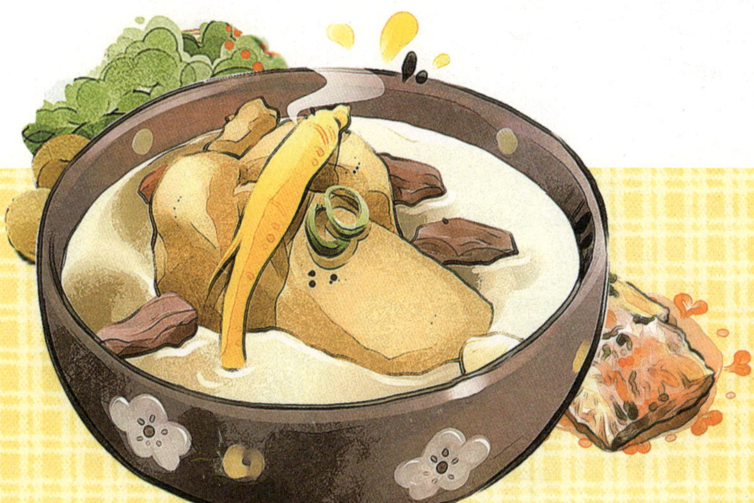

浙江出版联合集团
浙江科学技术出版社

图书在版编目（CIP）数据

食补食疗养生汤 / 王瑞秋主编．—杭州：浙江科学技术出版社，2013.12

ISBN 978-7-5341-5543-7

Ⅰ.①食… Ⅱ.①王… Ⅲ.①食物疗法-汤菜-菜谱 Ⅳ.①R247.1②TS972.161

中国版本图书馆CIP数据核字（2013）第141696号

健康养生堂

食补食疗养生汤

王瑞秋 主编

责任编辑：王　群　王巧玲　　**特约编辑**：解鲜花
责任校对：宋　东　刘　丹　李骁睿　　**特约美编**：王道琴
责任美编：金　晖　　**封面设计**：韩木华
责任印务：徐忠雷　　**版式设计**：韩少杰

出版发行：浙江科学技术出版社
地址：杭州市体育场路347号
邮政编码：310006
联系电话：0571-85058048
制　　作：日知图书（www.rzbook.com）
印　　刷：天津市光明印务有限公司
经　　销：全国各地新华书店
开　　本：710×1000　1/16
字　　数：300千字
印　　张：14
版　　次：2013年12月第1版
印　　次：2013年12月第1次印刷
书　　号：ISBN 978-7-5341-5543-7
定　　价：39.00元

PREFACE

序 》刚柔相济的汤饮养生

中国人的用汤习惯同西方人的用汤习惯相比，最大的区别在于中国人向来不会仅限于在正餐时食用汤品，两餐之间的汤品更受关注。身体不适、体弱或疾病缠身者，常会在上午加餐或下午茶时间食用汤品，以满足特殊时期的营养需求。煲汤是含蓄的中国人表达感情、联络情感的一种方式，非正餐食用的汤羹，往往蕴涵着烹制者对食用者或爱慕或敬仰的感情。唐代诗人王建的《新嫁娘词》中写道：“三日入厨下，洗手作羹汤。未谙姑食性，先遣小姑尝。”诗中过门三日的新娘要为婆婆做一碗羹汤，但不知婆婆的口味，便先让小姑品尝。

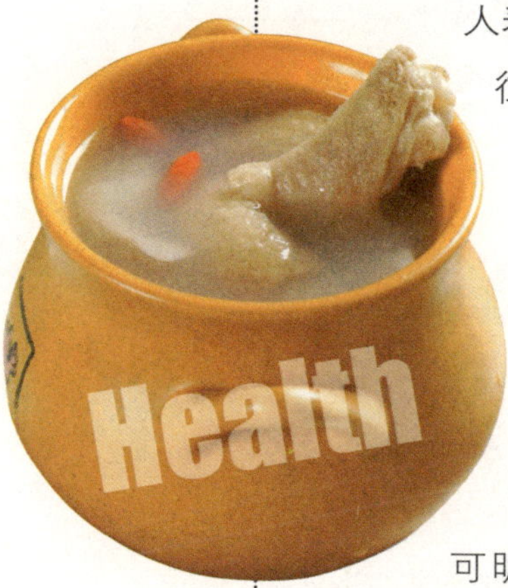

古人大都以汤滋补身体，比如春秋时期的“鹑鸪汤”、“豺肉汤”可强身健体；唐代的“兔肝汤”可明目；宋代的“灵药蜜羹”能健脾润肺、滋养肌肤，“枸杞汤”能养肝明目；元代的“羊脏羹”能治肾虚劳损；明代的“凤髓汤”能润肺；清代的“金玉羹”可丰润肌肤，“燕窝羹”可润肌肤、轻颜色……诸如此类，不胜枚举。

一碗好汤，从食材搭配、洗切、口味调制，到选择煲汤器具、控制火候、盛装，每一道工序都与汤的品质直接相关。汤品可荤、可素，可荤料素做，亦可素料荤做，这是食材刚柔相济的搭配。同样的汤，会出现百人烹百味的现象，就连同一锅汤，也会因不同的盛装器具而给食客留下不同口味的错觉，良好的器具能提升汤的品质，这也是刚柔相济的体现。身体阳气旺盛者需寒性食物入汤，阴虚阳气不足者则需温热食物入汤，这便是刚柔相济、阴阳相调的要求，也是古人留给我们的养生智慧。

中式烹调高级技师
中国烹饪协会资深讲师

Contents 目录

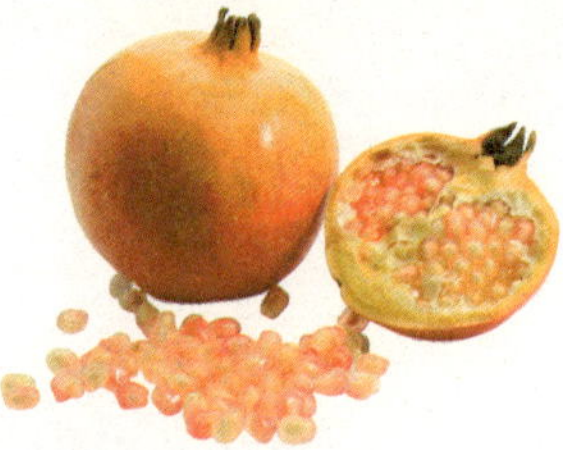

Part 1 膳食养生汤水先行

- 汤饮养生自古有之 …………（8）
- 好汤会喝才健康 …………（9）

Part 2 煮汤工具介绍

- 厨房常用的几种锅型 …………（12）
- 根据质地，善用汤锅 …………（13）

Part 3 煮汤调味有诀窍

- 调味的作用 …………（16）
- 不同调料，不同味道 …………（17）
- 煮汤去异味的窍门 …………（19）
- 特别的原料要特别调味 …………（20）
- 制汤用水有讲究 …………（21）

Part 4 大厨教你巧煮汤

- 煮汤时间不宜过长 …………（22）
- 适时、适当调味 …………（22）
- 汆煮原料巧安排 …………（23）
- 脂溶性维生素原料巧利用 …………（23）
- 绿叶类蔬菜别用刀切 …………（23）
- 汤品要现制现食 …………（23）
- 巧用基本汤 …………（24）
- 利用蒸锅巧制汤 …………（24）
- 豆子冷冻煮得快 …………（24）
- 鱼头先煎汤品香 …………（24）
- 鲜鱼汤的制作技巧 …………（25）
- 咸柠檬煲汤味道佳 …………（25）
- 巧煮鲜香什锦素汤 …………（25）

Part 5 选对食材煮好汤

- 认识五味煮好汤 …………（26）
- 把握五性煮好汤 …………（27）
- 不同食材的煲汤要领 …………（30）
- 入汤药材巧安排 …………（48）

■蔬果汤——营养丰富花样多

番茄鸡蛋汤 …………（50）
西蓝花浓汤/栗子白菜汤 …………（51）
粉丝萝卜汤/酸辣汤 …………（52）
丝瓜鸡蛋汤/百合芦笋汤 …………（53）
二冬汤/青木瓜黄豆汤 …………（54）
荠菜鸡蛋汤/冬瓜芥菜汤 …………（55）
芙蓉玉米羹/素罗宋汤 …………（56）
圆白菜汤/韭菜银芽汤 …………（57）
娃娃菜火腿汤/虾米冬瓜汤 …………（58）
菠菜虾皮粉丝汤/冬笋木耳汤 …………（59）
草菇丝瓜汤/蛋蓉菜花汤 …………（60）
川贝鸭梨汤/桂圆松仁汤 …………（61）

■畜肉汤——滋补保健强体魄

莲藕排骨汤 …………（62）
榨菜肉丝汤/苦瓜黄豆猪骨汤 …………（63）

莲藕猪脊骨汤/猪腰山药汤 ………… (64)
丁香排骨汤/番茄猪肝瘦肉汤 ………… (65)
猪小肘黄豆汤/菠菜猪血汤 ………… (66)
排骨芋头汤/银耳香菇猪肘汤 ………… (67)
猪蹄薏米煲/银耳木瓜排骨汤 ………… (68)
黄花菜猪心汤/猪尾汤 ………… (69)
紫菜肉片汤/猪腰豆腐汤 ………… (70)
腐竹银杏猪肚汤/番茄萝卜牛腩汤 ………… (71)
营养牛骨汤/清炖牛筋汤 ………… (72)
牛百叶萝卜汤/牛肉蔬菜汤 ………… (73)
酸辣牛肚汤/牛百叶白菜汤 ………… (74)
清炖牛尾汤/薏米莲子牛肉汤 ………… (75)
红酒牛腱汤/滋补羊肉汤 ………… (76)
胡辣全羊汤/羊肉益智汤 ………… (77)
冬笋羊肉煲/羊肉暖身汤 ………… (78)
萝卜羊肉汤/菊花地黄羊腰汤 ………… (79)
党参羊肉汤/羊肝枸杞汤 ………… (80)
红枣木耳羊肉汤/三丝汤 ………… (81)

■禽、蛋汤——食材虽小功效大

香菇鸡汤 ………… (82)
鸡蓉玉米羹/双耳鸡翅煲 ………… (83)
草菇鸡蛋汤/山药胡萝卜鸡汤 ………… (84)
乌鸡玉兰补汤/银杞鸡肝汤 ………… (85)
香菇鸡翅汤/香菇西芹鸡丝汤 ………… (86)
银杏鹌鹑汤/枸杞乳鸽汤 ………… (87)
芪归炖鸡汤/双冬鸡腿汤 ………… (88)
人参鸡块汤/姜母老鸭汤 ………… (89)
虫草全鸭汤/青萝卜老鸭汤 ………… (90)
鸭血木耳汤/紫菜鸡蛋汤 ………… (91)
紫菜鸡丝汤/酸菜鸭肉汤 ………… (92)
菠菜鸽片汤 ………… (93)
柠檬乳鸽汤/米酒银耳乳鸽汤 ………… (94)
首乌鸡蛋汤/银耳鸽蛋汤 ………… (95)

■水产汤——壮骨强身精力旺

皮蛋鱼片汤 ………… (96)
黄芪鲫鱼汤/酸菜鱼头汤 ………… (97)
腐竹海鲜汤/冬瓜鲫鱼汤 ………… (98)
鲈鱼浓汤/菊花鱼片汤 ………… (99)
鱼头豆腐汤/五彩鱼丝汤 ………… (100)
薏米莲子鲫鱼汤/草鱼萝卜汤 ………… (101)
三鲜鱼丸汤/三丝银鱼羹 ………… (102)
家常鲜蟹汤/甲鱼滋肾汤 ………… (103)
赤豆鲤鱼汤/酸辣鱿鱼汤 ………… (104)
虾球银耳汤/大虾萝卜汤 ………… (105)
三丝虾仁汤/虾丸荸荠汤 ………… (106)
干贝小白菜汤/河蟹西蓝花汤 ………… (107)
鲤鱼雪梨汤/豆芽海带汤 ………… (108)
三鲜鱿鱼汤/奶汤海参 ………… (109)
文蛤豆腐汤/蒜香牡蛎汤 ………… (110)
生蚝清汤/姜汁蚌肉汤 ………… (111)
田螺汤/香菇栗子海蜇汤 ………… (112)
黄鳝鸡丝汤/酸菜泥鳅汤 ………… (113)

■菌、豆汤——增强免疫保健康

菌菇豆腐汤 ………… (114)
蚕豆雪菜汤/黄花菜豆腐汤 ………… (115)
豆腐丝韭菜汤/蘑菇瘦肉汤 ………… (116)
黄豆排骨蔬菜汤/黄豆芽紫菜汤 ………… (117)
香菇冬瓜汤/双耳萝卜汤 ………… (118)
奶油蘑菇浓汤 ………… (119)
赤豆桂花汤/黑豆凤爪汤 ………… (120)
银耳香菇汤/什锦鲜菇汤 ………… (121)

Part 6 应季喝汤最养生

● 春季喝汤升补阳气 ………… (122)
竹荪排骨汤/白菜豆腐汤 ………… (123)
杏仁山药汤/木耳肉丝蛋汤 ………… (124)
春笋香菇萝卜汤 ………… (125)
鸡丝蛋皮韭菜汤/菌子韭黄汤 ………… (126)
鸭血豆腐汤/鸡毛菜土豆汤 ………… (127)

● 夏季喝汤生津固表 ……………… (128)
番茄金针菇蛋汤/清凉瓜块鱼丸汤 ‥ (129)
苦瓜瘦肉汤/莲子豆腐汤 ………… (130)
排骨莲藕汤/丝瓜面筋汤 ………… (131)
● 秋季喝汤滋阴润燥 ……………… (132)
排骨萝卜顺气汤/参麦黑枣乌鸡汤 ‥ (133)
木瓜鲤鱼汤/香浓玉米汤 ………… (134)
螃蟹瘦肉汤/香芋鸡汤 …………… (135)
● 冬季喝汤滋补暖身 ……………… (136)
海带猪肉汤/当归黄芪乌鸡汤 …… (137)
羊肉清汤/咖喱牛肉汤 …………… (138)
芋头排骨汤/八宝滋补鸡汤 ……… (139)

Part 7 认清体质喝对汤

● 热性体质——汤品宜以清淡鲜香为主 ……………………………… (140)
绿豆莲藕汤/冬瓜薏米瘦肉汤 …… (141)
姜丝鲈鱼汤/鱼丸清汤 …………… (142)
三鲜豆腐汤/荸荠海蜇汤 ………… (143)
● 寒性体质——汤品宜以温热原料为主 ……………………………… (144)
萝卜羊排骨汤 ……………………… (144)
黄精猪肘煲/胡椒猪肚汤 ………… (145)
白萝卜煲牛肉/山药乌鸡汤 ……… (146)
花生红枣鸡爪汤/黄芪羊肉煲 …… (147)
● 实性体质——汤品宜以平性、温性原料为主 …………………… (148)
培根白菜汤 ……………………… (148)
干贝冬瓜汤/牡蛎白菜汤 ………… (149)
冬瓜瘦肉煲/胡萝卜海带汤 ……… (150)
苦瓜鱼片汤/白菜紫菜汤 ………… (151)
● 虚性体质——宜选用补气血的温性食物入汤 …………………… (152)
排骨栗子汤/羊肉白萝卜汤 ……… (153)
肉片茭白汤/芦笋玉米番茄汤 …… (154)
五色蔬菜汤/南瓜牛肉汤 ………… (155)
● 燥性体质——汤品宜以清淡原料为主 ……………………………… (156)
荸荠玉米老鸭汤 ………………… (156)
肉片冬瓜汤/番茄枸杞玉米羹 …… (157)
莴苣凤尾菇汤/毛豆丝瓜汤 ……… (158)
白萝卜海带汤/百梨生津汤 ……… (159)
● 湿性体质——汤品宜以祛湿原料为主 ……………………………… (160)
茯苓豆腐汤 ……………………… (160)
香芋芡实薏米汤/苦瓜山药干贝汤 ‥ (161)
莲藕山药汤/百合赤豆汤 ………… (162)
牛肉芹菜鸡蛋汤/赤豆鲫鱼汤 …… (163)

Part 8 量身煲制养生汤

● 孕产妇——正确喝汤补充孕期营养 ……………………………… (164)
羊肉冬瓜汤/金针菇油菜猪心汤 … (165)
● 婴幼儿——选择好汤为宝宝成长助力 ……………………………… (166)
胡萝卜玉米浓汤 ………………… (166)
翡翠蛋羹/虾仁豆花羹 …………… (167)
● 中青年——多以能增强活力的食物入汤 ………………………… (168)
黑木耳猪肝汤 …………………… (168)
黄豆排骨汤/山药羊肉汤 ………… (169)
豆腐三鲜汤/南瓜牛肉汤 ………… (170)
苋菜笋丝汤/莲藕黑豆汤 ………… (171)
● 中老年——健康汤品让营养吸收更均衡 ………………………… (172)
苹果瘦肉汤 ……………………… (172)
滑鸡片丝瓜汤/青菜豆腐茄片汤 … (173)
双耳萝卜汤/番茄皮蛋汤 ………… (174)

鸭肉紫菜汤 …………………………… (175)
● 脑力劳动者——多以健脑食物
入汤 ………………………………… (176)
芝麻桃仁薏米汤 ……………………… (176)
鱼头花生汤/海带紫菜瓜片汤 ……… (177)
木瓜红枣莲子煲/黑木耳豆腐汤 …… (178)
黄鱼豆腐煲/西洋参鸡片汤 ………… (179)
● 体力劳动者——选择能增加热量的
汤品 ………………………………… (180)
红薯栗子排骨汤 ……………………… (180)
莲藕红枣猪骨髓汤/牛肉蔬菜浓汤 … (181)
山药百合兔肉汤/菠菜丸子汤 ……… (182)
鲢鱼冻豆腐煲/双色老鸡汤 ………… (183)
● 贫血症——汤品宜增加优质蛋白
原料 ………………………………… (184)
百味牛腩汤 …………………………… (184)
菠菜猪肝汤/当归生姜羊肉汤 ……… (185)
银耳香菇猪肘汤/猪肝番茄玉米煲 … (186)
菠菜鸡煲/花生桂圆红枣汤 ………… (187)
● 高血压——汤品宜清淡低盐 …… (188)
百合鸭肉汤 …………………………… (188)
芹菜叶汤/泡菜鳕鱼汤 ……………… (189)
鱼骨豆苗尖椒汤/上汤蟹煲 ………… (190)
海带时蔬汤/银杏冬瓜汤 …………… (191)
● 高脂血症——汤品宜清淡、
营养均衡 …………………………… (192)
鲜蘑丝瓜汤 …………………………… (192)
南瓜海带减脂汤/酸萝卜老鸭汤 …… (193)
鸽肉萝卜汤/腰花木耳汤 …………… (194)
豆苗蛋汤/蹄筋花生汤 ……………… (195)
● 糖尿病——宜多选用高纤维食物
入汤 ………………………………… (196)
苦瓜豆腐汤 …………………………… (196)
紫菜南瓜汤/牛肉杂菜汤 …………… (197)
银耳南瓜汤/鲜虾莴苣汤 …………… (198)
羊肉丸子萝卜汤/兔肉南瓜汤 ……… (199)
● 肥胖病——少用高热量的食物
入汤 ………………………………… (200)
木瓜芡实枸杞汤 ……………………… (200)
黑米人参鲤鱼汤/丝瓜鱼汤 ………… (201)
黄豆芽肉丝汤/生地莲藕汤 ………… (202)
白菜萝卜豆腐汤/西施豆腐汤 ……… (203)
● 便秘——宜选用水分多、油脂少的
食物入汤 …………………………… (204)
番茄洋葱鸡蛋汤 ……………………… (204)
丝瓜火腿片汤/油菜红枣瘦肉汤 …… (205)
豆腐番茄汤/玉米蔬菜汤 …………… (206)
香菇莼菜汤/白菜汤 ………………… (207)
● 皮肤病——宜选用清热利湿的
食物入汤 …………………………… (208)
芹菜黄瓜素肉汤 ……………………… (208)
丝瓜草菇肉丸汤/竹荪木耳汤 ……… (209)
● 肝病——汤品宜清淡 …………… (210)
豆芽鸡丝汤 …………………………… (210)
蹄筋花生汤/香菇鱼片汤 …………… (211)
● 肾病——宜选用利水的食物入汤 (212)
三丝豆苗汤 …………………………… (212)
黄花苦瓜汤/牛蒡海带汤 …………… (213)
● 冠心病——汤品宜清淡 ………… (214)
玉米冬瓜汤 …………………………… (214)
金针黄豆排骨汤/三黄鸡薏米汤 …… (215)
● 癌症——入汤食物要多样化 …… (216)
西蓝花鸡汤 …………………………… (216)
火腿洋葱汤/菠萝苦瓜鸡汤 ………… (217)

附录 清汤、高汤的煲制方法

● 何谓烹调基础汤 …………………… (218)
● 烹调基础汤的做法 ………………… (219)
● 基础汤中禽类原料的加工方法 … (221)
● 基础素汤的种类及制法 ………… (222)

Part

1 膳食养生汤水先行

提要

- 汤饮养生自古有之
- 汤能容纳百味营养精华
- 好汤会喝才健康

中餐通常是“几菜一汤”，西餐用餐前必有“开胃汤”，从古至今，汤品的地位从未改变过。早在中国古代，汤品就和养生、药膳紧密地联系在一起。我们曾经忽略过，曾经对汤不以为意，而今又逐渐恢复了每餐必饮汤的良好习惯。

汤饮养生自古有之

01 大厨说汤

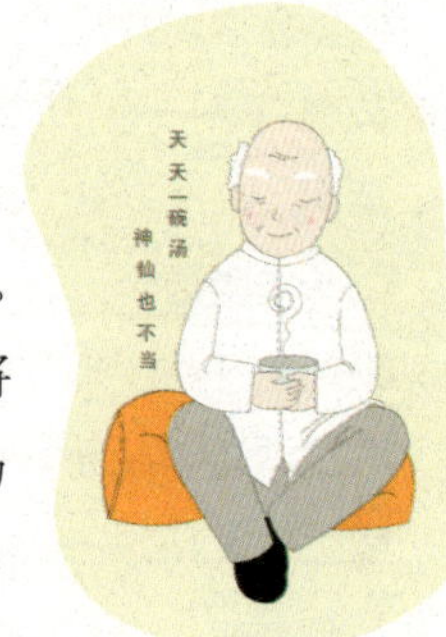

古人称汤为“羹”，称开水为“汤”。比如，中国名菜北京烤鸭制作时，依然将烤制前往鸭肚里灌开水的这道工序称为“灌汤”，这是自古以来的称谓。早在人类学会使用火，但尚没有任何盛水容器之时，原始人就将烧热的石头投入小的水坑中，使水变热，这就是最早的汤了。北宋诗人陆游有诗曰“嫩汤茶乳白，软火地炉红”，其中“嫩汤”指的就是刚刚烧开的水。现代人习惯把较稀的称为汤，较浓的称为羹，一般合称为汤羹或羹汤。

“煮”是制作汤羹的主要方法。汤羹因有着丰富的营养、精细严谨的选料、宜浓宜淡的滋味而被人们所喜爱。

汤羹

- 汤 → 主要以水为传热介质，将烹饪原料加工烹制后汁水较多的副食
- 羹 → 指五味调和的浓汤，亦泛指煮成浓液的食品（见《辞海》）

关于汤的传说

- **雉羹** → 传说四千多年以前，尧帝患病久治不愈，大臣捉了三只雉，加入稷米，熬羹给尧帝食用，尧帝不久痊愈。这便是文字记载最早的羹——“雉羹”
- **伊尹汤液** → 相传在公元前15世纪商汤时期，有一位名叫伊尹的大臣，精于烹调，最擅长烹制羹汤，后人为了纪念他而流传着“伊尹汤液”的说法

02 汤能容纳百味营养精华

汤是最适合与药膳原料融合的食物形式，几乎所有的药膳原料都可以用煮制的方法来发挥它的功效。清水煮汤是保证原料营养成分不过多流失的最佳方案。从中医的角度来讲，世上所有可食用的物质都有药性，并且都能以煮汤的方法发挥其最大功用。

制汤可以用煮、氽、炖、熬、蒸等多种烹调方法来烹制。其中煮是较早的制汤方法之一。人类自有了陶器以来，就有煮的烹调方法。在早期人类的食物烹制中，除了用火烤就是煮了。原始人在食物匮乏时期，汤、粥、菜、饭是不分的。不知从何时开始，羹汤成了体力虚弱者的养生食品。

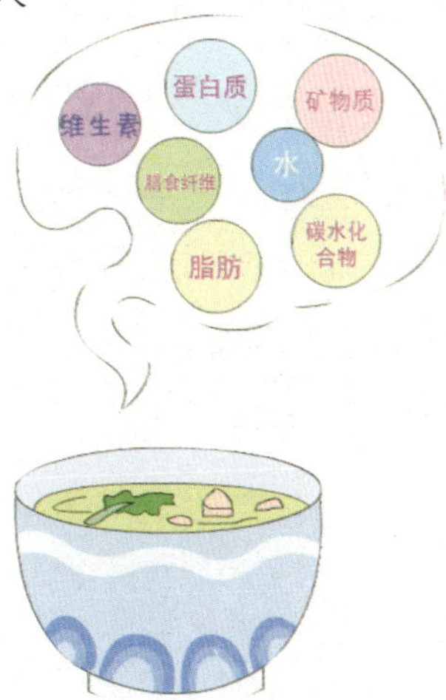

中医主张“要拿饭当药吃，不要拿药当饭吃”，就是说适当的饮食，不仅能提供人体每日所需的营养与能量，还能保证身体健康。中国诸多养生著作中均论述了合理膳食、以膳食养生的功用。如《黄帝内经》曰：“五谷为养，五果为助，五畜为益，五菜为充。”而汤正是容纳百味营养精华的最好形式。

好汤会喝才健康

01 喝汤还要吃肉

有时我们只喝汤而不吃汤料，尤其是各种动物性原料制作的汤品。

Part 1

From 厨师

∶∶法国著名厨师路易·皮切高说："汤如一束使人心醉的鲜花，是对生活的一种安慰，能够消除人们由于紧张或不愉快带来的疲劳和忧愁。"

就鸡汤来讲，经过了一定时间的煮制，原料会析出一些水溶性小分子物质，如维生素B_1、维生素B_2、维生素C等。但是，鸡肉中的油脂、嘌呤等对人体无益的物质同样会融入汤里。鸡肉中很大一部分营养物质还会保留在原料中，从客观上来说，只喝汤、不吃肉会浪费仍然保留在肉中的营养素。

汤虽营养丰富，也不可一次饮用过多，再好的汤也是一碗足矣，并且应及早把汤中主料吃掉。

02 饭前喝汤保健康

健康教育专家洪昭光教授的健康观点中有一个是："饭前喝汤，苗条健康；饭后喝汤，越喝越胖。"实际上，在我国自古以来就是先饮汤后用饭的，诸多的膳食古籍均把汤羹列在首位，进餐先上汤后上菜，是古人的生活方式。《黄帝内经》曰："邪气留于上焦，上焦闭而不通，已食若饮汤，卫气留久于阴而不行，故卒然多卧焉。"意思是说：邪气停留在上焦，使上焦闭阻，气行不通畅，若在吃饱后，又饮汤水，使卫气在阴分停留时间较长，而不能外达于阳分，人就会突然嗜睡了。

关于汤的记载

曹雪芹的《红楼梦》曾被现代人戏称为一本养生菜谱，因其大量地记载了菜点以及与吃有关的习俗等。其中第四十五回，薛宝钗劝林黛玉："每日早起，拿上燕窝一两，冰糖五钱，用银吊子熬出粥来，要吃惯了，比药还强，最是滋阴补气的。"薛宝钗所提的粥实际上是指有一定黏稠度的汤羹。

◆【先喝汤的理由之一】人体在饥饿的状态下，持续进食一定时间，不论进食多少，到了适当的时间，大脑会反应已经吃饱了。先饮汤品的话，汤品进入胃肠后，大脑食欲中枢神经便会自然默认已经开始进食，进餐时就会减少食量，避免热量摄入过多而发胖。而动物性原料汤品中大量的脂肪，往往足以提供人体必需的热量。

◆【先喝汤的理由之二】在炎热的夏季或食欲不佳时，适当饮汤，能起到开胃的作用；在寒冷的冬日，适当饮汤则能起到暖身的作用。

◆【先喝汤的理由之三】饭前喝点汤，可以滋润口腔、咽喉、食管，有助于吃饭时食物顺利下咽，防止干硬食物刺激消化道黏膜。

精品中式筵席与西餐上菜顺序是一样的，除了茶水、茶点外，首先上的就是汤羹。一般每人一盅，适可而止。

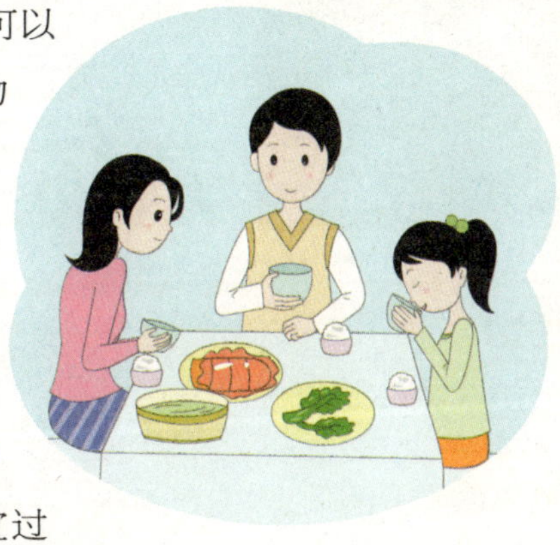

03 喝汤喝门道

因为制汤主要是为了喝汤，所以汤不宜过咸。同时，从营养角度讲，喝汤还要吃汤中的食物。

喝汤对健康有益，并不是喝得多就好，要因人而异。同时，也要掌握喝汤时间，一般中、晚餐前以半碗汤为宜，早餐前可适当多些，因为一夜睡眠之后，人体水分损失较多。喝汤时间以饭前20分钟左右为好，吃饭时也可以少量喝汤。总之，喝汤以胃部舒适为度，饭前饭后切忌“狂饮”。

推荐一种好的方法：根据自己的喜好，选择花椒盐、姜醋汁、生抽蒜汁等调味料，喝完汤后将汤的主料蘸食，别有一番滋味。

特别提示 TIPS

“原汤化原食”的科学依据

面条汤、饺子汤、米汤同样是汤，它们含有米、面中丰富的水溶性维生素B_1。维生素B_1在体内能抑制胆碱酯酶的活性，这种酶有分解乙酰胆碱的作用，而乙酰胆碱与神经传导有关，能促进胃肠蠕动和消化液的分泌，增进食欲。当人体缺乏维生素B_1时，体内的胆碱酯酶活性会增强，乙酰胆碱的水解加速，使神经传导受到影响，造成胃肠蠕动缓慢、消化液分泌减少，食欲不振，进而出现消化不良的症状。此外，还会引起易怒、疲劳、心动过速等。因此，百姓常说的“原汤化原食”，是有其科学依据的。此类汤倒是可以餐后饮用，用来促进消化。

Part

2 煮汤工具介绍

提要

- 厨房常用的几种锅型
- 根据质地，善用汤锅

“工欲善其事，必先利其器。”清代袁枚的《随园食单》中记载：“古人云：‘美食不如美器。’斯语也。大抵物贵者器宜大，物贱者器宜小。煎炒宜盘，汤羹宜碗；煎炒宜铁铜，煨煮宜砂罐。”煮汤器具无论是古代精美的，还是现代简洁的，不管是贵重的，还是廉价的，适合原料特点、符合烹饪方式的就是最好的。

厨房常用的几种锅型

烹饪器具从用途上分为炒锅、汤锅、蒸锅、火锅等。传统厨房煮汤用具包括：汤盬（gǔ）子、汤桶、汤锅。一般地讲，除了西餐的煎盘或中餐的铛（又名饼锅、煎铛、平锅等），都可以用做煮汤工具，甚至电饭煲、微波炉以及玻璃器皿等也可以制汤。厨房用具最好专器专用，避免互相交叉。多功能锅在使用前及使用后均要彻底清洁。

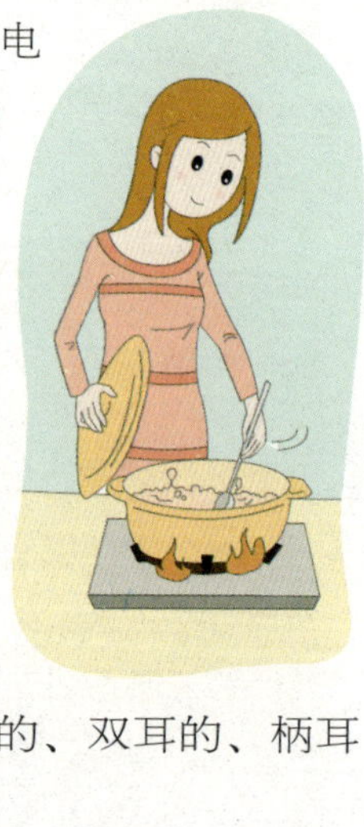

01 炒锅

炒锅一般有铁锅、铜锅、复合金属锅、无烟锅等。炒锅适用于大多数烹调方法。有单边带柄（把）的、单边带耳的、双耳的、柄耳合一的等。

不论炒锅的底是深还是浅，除了无烟锅特殊的双层底外，一般的炒锅都有双层底和单层底之分。单层底炒锅质地相对较薄，加之圆底，传热较快，是制作汤羹菜品最佳的工具。用炒锅煮汤，适宜量少或氽制类的汤羹。炒锅口较大、底相对较小，原料入水，不易粘连。如：氽脊髓汤。

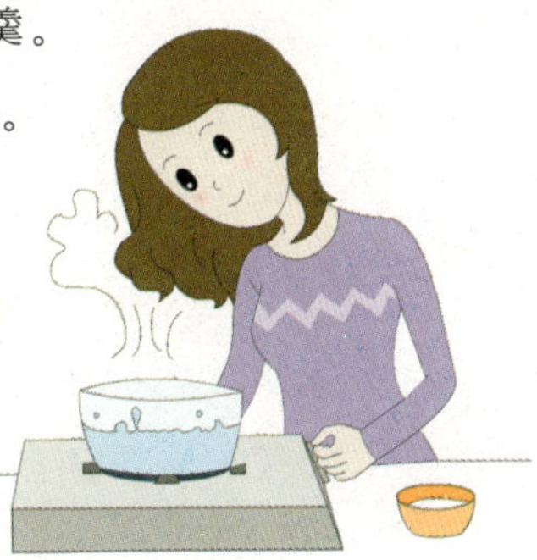

02 汤锅

汤锅是主要用于煮制多样原料的大中型烹饪锅。与中餐汤锅类似的西餐烹饪器具是汤桶和少司锅。其中汤桶是筒形、平底、双耳的不锈钢矮锅，主要用于制汤；少司锅是圆形、平底的，有长柄和盖。一般深7～15厘米，主要用于制作少司。汤锅是煮较大原料的好器具。

03 蒸锅

用于蒸制面食和各种菜品的专用锅，主要包括带箅式、架笼式和连体式。带箅式蒸锅为高腰锅，内有1～2个笼箅，除掉笼箅与汤锅近似，也可以煮制较大的原料。架笼式蒸锅，一般家用常见的是2～3层，底层平底、上两层自带蒸箅，每层均有双耳。用其底层煮汤，最大的好处是受热面积大，开锅较快，适宜炖煮小型原料。

04 火锅

家用电火锅是煮汤较为环保的一种器具，适用于各类汤品的制作。

根据质地，善用汤锅

煮汤用的容器按质地分有铁锅、不锈钢锅、沙锅、铝锅、铜锅等，还有一些特别的，如石锅、纸锅等。因为不同的食材所含营养素不同，在烹制器具上也需要加以选择，以便更多地保持食材的营养素和汤品色泽。

01 铁锅

如今人们提倡用铁锅烹制菜品，但不是所有的原料都适合选用铁锅烹制。因为铁锅会与某些原料发生反应，生成对人体不利的有害物质。新铁锅使用前要先炙锅，就是将锅清洗干净后用油涮一次，最后再重新注油烧1～2次，使油浸锅，以除去铁器的异味，防止使用的过程中生锈。铁锅烧干时不宜浇凉水，以免炸裂。

◆【含果酸较高的制汤原料不宜用铁锅】山楂、海棠等含果酸较高的原料不宜用铁锅，这是因为原料中的果酸遇铁后会发生化学反应，将铁溶解，产生一种低铁化合物，食用过多会引起中毒。人低铁化合物中毒后1小时左右，会出现恶心、呕吐、舌苔（及牙龈）变色等症状。

◆【容易发生褐变反应的原料不宜用铁锅】比如藕切开或去皮后，暴露在空气中的部分容易发生褐变，易发生褐变的制汤原料还有土豆、茄子、桃、梨、苹果等，烹制这些原料前，要先用不锈钢刀切原料，后用清水或淡盐水浸泡，使其与空气隔绝，可防止褐变。褐变虽不会对健康造成多大的影响，但是会影响汤羹的色泽。制作此类汤品时宜用沙锅。

02 沙锅

沙锅分为白沙锅、黑沙锅和紫沙锅。白沙锅有两种，一种是传统的白沙锅，一种是新型耐高温的白沙锅。形态有盆形、高桩形、矮墩形等几种。新型耐高温的白沙锅比起传统沙锅，拥有质地细、结实、耐热、不宜破碎等优点。这里的耐高温是相对的，再好的沙锅，其主要制锅原料均属陶土，皆不可干烧。

由于沙锅的特殊质地，它有着吸附嘌呤的能力，可以减少嘌呤对身体的损害，也因此，沙锅成为了专门的制汤工具，同时也是应用最早的烹饪器具之一。用沙锅可以将绝大多数原料制作成汤羹。沙锅虽然传热慢，但是它却可以在一定时间内保持汤羹的温度。

沙锅使用的注意事项

01 使用新沙锅前要先将锅用淘米水煮一下，或用盐水浸泡，以延长沙锅的使用寿命。

02 使用沙锅制作汤羹前，要擦干锅外的水分。要注意不可使汤羹溢出，更不可使其干烧。

03 使用沙锅的火候与其他锅不同。要先用小火让锅均匀受热，锅盖也要同时受热。再用大火烧开锅中汤或水，入料后再改用中小火炖煮。

04 沙锅上桌前，要配备木质或棉质的锅垫，禁止将热锅放置在冰冷的人造石、石英石、不锈钢、玻璃等材质的台面上。

05 防止沙锅冷热交替，曾入冰箱冷藏的沙锅，使用前要用温水浸泡。

03 铜锅

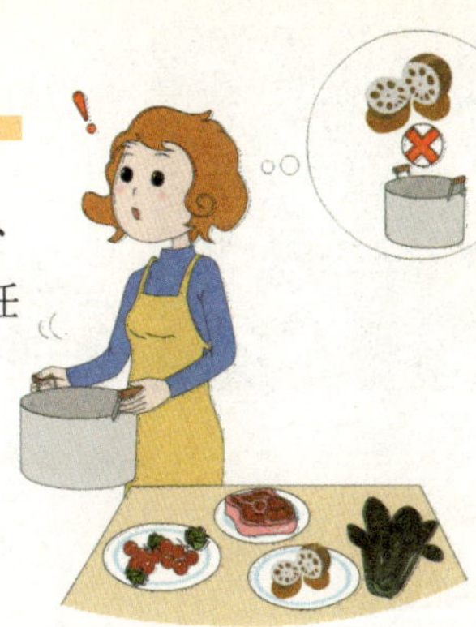

青铜器是我国早期的烹饪工具。如鼎、簋（guǐ）、甗（yǎn）、簠（fǔ）等都是商周时期家庭常用的烹饪器具或食器。其中簠自西周晚期出现，一直沿用到战国时期。目前在一些寺庙里，还保存着巨大的铜锅。但是随着时代的发展，人们开始意识到铜器的局限性。明代李时珍的《本草纲目·兽部·羊》中曰：“铜器煮之，男子损阳、女子暴下，物性之异如此，不可不知。”由此可见，铜器不可烹制羊肉。铜质锅因其保养麻烦、造价高等缺点已经逐渐退出历史的舞台。

04 铝锅

铝锅的优点是传热快、不易生锈、易清洗。但是长期使用铝锅，对人体极为不利，可以诱发阿尔茨海默症。

05 玻璃锅

绝大多数玻璃器皿均为平底，因其通透的特点，最适合煮制汤羹。玻璃锅是色泽鲜艳的果蔬汤底的最佳拍档。玻璃锅按其制作工艺不同，其锅的耐热程度也不同，从120℃到400℃不等，或许更高。简单地说，越耐热的越安全，最好的甚至可以用来炒菜。普通的玻璃锅只可用于微波炉的加热，好一些的可以在火上加热。

特别提示 TIPS

嘌呤是一种含氮的有机化合物，无色、无味、结晶状，易溶于水。其衍生物如鸟嘌呤、腺嘌呤是核酸的重要组成部分。生物碱如咖啡碱也是嘌呤物质，某些动物的排泄物成分如尿酸，也属于嘌呤类化合物。长期大量食用高嘌呤食物，如动物内脏、肉类、蘑菇、扁豆等，会影响尿酸的排泄。严重者易引起尿酸盐沉积，形成尿酸结石，影响肾脏功能。

Part

3 煮汤调味有诀窍

提要

◆调味的作用

◆不同调料，不同味道

◆煮汤去异味的窍门

战国末秦相吕不韦组织编纂的《吕氏春秋》第十四卷《本味篇》中提到“调和之事，必以甘、酸、苦、辛、咸，先后多少，其齐甚微，皆有四起”，要做到“甘而不哝，酸而不酷，咸而不减，辛而不烈，淡而不薄，肥而不厚”。汤的调味要承袭这一宗旨，使汤不可过咸、过辣、过甜，又要亦甜、亦咸、亦辣等，不偏不倚、不藏不露。

调味的作用

调味有去除异味、保持本味、增加美味、确定口味、调节和丰富菜品色彩、提高营养价值、杀菌等作用。将原料按配方比例和工艺程序进行投放与调和，使调料与主

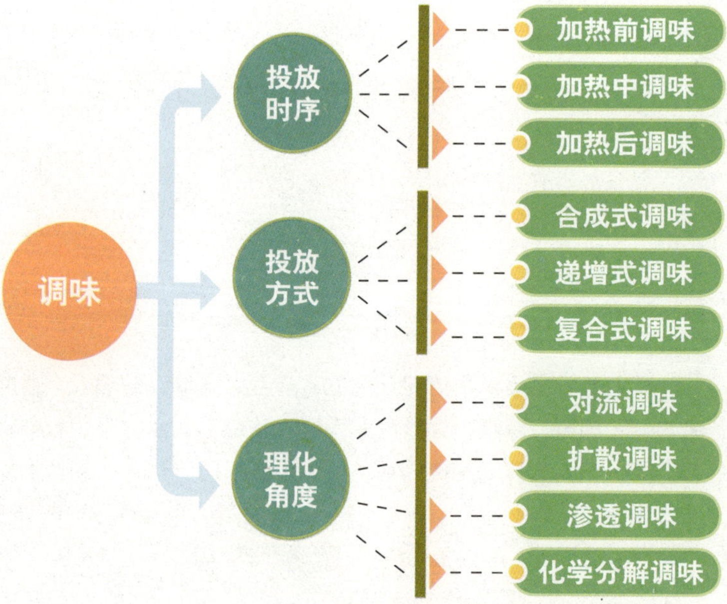

料、配料在加热过程的前、中、后三个阶段，相互影响，相互渗透，使其发生物理和化学反应，从而达到菜品的预定味道。

不同调料，不同味道

01 咸味

咸味食品包括：盐、酱油（生抽、老抽、蘑菇酱油等）、大豆酱、咸鱼、咸肉等。烹饪中放适量盐可以突出鲜味，有解腻、去异味、增美味的作用；还可以起到杀菌的作用。一般地讲，汤中放盐的标准应为汤水的0.8%～1.29%，这是科学测定后得出的最佳配比区别。

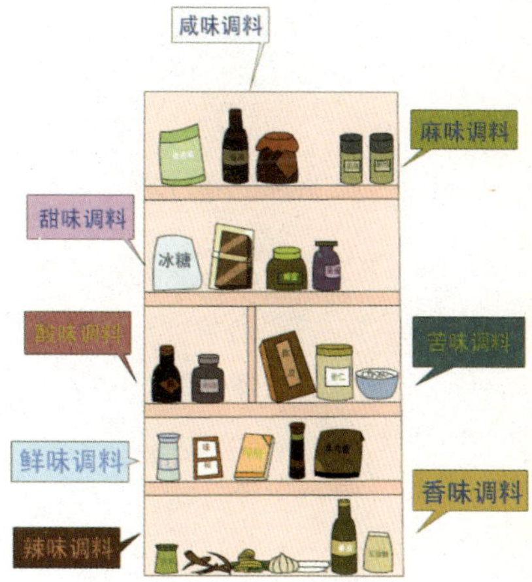

02 甜味

甜味食品包括：冰糖、红糖、麦芽糖、蜂蜜、果酱以及人工合成甜味剂等。甜味可以对酸、辣、油腻起到缓冲的作用，但糖在人体代谢过程中必须消耗维生素B_1，吃糖越多消耗维生素B_1的量也越大，食糖过多易导致动脉硬化，是心血管病的诱因。

03 酸味

酸味食品包括：醋、柠檬、酸梅酱等。凡是在溶液中能解离出氢离子的化合物（如无机酸、醋等）都是酸。酸味可以对比提味，酸味调料对有些原料还能起到消除异味、杀灭病菌的作用。酸味还可以促进食欲、健脾开胃。

04 苦味

苦味调料大多含有生物碱和苷类物质，如陈皮、白豆蔻、砂仁。苦味调料还包括：茶叶、柚皮等。蔬菜类的苦瓜、莴苣都有苦味。苦味既可以改善菜肴的风味，又可以经适当调配提高菜品质量，也能够起到消除异味的作用。苦味食材多有除湿、利尿的作用，食用过多会引起消化不良。苦味调料多用于药膳。

05 辣味

辣味有热辣（火辣）和辛辣两类，热辣主要作用于口腔，能引起口腔的灼热感，而对鼻腔则没有明显的刺激。产生热辣感的物质主要是辣椒素和胡椒碱，主要存在于小辣椒和胡椒中。辛辣除作用于口腔以外，还作用于眼睛、鼻腔、皮肤，尤其是伤口等部位。产生辛辣的主要成分是蒜素、姜酮等。如调料中的葱、姜、蒜、芥末等均属辛辣食材。

食辣过多会对胃黏膜造成损害。痔疮、肛裂、胃溃疡、神经衰弱以及皮肤病患者均不宜过食辣味。

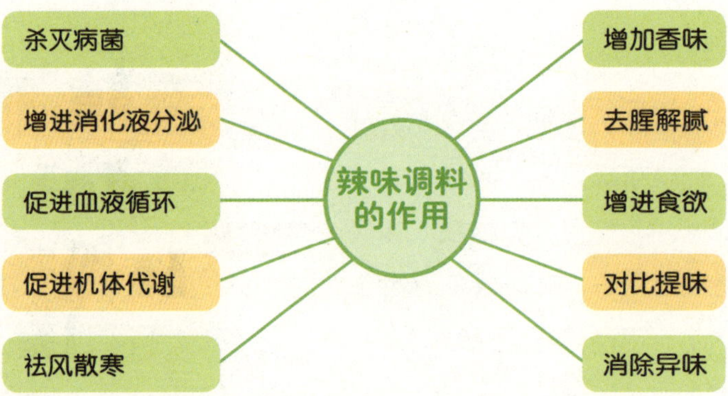

06 鲜味

食物中的鲜味物质重要成分是氨基酸、肽、核苷酸和琥珀酸等。它们存在于肉类、禽类、鱼类、贝类、蘑菇、竹笋等食物中。鲜味是人们喜爱的烹调味，但也是味觉感受中较弱的味道。极易被甜味、辣味、酸味等压制，也受原料新鲜程度的制约。只有得到咸味的对比提味后，才能更加明显地体现鲜美的滋味。因此，制汤时越是简单的调味方法，越可以调制出鲜美的汤汁，如鸡汤、鸭汤、鱼汤、牛肉汤等。此外还有味精、鸡粉、鲜贝粉、牛肉粉、蚝油、鱼露、虾子、蟹黄等。

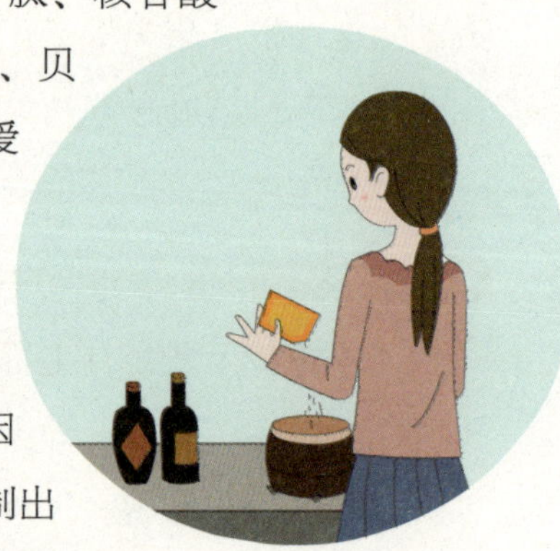

07 麻味

麻味以刺激舌膜而引起感觉，味蕾也能够感受得到。麻味主要来自花椒素。花椒素主要存在于花椒的细胞组织内，只有在高温下才会被破坏分解，并显示出麻味。麻味与辣味配合，给人以强烈刺激的口感。属于麻味的调味品包括花椒、麻椒等。

08 香味

嗅觉器官对香味最为灵敏，香味是可以使人心旷神怡的味道。广泛地存在于脂类、醇类、酚类等挥发性物质中，最适宜为汤品增加美味程度。带有香味的食品包括：香油、酒糟、九江双蒸酒、五香粉、葱、姜、花椒、桂花、荷叶、茶叶等。

煮汤去异味的窍门

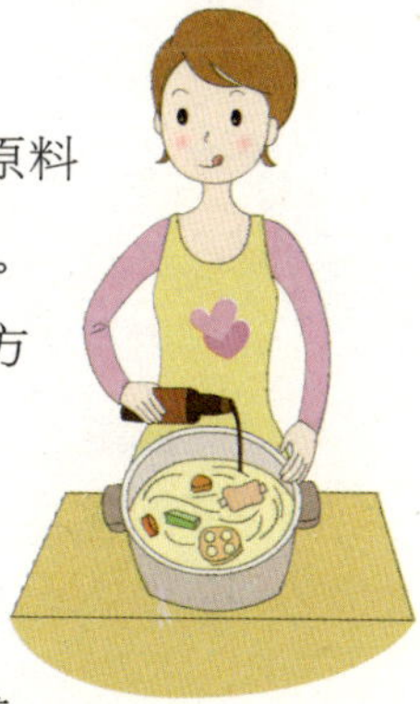

食物的香气有天然带有的和经过加工产生的。一些原料蕴涵着自然的香气，但必须通过烹调手段使之散发出来。异味是人类不喜欢的，一方面要防止异味的产生，另一方面可以通过调味、加热等方法去除异味。

◆【加醋去腥味法】动物原料中的腥味物质是由氨基酸分解出来的，大多数属于碱性。可以利用酸碱中和的原理，适当添加醋，或加入富含柠檬酸的原料，如柠檬汁、番茄等加以去除。

◆【加料酒去腥味法】有些沸点很低但不属于碱性物质的腥味，可以利用挥发性溶剂来去除，如料酒，多用于肉类原料。

◆【汆煮去腥味法】利用沸水汆煮的方法，可以促使沸点较低的腥味物质挥发，多用于肉类原料的前期处理。

◆【香辛料除异味法】香辛料在烹饪过程中使醛、酮等腥味物质发生氧化反应和缩醛反应，使有机酸发生酯化反应，从而去腥增香。

◆【水汆、沸烫去涩味法】涩味物质使口腔黏膜蛋白质凝固，从而在口腔产生收敛的感受。产生涩味的物质有单宁、酚类、醛类、草酸以及明矾等。用水汆、沸烫的方法可以使部分涩味物质化于水中。

香辛料

类别	香辛料	成分
酰胺类	胡椒	胡椒碱
	花椒	山辣素、辣椒黄素
	辣椒	辣椒素
含硫类	葱、蒜	丙烯基硫化合物 芥子苷等成分
芳香族	桂皮	桂皮醛
	生姜	生姜醇、生姜酚、生姜酮
	大料	茴香脑、茴香醇
	丁香	丁香酚

●特别的原料要特别调味

肉类原料均有不同的异味，尤其是动物内脏、鱼类，异味会更重。除事先汆煮外，一般可以用葱、姜、蒜、花椒、大料、料酒等调料涂抹，稍加腌渍后再进行煮汤。少量选用辣椒、香菜、孜然、香草、牛奶等风味独特的调料，同样能起到除异味的作用。

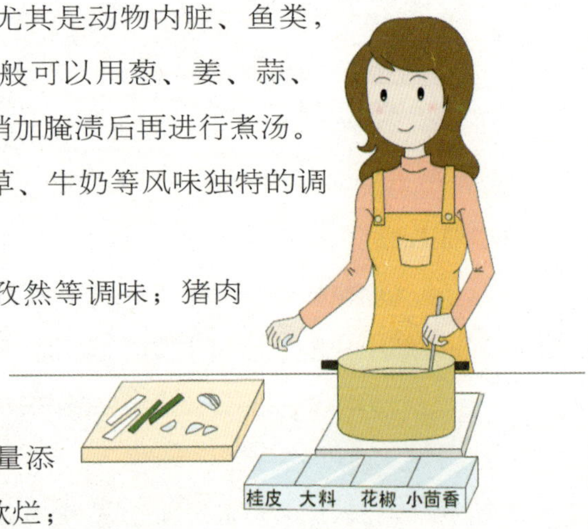

羊肉适合用葱、姜、花椒、孜然等调味；猪肉适合用大料、蒜泥、料酒、红酒等调味；鸡鸭适合用葱、姜、大料、辣椒等调味；煮牛肉汤时适量添加山楂、陈皮等调料能加速牛肉软烂；牛羊肚煮汤可以在其成熟后用麻酱、辣椒等调味。

鱼类适合用葱、姜、料酒、牛奶等调味。剖鱼时若不小心弄破苦胆，可以用小苏打或发酵粉涂抹，而后冲净即可去除苦味。虾类可以用姜、茶叶等调味。贝类可以选用蒜泥、柠檬调味。冷冻的三文鱼要用柠檬汁去腥。用温水、白醋能去除黄鳝的黏液、污物和腥味。海参、鱿鱼等本身无过多味道，最好用基础汤煮制，且配合味道较浓的配料，比如香菇。菌类汤品要想鲜香，可与蔬菜同煮，用盐调味即可。

新鲜果蔬尽量不要用浓郁的调味品，煮汤或清淡微咸，或甜香适口。一般绿叶蔬菜用少量的盐，即能让煮成的汤充分显现其清香。瓜果适合烹制甜羹，调味时可选用冰糖、甜桂花、咸桂花、酸梅、牛奶、蜂蜜等。

制汤用水有讲究

01 原料不同，用水不同

制汤一般有两种方法，即开水制汤和凉水制汤。大部分均使用开水制汤，有些原料要用凉水制汤，比如河鱼。凉水制汤时，若用自来水，则必须烧开后放凉。因为从营养角度讲，自来水中含有漂白粉或氯气，漂白粉在消毒杀菌的同时，也会在制汤过程中将肉中的维生素B_1破坏掉，无形中就失去一部分营养素。

02 水质有要求

水可以选择沸水或凉开水（或矿泉水）。日常常见的水有自来水、矿泉水、纯净水、蒸馏水等。制汤时不能使用纯净水与蒸馏水。纯净水过滤得很彻底，除了氧以外不含任何杂质；而蒸馏水属于纯水，连氧也没有，更没有别的物质，绝对不能加热。

03 制汤忌用三种水

其一是时间过长的老化水。这类水的细菌指标过高，不能用来煮汤，因为水中细菌不仅容易污染原料，而且煮沸后还有沉淀污物。

其二是炉火上沸腾了太长时间的或反复沸腾的千滚水。煮得过久，水中的重金属以及亚硝酸盐含量就会偏高，饮用此类水，会引起腹泻、肠胃不适甚至机体缺氧。后面的文章中提到的煮汤时间最多不能超过4小时，也是这个道理。

其三是重新煮沸的水。同千滚水一样，它的亚硝酸盐含量较高，对人体不利。因此，制作汤品应适量，一旦制作多了，可吃掉汤中主料，而剩余汤汁不可重复加热食用。

关于汤的记载

宋代浦江吴氏的《吴氏中馈录·煮鱼法》中曰："凡煮河鱼，现下水，下烧，则骨酥；江海鱼，先调滚水，下锅，则骨坚也。"

Part

4 大厨教你巧煮汤

提要

- 煮汤时间不宜过长
- 适时、适当调味
- 巧用基本汤

各行各业都有一个衡量技艺的标准，比如“瓦匠看缝，木匠看凳”。而作为烹饪业的厨师，除了“刀工、火候、调味、翻锅（翻勺）”四大基本功要掌握好以外，最重要的就是“厨师看汤”这一条。

煮汤时间不宜过长

煮汤时间太长会导致氨基酸氧化，使蛋白质过分变性，从而产生酰胺碱，使汤的鲜味随之降低。从健康角度来说，煮汤一般1～2小时，最多4小时。根据入汤材料纤维质的不同，煮制的时间也有区别，如：鸡汤1～2小时、牛肉汤3～4小时。

适时、适当调味

调料入锅的时机要把握好，有些调料要先入锅，有些调料要后放。常用调料中花椒、大料、桂皮、肉蔻、姜、葱等可以先入锅，以便更好地释放其本身的香味；盐、鸡精、胡椒粉、花椒粉等调料一般后放，因为这些调料长时间煮制会破坏食材本身的营养素。

调味还有一个非常重要的方面，就是调味品的量不要太大，因为调料过多会影响原料本身的鲜味，也会造成味道过浓，影响汤的口感。

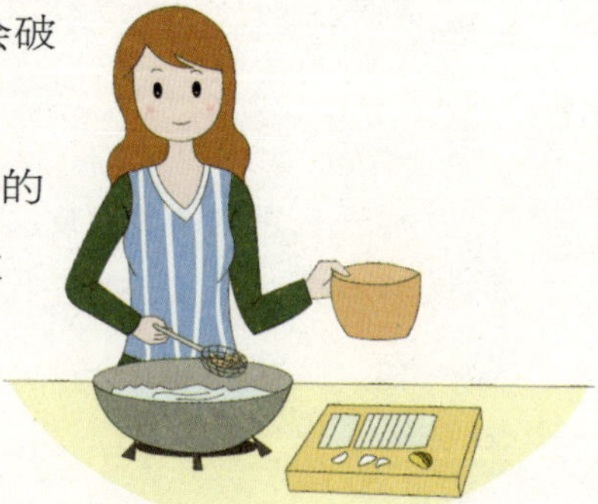

氽煮原料巧安排

动物性原料制汤前一般需要进行氽水处理。方法为：原料放入沸水锅中，烧沸后撇掉浮沫，捞出，再放入沸水锅中，大火烧沸后，转中小火炖煮。这样可以使汤汁纯洁、无杂质。

脂溶性维生素原料巧利用

此类原料制汤，需有富含油质的配料（如肉类）进行搭配。如果制素汤，可以用少量植物油略加煸炒，再向锅中注入沸水，煮熟即可。这样可以使维生素A、维生素D、维生素E、维生素K更容易被机体吸收。例如富含维生素A的胡萝卜、富含维生素E的番茄等就可用此法煮汤。

鸡蛋汤的几种做法

种类	做法
甩果汤	要点是必须勾微薄芡（薄芡是用水淀粉调成的芡汁中的一种，呈微芡状，似有芡似无芡），其目的就是甩在汤里的鸡蛋可漂浮在汤的表面上
卧果汤	锅中入水烧沸，待温度降至80℃时，北京方言称为“落（lào）开”，将鸡蛋直接磕入锅中，待鸡蛋表面定型后调味，鸡蛋至熟即可。多用于热汤面、馄饨汤等，鸡蛋可以依自己喜好或嫩或老
四川风味的煎蛋汤	将鸡蛋打匀，用植物油煎熟，鸡蛋或整或碎，锅中入沸汤调味即可。也可以将鸡蛋磕入油锅中，煎熟或半熟，对入沸汤调味即可

绿叶类蔬菜别用刀切

如果使用绿叶类蔬菜入汤，一般在汤品将好的时候再入锅，洗净后可以直接用手撕入锅中。没有经过金属物的处理，不仅能最大限度地保存原料的维生素，而且不会硬性破坏植物纤维。

汤品要现制现食

汤品最好现制现食，不宜隔日食用，以保持汤汁新鲜。选用营养丰富、鲜味充足的原料。动物性原料一般需要进行氽水处理，以去除部分腥味。

Part 4

小技巧

可以一次做大量的基本汤，分量速冻，待食用时取出后直接加热调味即可。

巧用基本汤

煮汤过程中经常用到高汤、清汤、奶汤、肉汤等，这些汤就是基本汤（在附录里有详细介绍）。基本汤的主要功能是调味，也可对基本汤进行二次加工，就是加入其他原料煮成汤的方法。

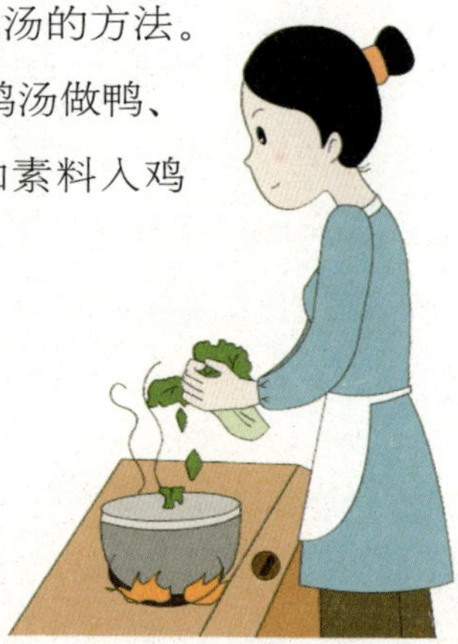

一般来说，煮汤讲究原汤原味，即鸡汤做鸡、鸭汤做鸭、鱼汤做鱼、素料制素汤等。也可交叉运用，如素料入鸡汤、肉料入鸡汤等。

利用蒸锅巧制汤

蒸汤在家庭烹饪中较少运用，其实将原料分量入碗中，入锅蒸熟，是比较省事的方法。烹制时一般以用餐人数为基准，直接蒸出若干加盖小碗汤，可以在蒸锅的下层同时蒸饭。蒸熟时先饮汤，既不浪费，又符合先喝汤的健康准则。一般家庭大蒸锅最多可同时蒸熟四碗。此方法适用于鱼、贝等海鲜汤，鸡、鸭等禽类汤，宜用熟肉制汤。

豆子冷冻煮得快

要想加快豆汤的成熟速度，可以将豆子洗净后，放入冰箱冷冻室。冷冻约1小时后，将豆子取出，直接放入开水锅中煮。待20分钟左右，豆子大都开花且绵软了。豆子冷冻后，其细胞体积会膨胀，细胞膜就会被胀破，此时煮豆，豆子很容易被煮烂。

鱼头先煎汤品香

鱼头汤制作时，一般先要用油将鱼头煎香，捞出；煮汤前可适当选用葱、姜、花椒等调料炝锅，而后入鱼头、入开水煮汤；或者将煎好的鱼头放入开水锅中即可。这样可以去除鱼头的腥味，能使汤品醇厚。一般肉类、禽类均可采用此方法。

鲜鱼汤的制作技巧

制作鱼汤时，想要汤色奶白，除了煮汤时持续使用中火，使汤保持翻滚外，还可以在汤品即将成熟时，在锅中添加牛奶。奶量不必多，可依个人喜好。牛奶不仅可以使汤色嫩白，还能使鱼肉细嫩，增加食欲。

咸柠檬煲汤味道佳

用咸柠檬来煲鸭汤、蒸鱼汤等汤品，能使其味道鲜香、不腻、不腥。咸柠檬的制作方法是：将柠檬洗净后擦干表皮，用牙签扎若干小孔，放入干净的器皿中，用盐腌渍，密封，置阴凉处储存，3个多月后即可使用。成品咸柠檬大型超市有售。

用咸柠檬调味时要先切片、去核，且煮制时间不宜长，咸柠檬口味较重，盐、鱼露等咸味调料应酌减，老抽、黄酱等色重、浓郁的调料不宜与咸柠檬同用。

巧煮鲜香什锦素汤

用猪、牛、羊、鸡、鸭等畜禽类骨骼煮成的骨头汤，清汤、奶汤均可作为基础汤。煮制什锦素汤时，将骨汤上火烧开，入蔬菜、菌类、玉米等原料，汤品成熟后，味道浓香。用此汤煮素汤，调味时只需酌量添加盐即可。

什锦素汤不宜添加色重调料，如冬瓜汤添加生抽，会使汤味发酸。可选用法香、罗勒、香草、薄荷、紫苏、香菜等香辛料。

特别提示 TIPS

“倒炝锅”的妙用

“倒炝锅”是指在烹调中和烹调后煸锅的方法，北京方言称“倒焌（qū）锅”。汤品成熟后盛入碗中，净锅入植物油煸炒“倒炝锅”料，待出香味时，直接浇在汤中。“倒炝锅”料依汤品不同而有不同选择，一般用葱花、姜末、香油、食盐、花椒等为“倒炝锅”料。此方法可用于热汤面、肉汤等，多见于咸鲜、酸辣口味。“倒炝锅”的优点有二：其一，可以对汤品进行补充调味，使味道更适口、浓郁；其二，最后炝锅能对汤品起到保温的作用。

Part

5 选对食材煮好汤

提要

- 认识五味煮好汤
- 把握五性煮好汤
- 不同食材的煲汤要领

不同的原料有不同的性、味、归经，也有不一样的养生功效，适合于不同的人群和体质，适合于不同的季节食用，如果能在不同的季节选择适合自己体质的食物入汤，就能最大限度地发挥食材的养生功效。

认识五味煮好汤

制汤原料按其性质可分为：动物性原料、植物性原料和矿物性原料；按其加工与否可分为：鲜活原料（鲜鱼、鲜菜、鲜肉等）、干货原料（玉兰片、虾米等）和复制原料（香肠、腊肉、肉松等）；按其原材料的加工结构可分为：主料、配料、调料和水；按其药膳养生可分为：食用性原料、食用性与药用兼用原料和药用原料（谨遵医嘱），这些材料的性、味有所不同，养生功效也因此有所区别。

我们要认识的五味是包括了人们的口味和中医所说的性味。有时五味与人食用时的第一味觉不完全一致。比如牛肉口感微酸，但它属于甜；韭菜口感辛辣、微酸，但它属于酸等等。中国古人认为，食物分五味，五味原料入汤，可单一，可多样。五味既相互配合、又相互制约，是和人体、季节紧密相连的。按照季节、身体状况，调节五味原料入汤，能对养生起到事半功倍的作用。

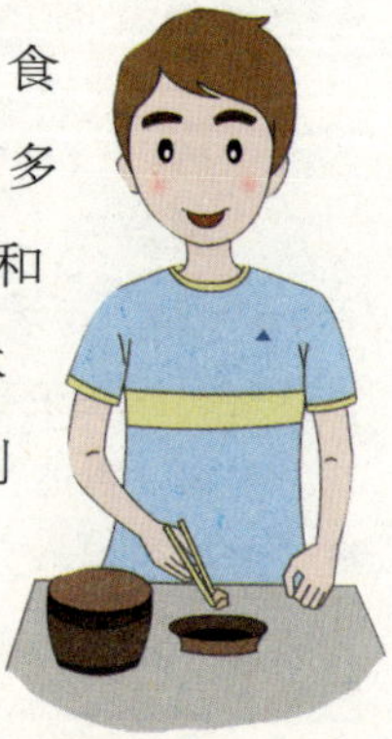

食物五味与四季养生

四季＼五味	适宜少食	适当增加
春天	酸味	甜味
夏天	苦味	辛味
秋天	辛味	酸味
冬天	咸味	苦味

食物五味、归经、功效及过量食用的危害

味道	颜色	对应内脏	作用	过量食用的危害	代表食物
味酸	青色	入肝	收敛固涩	易引起痉挛、伤脾	芝麻、狗肉、李子、韭菜
味甜	黄色	入脾	养阴和中	易壅塞、滞气、伤肾	粳米、牛肉、枣
味苦	赤色	入心	坚燥	易滑泻、伤胃	麦、羊肉、杏、薤
味辛	白色	入肺	发散、行气、和血	易气散、伤筋脉	黄黍（糜子米）、鸡肉、桃、葱
味咸	黑色	入肾	软坚、润下、散结	易令血凝、损肌肉	大豆、猪肉、栗

把握五性煮好汤

食物五性即寒、凉、温、热、平，食物的寒凉性和温热性是相对而言的，还有一类食物在四气上介于寒凉与温热之间，即寒热之性不明显，则称之为平性。日常食用的食物中，以平性居多，温热者次之，寒凉者最少。食物入汤讲究相互搭配、寒热均衡，以保证膳食平衡，才不至于对人体体质造成伤害。日常饮食中若依喜好，搭配与个人体质不符的膳食，就会对身体造成伤害。那么入汤原料就更应该对应个人体质，以达到以汤品养生的目的，方法是：寒性的汤对应热性的菜，或反之；温性的汤对应凉性的菜，或反之。

01 平性食物及其功效

平性食物基本适合所有人群，跟不同性质的食物搭配有不同的功效，如与寒性搭配制汤，可除烦热；与温热食物制汤，有暖身的功效。

平性食物代表

种类	代表食物
杂粮	小米、玉米、黄米、黄豆、黑豆、赤豆、黑芝麻
荤食类	猪肉、鸡蛋、鹅肉、鸽肉、鹌鹑肉、鲤鱼、鳜鱼、泥鳅、鲈鱼、银鱼、黄鱼、海鳗、鲳鱼、墨鱼、鲍鱼、鱿鱼、甲鱼、乌龟、海蜇
蔬菜、菌菇类	香椿、苜蓿、茼蒿、黄花菜、圆白菜、花菜、百合、红薯、胡萝卜、土豆、山药、大头菜、芋头、宝塔菜、葫芦（性平微寒）、嫩蚕豆、嫩豌豆、四季豆、豇豆、黄豆芽、黑木耳、香菇、猴头菇、金针菇
果品类	李子、无花果、葡萄、菠萝、菠萝蜜、柠檬、刺梨、文林果、橄榄、枸杞子、莲子、芡实、椰子、银杏、花生
其他	香榧子、葵花子、梅花、牡丹花、兰花、月季花、桃花、芙蓉花、植物油（生用性平、熟用性温）、白糖、蜂蜜

02 温性食物及其功效

温性食物多具有增体力、强身体的功效，有的原料还具有补气血的特点。适合寒性体质、虚性体质与湿性体质，如体质虚寒、身体瘦弱，易受天气变化影响，对食物寒热及清洁度敏感，导致下痢等状况。以素食为主的人群，不论体质，均可选用以温性原料为主料的汤品。

温性食物代表

种类	代表食物
谷物类	糯米、燕麦、高粱
荤食类	猪肝、牛肉、牛骨髓、羊肉、狗肉、鸡肉、鲫鱼（微温）、鲢鱼、鳙鱼、草鱼、黄鳝、刀鱼、带鱼、河虾、海虾、淡菜、海参
蔬菜、菌菇类	韭菜、芥菜、魔芋、洋葱、南瓜、刀豆、扁豆、平菇
果品类	杨梅、梅子、樱桃、桃子、杏子、金橘、荔枝、桂圆、石榴、山楂（微温）、枣、沙棘果、栗子、核桃、松子、槟榔
其他	荷花、桂花、白玉兰、白兰花、玫瑰花、茉莉花、代代花、佛手花
调味品类	生姜、葱、香菜、醋、花椒、小茴香、料酒

03 寒性食物及其功效

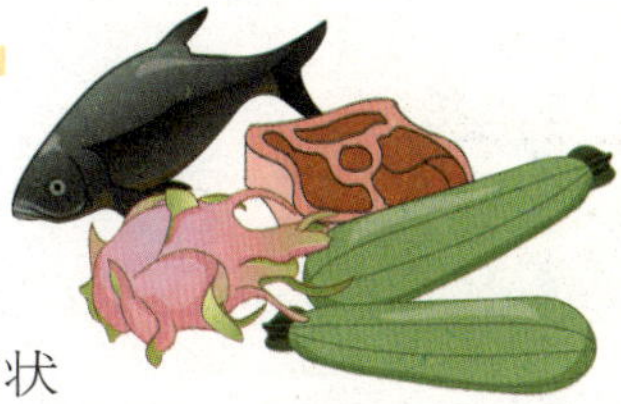

寒性食物多有除燥热、利尿的作用，有的还有减肥的功效，是热性体质、实性体质者适宜选用的食物，如经常有各类炎症，便秘、常有燥热感，情绪化明显等状况的人群。以肉食为主菜的人群，不论体质，均要适当食用以寒性食物为主料的汤品，以减轻高热量食物的副作用，如脂肪堆积等。

寒性食物代表

种类	代表食物
蔬菜类	莼菜、蕹菜、大白菜、竹笋、茭白、莲藕、慈姑（微寒）、荸荠、芦笋、冬瓜（微寒）、苦瓜、番茄（微寒）
海鲜类	乌鱼、河蚌、螃蟹、蚬子、螺蛳、田螺、蛤蜊、海藻、紫菜、海带
水果类	猕猴桃、桑葚、西瓜、甜瓜、柚子、香蕉、柿子、藏青果
其他	甘蔗、栀子花、金银花

04 凉性食物及其功效

凉性食物与寒性食物类似，也有除燥热的功效，但凉性食物性较缓和，适合燥性体质。一般与寒性食物搭配能起到除烦热、静心的功效。

凉性食物代表

种类	代表食物
谷物类	小麦、大麦、荞麦、粟米、薏米、绿豆
荤食类	兔肉、鸭肉（微凉）、鸭蛋、牡蛎
蔬菜类	荠菜、菠菜、马兰头、青菜、甜菜、苋菜、枸杞叶、水芹、旱芹、萝卜、莴笋、黄瓜、丝瓜、茄子、绿豆芽
果品类	草莓、枇杷、杨桃、芒果、苹果、甜橙、梨、菱角
其他	菊花、芍药花、鸡冠花、木槿花等

05 热性食物及其功效

热性食物具有明显的驱寒功效，是寒性体质人群最佳的制汤原料。冬季气候骤冷时，寒性体质人群可适当饮用此类原料的汤品，以暖身散寒。中医典籍中性大温原料均属此类，包括：辣椒、胡椒、芥子、鳟鱼、肉桂、花椒等。

不同食材的煲汤要领

不同的食材入汤，其营养价值、处理办法、所需的火候、需要掌握的要领都有所不同，要根据食材的营养功效，有针对性地选择切合自己身体需要的食材入汤，才能最大限度地发挥汤品的养生功效。

A【植物根茎叶类】

1 萝卜

别名

莱菔、芦菔等；包括：青萝卜、红萝卜、白萝卜、心里美萝卜等品种。

煮汤价值

富含维生素C、维生素B_2、木质素、粗纤维、钙、铁、磷、胆碱、锌等营养素。可利大小便、化痰热、疗痢疾、防治糖尿病。能够提高机体免疫能力，有效中和致癌物——亚硝基，是预防癌症的佳品。

煮汤要领

萝卜洗净后仅去表皮的膜即可，依喜好切成丁、丝、片、条、菱形块等均可。开水下锅，大火烧开，转中小火煮熟。

最佳搭配

与羊肉同煮，可益气；与鸡肉、枸杞子同煮适合老年人及体弱者食用；与豆腐同煮可治疗消化不良。

特别提示

煮汤宜选用白萝卜，形为柱状，带尾，直径为7～12厘米、长20～25厘米。以表皮光滑、肉质细腻、脆嫩，带有少量须的为好。

2 胡萝卜

别名

丁香萝卜、甘笋、金笋。按其色泽分有红色、黄色、白色、紫色等品种，按其形态分有短圆锥、长圆锥和长圆柱三种。

煮汤价值

富含大量胡萝卜素、糖分，以及B族维生素、维生素C等，可以健胃、助消化，对维生素A缺乏症有明显疗效。

煮汤要领

用浓度为2%的淡盐水浸泡5分钟后冲净即可，无须去皮；轻刮根须，挖去斑痕；洗净后依喜好切成合适的形状，开水入锅，大火烧开，转中小火煮熟，至竹筷能够轻松插入即可。

最佳搭配

与富含脂肪的动物性原料同煮为好，以牛肉、羊肉、鸭肉、猪肚为佳。适当添加黄芪、山药，对改善女性脾胃虚弱和消化不良有益。

特别提示

以表皮丰满、新鲜、光滑，胖瘦大小均匀、直立者为佳。

3 百合

别名

卷丹、山丹、天香百合等。

煮汤价值

百合可以止血、活血，有清肺润燥、滋阴清热、理脾健胃、利湿消积、宁心安神等功效，可治疗神经衰弱、慢性胃炎。百合富含蛋白质、脂肪、去甲秋水仙碱、多种维生素以及钙、磷、铁等营养成分。

煮汤要领

将百合洗净、掰开即可。煮制时间不宜过长，煮熟即可。干百合用凉水浸泡至透，撕去外层薄膜，洗净即可煮制。

最佳搭配

与鸡蛋同煮制羹，可清热解毒、养心安神；与少量乌药同煮可治疗胃脘胀痛；与银耳制羹可滋阴润肺；与红枣同煮可滋阴；与绿豆同煮可解热。

特别提示

百合以果实肥大肉厚、色佳形美为好。正规厂家的无菌密封装半成品，或干净、淡米色的干百合均可。

4 大白菜

别名

结球白菜、黄芽菜等。

煮汤价值

富含钙、磷、钾、钠、镁等矿物质，以及叶酸、维生素A、维生素E、维生素K等营养素。大白菜是抗癌佳品，可以抗衰老，对心脑血管疾病有预防作用。

煮汤要领

清除外层老帮、老叶、黄叶及烂叶；切掉硬质菜根，将叶片逐片洗净；沥水后叠加切成块或丝均可。入开水锅后，大火烧熟即可。制汤选用叶子部分为佳。

最佳搭配

与豆腐同煮可开胃、润肠；与鸭肉同煮可保护心脑血管；与虾肉同煮能增强机体免疫力；与鲤鱼同煮能相互促进营养物质的吸收。

特别提示

以新鲜、嫩绿、紧密结实、无虫害的为好。大白菜以晚熟品种为佳，叶球大，叶肉厚，组织紧密，食疗效果增强。

5 洋葱

别名

圆葱、葱头。

煮汤价值

洋葱由于本身具有杀菌、抑菌能力而极少患病虫害，是一种比较洁净污染少的绿色食品。洋葱入汤有健胃散寒、发汗祛痰的功效，能降低血管压力和血液黏稠度，使血压下降，还有抗衰老、预防骨质疏松的作用。洋葱适合急慢性肠炎、痢疾患者以及消化不良、胃酸不足者食用。

煮汤要领

清除外部老皮，切去两头，然后切成丝、片、条等，开水入锅，煮至变色透明。

最佳搭配

洋葱与羊肉搭配，适用于体质虚弱、阳气不足者。

特别提示

制汤要选择干净、形状漂亮、头部没有开口，外皮有脆性的洋葱。以摸起来干燥、坚硬、没有软点且富有光泽者为佳，不要买发芽、生霉的洋葱。

6 红薯

别名

甘薯、白薯、红苕、山芋、地瓜等，包括干瓤与沙瓤两类。

煮汤价值

红薯含有丰富的淀粉、多种维生素、纤维素以及镁、磷、钙等元素。红薯对便秘有一定的疗效，还可以保持血管弹性。

煮汤要领

将红薯洗净去皮，切丁、丝、片、条、块等均可。入开水锅中，烧开后转中小火煮至软糯。

最佳搭配

与莲子或猪排骨同煮，能相互促进营养吸收，润肠通便，美容。

特别提示

以表皮光滑、结实、分量重者为佳。表皮有褐色或黑色斑点，或者干瘪多凹的均不可食用。

7 木耳菜

别名

落葵、胭脂菜、豆腐菜、软浆液、藤菜、紫草等。

煮汤价值

富含丰富的钙、胡萝卜素以及维生素C等多种营养素。有清热、解毒、滑肠、凉血等功效，痔疮患者、大便燥结宜常食。

煮汤要领

清洗干净后，撕入开水锅中，沸水煮软即可。

最佳搭配

与鸡蛋搭配制成蛋花汤，可健脑。与豆腐同煮滑嫩肉软，可以补钙。

特别提示

叶圆肉厚，色泽油绿，茎为绿色或淡紫色，气味清香，无虫蛀、黄叶的为好。以广州青梗藤菜、红梗落葵两个品种为佳。

8 山药

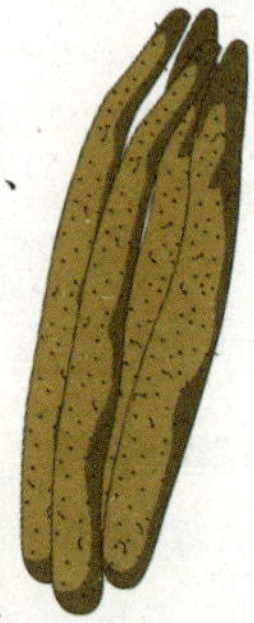

别名

薯蓣、怀山等；有扁形、长筒形和长柱形三种。

煮汤价值

山药可治疗脾胃虚弱、便溏泄泻、肺虚久咳、慢性支气管炎、遗精尿频、贫血以及糖尿病等症，亦有滋补壮阳、补中益气、健脾补肺、益肾固精等作用。

煮汤要领

用淡盐水浸泡后去皮，洗净；或用火燎一下须，再洗净去皮。依喜好切制，一般切成菱形块或片，入开水锅中烧开后转中小火，煮至竹筷可轻松插透即可。

最佳搭配

与鸭肉、枸杞子同煮，食之可补阴、消热止咳；与绿豆同煮，食之可稳定血糖；与芡实、莲子搭配，适合肾虚之人用于补益。

特别提示

一般要选用笔直粗壮的，大小相等的以较重的为好。表皮干燥，切口呈白色且光滑，易折断、黏液较多者为鲜品。河南怀庆所产之优质山药最著名，中药处方中怀山药指的就是怀庆的优质山药。

9 莲藕

品种类别

分为果藕、菜藕两类，又分红花藕、白花藕和麻花藕三种。

煮汤价值

莲藕含有天冬碱、蛋白质、胡芦巴碱、葡萄糖、钙、磷、铁、钾、维生素K、维生素C等成分，具有消炎、收敛、滋阴、清热、解暑、解酒、养胃、补血、逐瘀、润肠通便等作用，富含抗氧化的单宁酸，有预防动脉硬化、癌症等作用。

煮汤要领

洗净去皮，若暂时不烹制可在凉水中浸泡保存，切片或丁，入沸水锅煮熟。

最佳搭配

与瘦肉同煮能治疗缺铁性贫血。

特别提示

淡黄色外皮、有光泽，切口白色、肉肥厚、微甜质脆，选购以略带泥土、无切口、长节为好。优质品种有荡藕、白臂藕、大红藕等，以湖南、福建等地的莲藕为佳。

10 土豆

别名

马铃薯、洋芋、山药蛋、荷兰薯等，品种有白色、红色、黄色、紫色四种，又分春植、秋植两类。

煮汤价值

含有膳食纤维、钙、磷、钾、镁、维生素C、B族维生素等营养物质。具有调中和胃、健脾益气、强身益肾、消炎消肿等功效。可以降血压、缓解动脉硬化。彩色品种富含植物色素，对人体有益。

煮汤要领

将土豆洗净，刷去表层薄皮，挖掉芽眼，切成块、条、片、段等形状，沸水入锅，大火烧开，转中小火煮熟即可。

最佳搭配

与牛肉同煮可治疗消化不良、体虚瘦弱。

特别提示

发芽、紫色斑点、黑色斑点、绿色斑点的土豆忌食。春植品种淀粉少，质脆；秋植品种淀粉多，质粉，耐储藏。

11 莴苣

别名

莴笋、生笋。

煮汤价值

莴苣口感脆嫩，有“消炎粮食”的美称，可清理肠道沉积污物，也可增进食欲，镇静安神，促进睡眠。莴苣有助于牙齿和骨骼生长，对高血压、糖尿病、肥胖症患者有食疗作用。

煮汤要领

莴苣削去外皮，依个人喜好切成丝、片、条等形状，开水入锅，稍煮即可，入锅后尽量不要盖锅盖，以保持莴苣脆嫩的口感和碧绿的色泽。莴苣叶也可以入汤，而且莴苣叶的维生素含量更高。

最佳搭配

莴苣与适量酒一起煮汤，适用于产后乳汁不足者。与排骨煲汤，食之可清肠解腻。

特别提示

选购莴苣时，以肉质呈青色，且新鲜幼嫩者为佳，腐烂、黑心、空心、硬心及发霉的莴苣不宜选购。

B【植物花果、豆制品类】

1 红枣（多指大枣）

煮汤价值

富含维生素C、蛋白质、钙、磷、铁以及维生素A、维生素B_1、维生素B_2、维生素B_5等成分。能治疗脾胃虚弱、气血不足、失眠等症，可以护肝、降血脂。用红枣煮汤，对虚寒胃痛有显著疗效，但是湿热体质不宜多食。

煮汤要领

用浓度为2%的淡盐水浸泡5分钟后洗净，将核挤出。凉水、热水入锅均可，配羊、猪、禽类及其他原料时可同时入水，配牛肉原料时可先将牛肉煮15～30分钟再入枣。

最佳搭配

与乌鸡同煮可补血，治疗女性气虚、痛经。与鱼肚、核桃、桂圆调羹可美容。

特别提示

新鲜脆枣的营养价值不及表皮已经褶皱的红枣。鲜枣生食为佳，干红枣适合用来煮汤。

2 丝瓜

别名和品种

天丝瓜、蛮瓜、天罗、纯阳瓜、倒阳菜等。分普通丝瓜和有棱丝瓜两种。

煮汤价值

含有丰富的淀粉、蛋白质、脂肪、钙、磷、铁、维生素A、B族维生素、维生素C等。有除热利肠、祛风化痰、凉血解毒等功效；可以润肌美容、通经络、行血脉等。

煮汤要领

洗净后去皮、去瓤，切片后入开水锅中煮熟即可。

最佳搭配

与瘦肉、嫩豆腐同煮可清热利肠，营养丰富。

特别提示

以嫩果为食、色泽嫩绿。以上端细、尾端肥大、肉质肥厚者为优。著名的丝瓜品种包括北京棒丝瓜、南京长丝瓜、上海香丝瓜、武汉白玉霜瓜。

3 枸杞子

别名

枸棘、苦杞、甜菜、地仙等。

煮汤价值

含有丰富的维生素、蛋白质、糖类、脂肪和矿物质。有滋补肝肾、明目安神、利尿健胃的作用，可以解热、止咳化痰，治疗糖尿病。枸杞子还能治疗低血压、贫血等症。高血压、燥性体质者不宜食用。

煮汤要领

将枸杞子洗净入开水锅中，大火烧开，转中小火，和其他材料一起煮熟即可。

最佳搭配

与兔肉同煮适宜肾病、糖尿病以及心脑血管疾病患者食用。

特别提示

橘红色、锥形、表面干燥、有皱纹、肉质有弹性的为好。

4 冬瓜

● **别名和品种**

枕瓜、白瓜、地芝、东瓜、水瓜等；品种有长冬瓜（又称椿冬瓜）、扁冬瓜（又称柿冬瓜）、短冬瓜（又称小冬瓜）。

● **煮汤价值**

含有粗纤维、维生素C、钙、磷等成分。冬瓜有养胃生津、涤秽除烦、消痈行水的功效，对胃肠胀满、泻痢、霍乱等症还有辅助治疗的作用，常食有减肥功效。

● **煮汤要领**

洗净后去皮，切成片、块、条等均可。入开水锅中，转中小火煮制12分钟左右，至软即熟。

● **最佳搭配**

与海带同煮有降血脂、降血压的功效。与虾米同煮可以利湿去风、补充钙质。与羊肉同煮可促进营养物质的吸收。

特别提示

冬瓜果实披有茸毛，茸毛越扎手，就越新鲜。

5 黄瓜

● **别名和品种**

胡瓜、王瓜、勤瓜、青瓜、刺瓜等，品种包括刺黄瓜、鞭黄瓜、秋黄瓜三类。

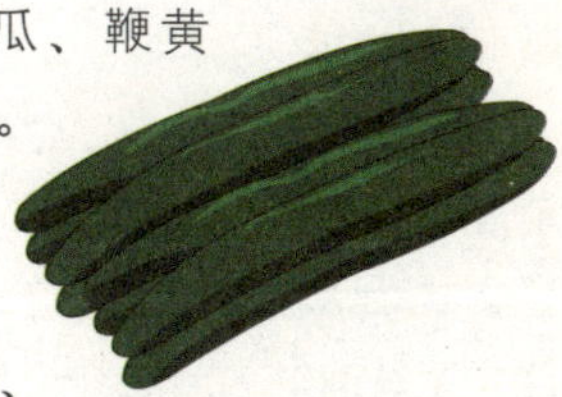

● **煮汤价值**

含有多种维生素、多糖类、多种游离氨基酸以及钙、磷、铁等多种微量元素。黄瓜可以生津止渴，利水解毒，具有减肥、抗癌的功效。

● **煮汤要领**

淡盐水浸泡后洗净即可，切片或丝，开水入锅煮熟即可。

● **最佳搭配**

与木耳同煮可养颜、美容。

特别提示

果实粗细均匀，或长直；或矮胖；或顶花带刺；或表皮光滑；刺黄瓜以直立不弯的为佳。煮汤以唐山秋黄瓜、天津秋黄瓜为优。

6 南瓜

● **别名和品种**

麦瓜、蕃瓜、老倭瓜、北瓜、金瓜等；品种有长白南瓜、长绿南瓜、白圆南瓜、黄圆南瓜、花圆南瓜等。

● **煮汤价值**

南瓜含有胡萝卜素、维生素B_1、维生素B_2、维生素C、钙、磷等成分。可以补中益气、益心敛肺、消炎止痛等，还有抗癌的功效。

● **煮汤要领**

将南瓜洗净去皮，切成块、段、片、丁、丝、条等均可。入开水锅中以大火烧开、转中小火煮20～40分钟，至软即熟。煮的时间依所切大小而定，口感软硬随意。

● **最佳搭配**

与绿豆同煮，有清暑解毒、利尿、生津益气的功效。

特别提示

表面光滑，份量重者为佳。以金色南瓜味道最好，软糯香甜。煮汤以白圆南瓜为佳，果肉糯，质细嫩。

7 黄花菜

别名

金针菜、萱草，古称忘忧草。

煮汤价值

富含钙、磷、铁、维生素B_2等成分。可治小便赤涩、身体烦热；可以除酒疸、消食；利胸膈，安五脏；有助于轻身明目。具有消炎、清热、止血等功效。

煮汤要领

新鲜黄花菜要用热水烫制，去掉黄花菜中的毒素二秋水仙碱。去掉花蒂，洗净。干黄花菜先择去杂质，再用足量的温水浸泡30分钟，剪去黄根，洗净。烹制前用清水浸泡存放，发到干料质量的2.5~3倍。

最佳搭配

与黑木耳同煮。

特别提示

手感柔软有弹性，松开后随即松散的说明水分含量少，为优质品。

8 番茄

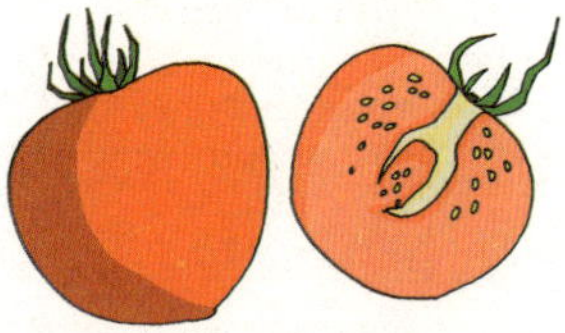

别名

西红柿、火柿子、洋柿子。

煮汤价值

含有维生素A、B族维生素、维生素C、维生素E、维生素P以及磷、钾、镁、锌等物质。可以生津止渴、健胃消食、凉血平肝、清热解毒，具有降血压、益肾等功效，丰富的番茄红素对于心脑血管疾病有一定疗效。

煮汤要领

洗净，去蒂，切块、片、丝等，入开水锅煮熟即可。

最佳搭配

与芹菜同煮，食之具降压功效。

特别提示

以色泽鲜艳、有光泽、饱满者为优。

9 豆腐

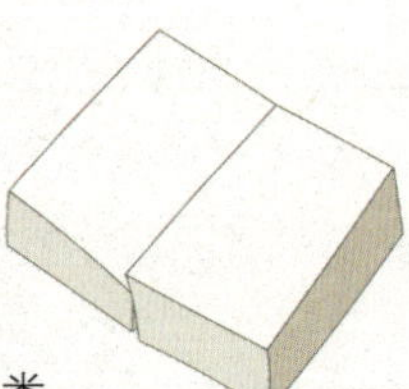

别名和制法分类

古称黎福，有南北之分，按其制法又分点卤法和石膏法两大类。

煮汤价值

豆腐是植物性原料中含蛋白质最多，且容易被人体吸收的食品，豆腐还含有钙、镁、铁等成分，具有宽中益气、和脾胃、消胀满、下大肠浊气、清热散血、润燥生津等功效，可预防动脉硬化、心脑血管疾病。

煮汤要领

将豆腐用盐水冲净，切块、段、片、条、丝等均可，入开水锅中煮熟即可。当日不用的豆腐，储藏可以用淡盐水浸泡，每日换水可存放数天。

最佳搭配

与鱼同煮，食之可预防骨质疏松，与油菜同煮，食之能止咳平喘，与泥鳅同煮，食之可以增强人体对营养的吸收，与生菜同煮，食之能排毒养颜。

特别提示

北豆腐要洁白细嫩、表面光润、四角平整、厚薄一致、有弹性、无杂质、无异味；南豆腐洁白细嫩、四角完整、不裂、不流脑、无杂质、无异味。制汤南、北豆腐均可，风味不同，口感不同，各有所长。

10 银杏

别名

白果、佛指甲、灵眼、鸭脚子。

煮汤价值

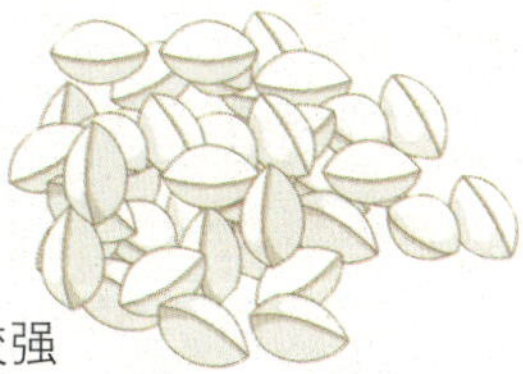

银杏有敛肺气、定咳喘、止带缩尿的功效。可抑菌杀菌，尤其对结核杆菌有较强的抑制作用。适合慢性气管炎、肺结核、哮喘、体虚带下、遗精尿频、小儿遗尿、心脑血管疾病患者等用来煲汤。

煮汤要领

将银杏用清水泡发，因银杏的绿色胚毒性较大，在烹制前最好将其去除。泡好的银杏凉水入锅，适合长时间炖煮。银杏不可一次食用过多，尤其小儿不宜多食。

最佳搭配

银杏与糯米、莲子搭配煮粥，可用于妇女体虚带下的食疗。

特别提示

选购银杏时以外壳色正、壳上无黑点、果实完整、无损伤、无霉烂者为优。

11 苦瓜

别名

凉瓜、癞瓜、锦荔枝、癞葡萄、红姑娘等。

煮汤价值

苦瓜含有丰富的维生素C、脂肪、蛋白质、多种维生素、钙、磷、铁等。有清热润脾、养肝明目、补肾壮腰等作用；能解暑热、疗痢疾、治恶疮等。

煮汤要领

将苦瓜洗净，用刀剖开，挖去瓜瓤，再洗净后切片。开水汆后过凉水备用。喜食苦者用凉水浸泡即可。切片尽量薄。瓜瓤内白膜除净可将苦味降至最低；但是苦味也是营养的重要来源。将苦瓜片入开水锅中，用大火煮熟即可。

最佳搭配

与鸡翅同煮能补肾润脾、解热除烦。与鸡蛋制蛋汤可降血糖、抗癌。

特别提示

苦瓜有不规则瘤状突起，纺锤形或长、短圆锥形，表皮光亮、结实者为好。

12 花生

别名

落花生、地果、长生果。

煮汤价值

花生富含脂肪、蛋白质，还含有B族维生素、维生素E、维生素K、铁、钙、卵磷脂等营养物质，有助于延年益寿，被称为“长生果”。花生有健脾和胃、润肺化痰的功效，可止血、增强记忆力、抗衰老，适合食欲缺乏、咳嗽痰喘者，病后体虚、手术后恢复者食用。

煮汤要领

花生仁（带红衣）用清水浸泡后凉水入锅，可以长时间炖煮。尤其是用于产后下乳时，一定要煮汤食用。霉变花生有黄曲霉素，千万不能食用。

最佳搭配

花生连红衣与红枣配伍，既可补虚，又可止血，适合身体虚弱的出血患者。

特别提示

外壳完整，颗粒饱满，无霉变、无异味者为佳。

C【菌类】

1 黑木耳

别名

云耳、树耳、黑菜等。

煮汤价值

黑木耳含有蛋白质、糖类、铁、磷、维生素B_2、维生素C、维生素K等成分。有补血、清胃、涤肠、镇静和抗肿瘤等功效。

煮汤要领

将黑木耳去杂质后，用足量清水浸泡至透，去蒂根后清洗干净，烹制前用清水浸泡存放。将黑木耳入开水锅中煮熟即可。

最佳搭配

与鲜猪腰同煮，食之对体虚、肾虚有一定疗效；与鲫鱼同煮，食之可美容养颜；与豆腐同煮，心脑血管病患者食之有益。

特别提示

以朵大且薄，乌黑光润，朵背略呈灰色，干燥、分量轻者为好。

2 银耳

别名

白木耳、雪耳。

煮汤价值

银耳含有蛋白质、脂肪、钙、铁、磷、维生素B_2、维生素B_4、维生素D及胡萝卜素等成分。具有补肾生精、提神益气、润肺健脑、嫩肤美容等功效。

煮汤要领

去杂质，清水浸泡至透，入开水锅中即可。发好的银耳体积是干料的6~8倍。

最佳搭配

与冰糖、莲子同煮，食之可以美容养颜。

特别提示

天然银耳由许多薄而多褶皱扁形瓣组成，呈菊花状或鸡冠状，色泽为淡黄色，半透明、有弹性、无杂质者为佳。以四川通江最多、达县为佳。

3 香菇

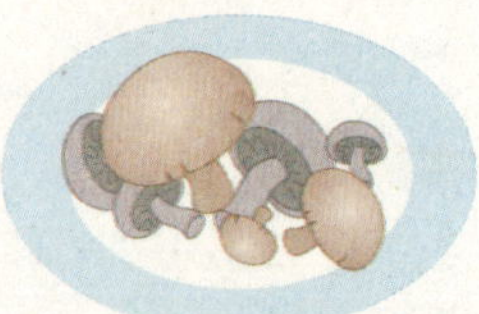

别名

香蕈、香菌等，按季节可分冬菇、秋菇、春菇；按质地可分花菇、厚菇、薄菇。

煮汤价值

香菇含有蛋白质、糖、磷、铁、钙、维生素B_2等，香菇中的多种酶可参与机体新陈代谢，有助于因人体缺酶而引起的多种疾病。

煮汤要领

鲜香菇去蒂洗净，切块、片、丝或者在香菇表面剞十字花刀入汤。干香菇用4倍于原料的凉水泡透，剪去根蒂洗净，将泡香菇的水澄清留用。将原料与泡香菇的汤同入开水锅中大火烧开，转中火煮熟。

最佳搭配

与木瓜同煮，食之可调理脾胃，提高机体免疫力；与豆腐同煮，食之可抗癌、降血压。

特别提示

新鲜香菇以形态饱满整齐、有弹性者为较好，有浓郁香气者为佳。较新鲜的干香菇香气更浓。

D【水产类】

1 黄鳝

别名

长鱼。

煮汤价值

黄鳝富含蛋白质、维生素A、维生素B_1、维生素B_2、维生素B_5、维生素E及钙、磷、铁、卵磷脂、鳝鱼素等成分。能补虚壮阳、强筋骨、除风湿、补气血，可治疗女性虚损、血气不调、羸瘦等。煮制对气虚脱肛、子宫脱垂的病症有一定疗效。

煮汤要领

宰杀黄鳝依烹调用途而定。鳝片：先将黄鳝摔昏，在胫骨处斩一缺口放血，再将头部按在菜板上钉住，用尖刀沿脊背从头至尾劈开，将脊骨剔出，去内脏，洗净，片（批）成片即可。鳝段：用左手的拇指、中指和无名指掐住头部，右手用刀由下颚刺入腹部，并向尾部顺长划开，去内脏，洗净，即可切段。脊骨、黄鳝肉可同煮，亦可只选用鱼骨制汤、鱼肉另制。开水下锅，大火烧开后煮熟即可。

最佳搭配

与冬虫夏草同煮，食之可疗气虚、消瘦，适合女性产后及经期食用；与青椒同煮，食之对糖尿病患者有益。

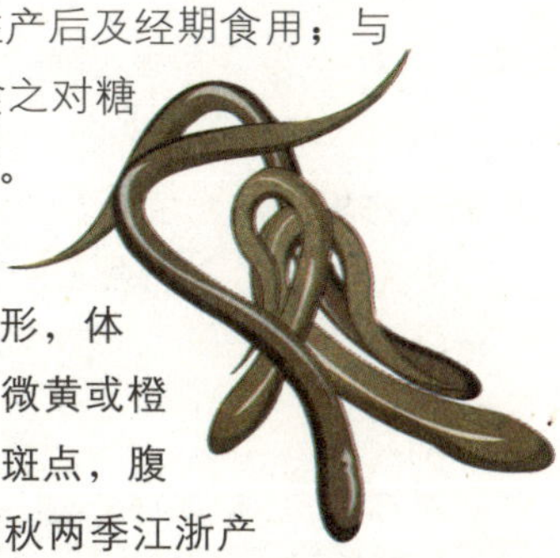

特别提示

黄鳝呈蛇形，体表润滑无鳞、微黄或橙黄、有黑色小斑点，腹部灰白，以夏秋两季江浙产的质量为优。忌食死鳝。

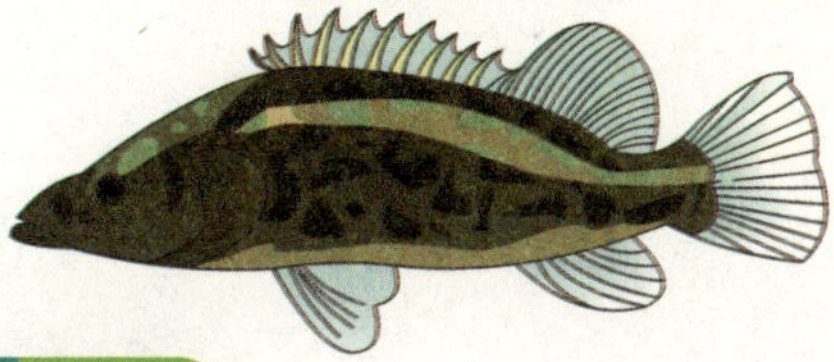

2 鳜鱼

别名

花鱼、鳌花鱼、花鲫鱼等。

煮汤价值

鳜鱼含丰富的蛋白质、卵磷脂、维生素B_1、维生素B_2、维生素E以及钾、钙、镁、磷等成分，可以补虚劳、健脾胃、益气力等。

煮汤要领

鳜鱼的剖法通用于骨片鳞一类的鱼，如黄鱼、草鱼、鲤鱼等。一般要经过宰杀、刮鳞、去鳃、去内脏、洗涤的处理。用刀刮净鱼鳞，剪去鳍，挖去鳃。剖鱼时应注意，摘除内脏时不要弄破苦胆，小心食肉鱼类的牙齿，以及一些锋利的背鳍（一般海鱼类或肉食淡水鱼的硬刺有毒）。

最佳搭配

与牡丹花同煮，有益气血、健脾胃等功效，适合妇女月经不调、痛经、虚劳等症的食疗。鱼类常可与豆腐、苹果同煮。

特别提示

鳜鱼口大头尖，身长而扁圆，长20～30厘米，青果绿色，带金属光泽。身上有不规则花黑斑点，鳞细小，刺细，蒜瓣状细嫩肉质。以湖南、湖北产的为佳，北京产的含维生素E微量，但是维生素A含量很高。古有“桃花时节鳜鱼肥”的说法，3～4月份是鳜鱼最肥美的产季。

3 鲥鱼

别名

三来、时鱼等。

煮汤价值

鲥鱼含丰富的蛋白质、脂肪等成分，具有补虚劳的功效，鲥鱼汤冷却外用可疗烫伤。

煮汤要领

鲥鱼剖法与鳜鱼类似，但是不去鳞。鲥鱼鳞片含有丰富的磷脂，煮汤时鳞片的一些成分会化于汤中。或者将鲥鱼鳞片去除，另行烹制。洗涤干净后将鱼入净水锅中（可剞一字花刀）。大火烧开，以适量香辛料调味品，转中小火煮10～20分钟至熟即可。

最佳搭配

与豆腐同煮，成奶汤，汤味最佳。

特别提示

鲥鱼体侧扁，口大无牙，头部齐尖，头及背呈灰绿、黑色。鳞片大而薄，上有细纹，体侧呈银灰色。肉质白而细嫩结实，刺多而软。端午节前后肉质最美。

4 鲫鱼

别名

古称鲋鱼，北京方言称鲫瓜子；主要品种有银鲫、黄金巨鲫、彭泽鲫等。

煮汤价值

富含蛋白质、不饱和脂肪酸、卵磷脂、维生素B_1、维生素B_2、维生素B_5、钙、磷、钾、镁等，有健脾利湿、活血通络、温中下气的功效。

煮汤要领

宰杀方法与鳜鱼类似，但是不必去鳍。可以略煎炸后沥油捞出，或直接入凉水锅中，大火烧开，可调入香辛料，转中小火煮10～20分钟至熟即可。

最佳搭配

与豆腐同煮对产妇和老人极为有利。

特别提示

鲫鱼体侧扁，背部隆起高而宽，腹部圆。头短小，吻圆钝，无须，鳃耙细密，有咽头齿。鳞片大，侧线稍弯。每年2～4月份、8～12月份所产最肥美。

5 墨鱼

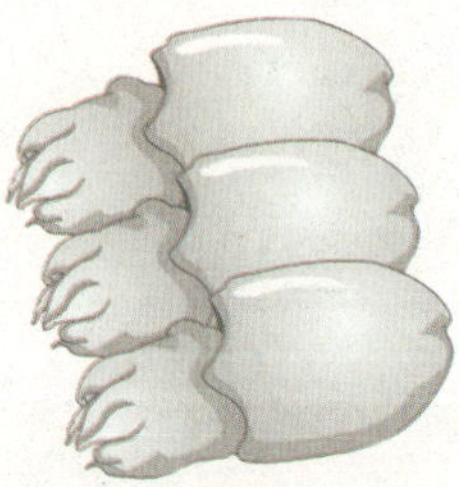

别名

墨斗鱼、乌贼。

煮汤价值

墨鱼含蛋白质、脂肪、糖类、B族维生素、维生素E、钙、磷、铁等物质，有养血滋补、收敛止血、益胃调经的功效。可帮助人体降低血脂、血压，预防动脉硬化，墨鱼中的多肽可抗病毒、抗辐射、提高免疫力、防止骨质疏松。适合阴虚体质、贫血、妇女血虚闭经、带下、崩漏、体倦乏力、食欲不振、泛酸、水肿、脚气患者食用。

煮汤要领

将墨鱼的头、身体分开，撕去皮，把眼、墨袋、骨等杂物去掉，洗净，切成丁、条、块。开水入锅，煮熟即可。

最佳搭配

墨鱼与桃仁搭配煮汤，有助于治疗女子闭经。

特别提示

挑选墨鱼时要选色泽鲜亮洁白、无黏液、无异味、肉质有弹性的。

6 鲤鱼

别名

500克以下称"鲤拐子"，包括红鲤、青鲤、镜鲤、锦鲤等，依产地分为江鲤、河鲤、湖鲤等。

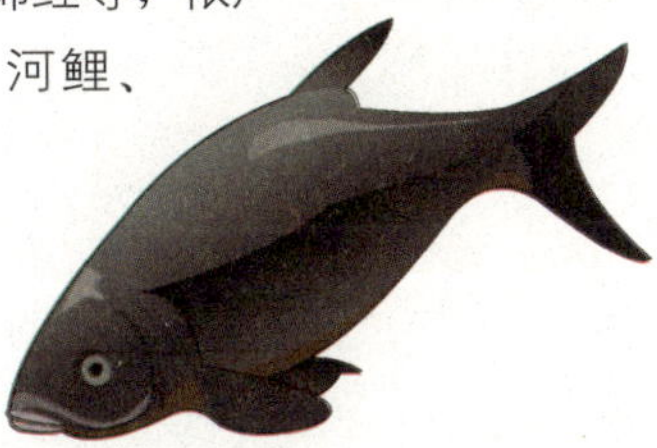

煮汤价值

鲤鱼含有蛋白质、脂肪、磷、钙、维生素B_2等成分。鲤鱼肉可以利尿、消肿；鱼胆可清热、消炎、明目；但胆汁有毒，不宜滥用。

煮汤要领

刮鳞，去鳍，去鳃，去内脏，加工时应去白筋和喉骨，洗净，剞一字花刀。可以略煎炸后沥油捞出，或直接入凉水锅中，大火烧开，可调入香辛料，转中小火煮10～20分钟至熟即可。

最佳搭配

与白菜同煮能相互促进营养吸收。

特别提示

鲤鱼左右两侧扁，腹部圆。其口呈马蹄形，有吻须一对、颌须一对，颌须是吻须长度的2倍。体背灰黑色，下方接近青黄色，腹白色，背鳍微黑。因水域不同而品种不同，颜色不同。中国平原各地一年四季均有出产，春秋两季产量最高，以黄河鲤鱼最为有名，具金属光泽。

7 草鱼

别名

鲩鱼。

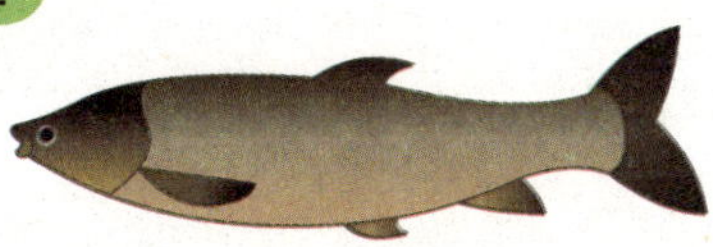

煮汤价值

草鱼含有蛋白质、脂肪及多种维生素等营养物质。鱼肠可益眼明目；鱼胆可降压，但胆汁有毒，不可滥用。

煮汤要领

刮鳞，去鳍，去鳃，去内脏，洗净，剞一字花刀。可以略煎炸后沥油捞出，或直接入凉水锅中，大火烧开，可调入香辛料，转中小火煮熟即可。

特别提示

草鱼一般体长25～50厘米，最长可达1米。前略呈圆筒形，尾侧扁，腹圆形。体色黑褐色，腹为白色；胸鳍、腹鳍略呈灰黄色。四季均有出产，秋季产量最高。

8 鳙鱼

别名

花鲢、胖头鱼、大头鱼、包公鱼等。

煮汤价值

鳙鱼含有蛋白质、脂肪、维生素B_2、维生素B_5等成分。头部富含脂肪，可治风寒头晕等症。

煮汤要领

刮鳞，去鳍，去鳃，去内脏，洗净，剞一字花刀。可以略煎炸后沥油捞出，或直接入凉水锅中，大火烧开，可调入香辛料，转中小火煮熟即可。

特别提示

鳙鱼身体侧扁较高，头大，前端很宽，头占身体长度的1/3。鳞细小而密，背面暗黑色，有黑色细斑，腹面灰白色，鳍淡灰色。以长江流域产的鳙鱼肉质最佳。

9 青鱼

别名

青根鱼、青鲩鱼、乌青鱼等。

煮汤价值

青鱼含有蛋白质、脂肪、维生素等成分。鱼胆可治眼角膜炎、扁桃体炎、恶疮等，但胆汁有毒，不可滥用。

煮汤要领

刮鳞，去鳍，去鳃及鳃牙，开膛去内脏，去掉上颚软骨和鱼体侧线，洗净。可以略煎炸后沥油捞出，或直接入凉水锅中，大火烧开，转中小火煮熟即可。

最佳搭配

与豆腐同煮奶汤，汤味最佳。

特别提示

青鱼头顶宽圆，吻尖钝，眼较小。身披大圆鳞，体背青黑色，腹面为白色，各鳍均为灰黑色。

10 鲢鱼

别名

白鲢、鲢子、白胖头等。

煮汤价值

鲢鱼含有蛋白质、脂肪、磷、钙、B族维生素等成分。

煮汤要领

刮鳞，去鳍，去鳃，去内脏，洗净，剞一字花刀。可以略煎炸后沥油捞出，或直接入凉水锅中，大火烧开，可调入香辛料，转中小火煮熟即可。

特别提示

鲢鱼头大、略扁，背部较薄，腹面较窄。口宽，下颚稍向上突出，眼小，鳃孔宽大，侧线明显下弯。体背灰色，腹面银白，鳍为灰白色。中国的平原地区一年四季均有出产，秋季产量最高。

11 鱿鱼

别名

柔鱼、枪乌贼。

煮汤价值

鱿鱼富含蛋白质、钙、磷、铁及锌、锰等，营养价值很高，有滋阴养胃、补虚润肤、排毒的功效，有助于调节血压、保护神经、活化细胞、抗衰老、预防阿尔茨海默症，还具有促进骨骼发育、促进造血、预防贫血、改善肝功能、缓解疲劳、恢复视力的作用。

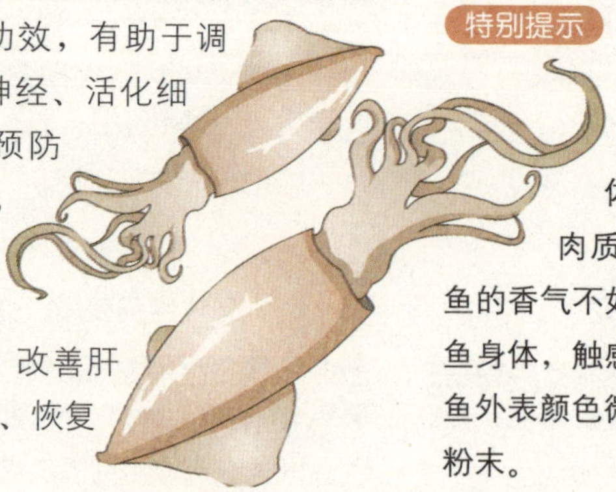

煮汤要领

鱿鱼处理干净，剞花刀或者切成丝、条、片，沸水入锅，煮约10分钟即可。

最佳搭配

鱿鱼与洋葱搭配煮汤能降低因鱿鱼中胆固醇含量过高而带来的风险。

特别提示

鱿鱼有新鲜鱿鱼、水发鱿鱼、干鱿鱼三种。新鲜鱿鱼以体腔呈圆桶状、外层皮膜完整、肉质有弹性和光泽的为好；水发鱿鱼的香气不如干鱿鱼，购买时可用手触摸鱿鱼身体，触感厚实者为佳；品质较好的干鱿鱼外表颜色微红，有香气，且带有大量白色粉末。

12 半滑舌鳎

别名

目鱼、舌鳎鱼、牛舌鱼、鳎目鱼等。

煮汤价值

半滑舌鳎含丰富的蛋白质、脂肪、钙、磷、维生素B_2等成分。

煮汤要领

先刮鳞，后由头部划一刀，将硬皮剥掉；然后去鳃、内脏，洗净即可。在白皮一侧剞一字花刀，入开水锅中，大火烧开，可调入香辛料，转中小火煮10～20分钟至熟即可。

最佳搭配

单味煮汤味道最佳。

特别提示

半滑舌鳎体形长侧扁，呈半舌状，一般长25～40厘米，头部长度短于高度。眼小，均在左侧。鳞小，有眼侧栉鳞、褐色，无眼侧圆鳞、白色。中国近海渔场均有出产，夏季产卵季节肉质最佳。

13 鲈鱼

别名

鲁鱼、花鲈、鲈板、花塞、鲈子等。

煮汤价值

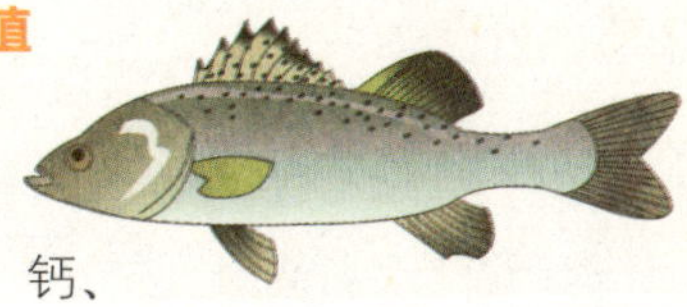

鲈鱼含有蛋白质、脂肪、钙、磷、铁、维生素B_2、维生素B_5等成分，具有祛腐生肌的功效，鱼鳃可以止咳化痰。

煮汤要领

刮鳞，去鳍，去鳃，去内脏，洗净，剞一字花刀。可以略煎炸后沥油捞出，或直接入凉水锅中，大火烧开，可调入香辛料，转中小火煮熟即可。

特别提示

鲈鱼体长侧扁，口大斜肩，吻尖。体侧灰绿色，腹为灰白色，背侧及背鳍带黑色斑点，随年龄增长，斑点逐渐不明显。背鳍鳍条部与尾鳍边缘为黑色。产于夏秋季。

14 黑鱼

别名

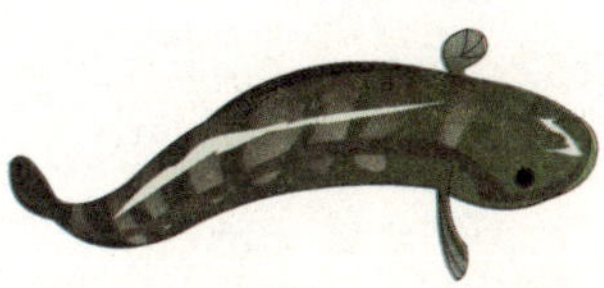

生鱼、财鱼、蛇头鱼、黑鱼棒子等。

煮汤价值

黑鱼含有蛋白质、脂肪、磷、钙、B族维生素等成分，有去湿、利尿、通气、消肿等功效，可以催乳补血，祛腐生肌。

煮汤要领

刮鳞，去鳍，去鳃，去内脏，洗净，剞一字花刀。可以略煎炸后沥油捞出，或直接入凉水锅中，大火烧开，可调入香辛料，转中小火煮熟即可。

特别提示

黑鱼体形长，前部圆筒状，后部侧扁，头较长，有细小鳞，似蛇头，口大吻短。有尖锐细小牙齿，两对鼻孔，眼较小，鳃孔宽大。体背中等大的圆鳞，全身青褐色，背面与头部颜色较暗，腹部较淡，体侧有不规则黑色斑条。背鳍、臀鳍、尾鳍有黑白相间花纹，胸鳍、腹鳍浅黄色，腹鳍基部有黑点。中国平原各地一年四季均有生产。肉质有弹性、洁白细嫩，刺少。

15 大黄鱼

别名

黄鱼、大王鱼、大鲜、大黄花鱼等。

煮汤价值

大黄鱼含有蛋白质、脂肪、磷、钙、维生素B_2等成分。鱼鳔可以润肺健脾、补气活血，可加工成鱼肚。

煮汤要领

刮鳞，去鳍，去鳃后在鱼的肛门处横割一个刀口，切断鱼肠，从鳃孔中插入两根筷子将鱼膛中的内脏绞接在一起抽出，不要开膛（因开膛后烹制会严重影响鱼体的完整），将鱼里外冲净，沥水。刳一字花刀，可以略煎炸后沥油捞出，或直接入凉水锅中，大火烧开，可调入香辛料，转中小火煮10~20分钟至熟即可。

特别提示

大黄鱼体形长而侧扁，一般长30~40厘米，尾柄细长，侧线弯曲。头大口斜，闭时较圆，鳞片小，背鳍分为两部分，体背侧灰黄色，胸鳍、腹鳍、臀鳍为黄色，刺少，有着蒜瓣状的细嫩肉质。冰鲜的呈白色。中国沿海均有生产，一年春秋两季繁殖。舟山群岛产量最多，以江浙秋汛肉质最佳。

16 比目鱼

别名

牙鲆、扁口鱼、牙片鱼、鲆鱼等。

煮汤价值

比目鱼含有蛋白质、维生素B_1、维生素B_2以及钾、镁、铁、锌、硒等成分。鱼肉有消炎解毒、补脾胃等功效。

煮汤要领

刮鳞，剥皮，去鳃，去内脏，洗净。刳花刀后再行煮制，煮法与鳎目鱼相同。

最佳搭配

比目鱼肉与苹果同煮，有利于心脑血管疾病患者的康复。

特别提示

比目鱼体形扁片宽阔平直，口大，眼睛生在同一侧。一般长25~50厘米，有眼一侧为灰褐色至深褐色，有斑点；无眼一侧为白色。全身只有一根大刺，鳞片小，肉质洁白细嫩。产于辽宁、河北、山东沿海，以秦皇岛和北戴河所产者最好。

17 小黄鱼

别名

黄花鱼、小鲜、花鱼、小黄花等。

煮汤价值

小黄鱼富含蛋白质、脂肪、磷、钙、铁等成分，是婴幼儿、肺病患者、术后患者的滋补佳品。

煮汤要领

刮鳞，去鳍，去鳃后，在鱼的肛门处横割一个刀口，切断鱼肠，从鳃孔中插入两根筷子将鱼膛中的内脏绞接在一起抽出，不要开膛，将鱼里外冲净，沥水。可直接入凉水锅中，用大火烧开，调入香辛料，转中小火煮熟。

最佳搭配

与豆腐搭配制汤对贫血、头晕、失眠等症患者有良好疗效。

特别提示

小黄鱼以渤海湾出产的为佳，春汛3月中旬至5月底，秋冬汛9月初至12月底。

18 石斑鱼

● **品种类别**

青石斑、六带斑、赤点斑、云纹斑、老鼠斑、金钱斑等多种。

● **煮汤价值**

石斑鱼含有蛋白质、脂肪、磷、钙、维生素B_2等成分。

● **煮汤要领**

将鱼肉切片，入开水锅中煮熟即可。

● **最佳搭配**

用罗勒、紫苏、法香等西餐常用的香料型调味品制汤，汤品异域色彩浓厚。

特别提示

石斑鱼一般为长椭圆形，侧扁，头、口及鳃均较大，牙齿尖利。身披较硬的细鳞，品种不同，鱼体表面斑纹也会有所不同。深海石斑鱼一般体型较大。选购可到大型正规超市，以冰鲜石斑鱼为佳。

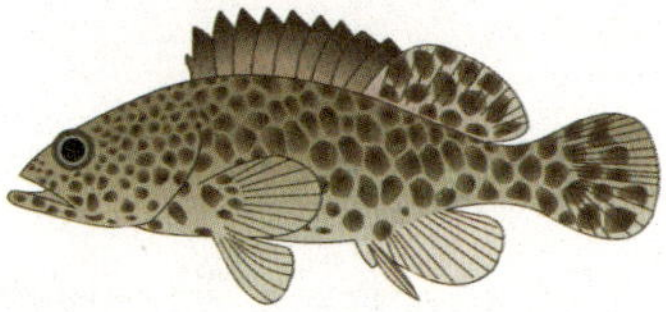

19 虾

● **品种类别**

对虾（大虾、明虾）、龙虾、晃虾（白虾、迎春虾）、青虾（沼虾、大青虾）、白条虾（太湖白虾）、草虾等。

● **煮汤价值**

虾类大多含有蛋白质、脂肪、维生素A、B族维生素以及钙、铁、磷等物质。虾皮所含有的极为丰富的钙、磷，是虾肉的百倍；虾子含铁量在虾肉50倍以上。淡水虾可以疗痘疮、下乳汁、壮阳等；海水虾可治妇人难产、阳气不足。

● **煮汤要领**

虾类一定要取出肠线（即沙线），大龙虾要从虾的肛门处插入腹腔一根竹筷，放净尿水血液。入开水锅煮熟即可，大龙虾需以刽刀处理。

● **最佳搭配**

与油菜同煮可促进人体对虾中钙质的吸收及利用。

特别提示

煮汤以青虾为优。

20 甲鱼

● **别名**

团鱼、鳖。

● **煮汤价值**

甲鱼有滋阴补肾、凉血软坚的功效，可帮助人体降低胆固醇，预防各类癌症，如肝癌、胃癌。甲鱼适宜肝肾不足、体虚内热者，肺结核咳嗽盗汗、低热不退者，糖尿病、干燥综合征症见阴虚口干者或各种癌症患者放疗、化疗及术后食用，有助于迅速恢复精力。

● **煮汤要领**

甲鱼宰杀后去内脏，斩去嘴和趾，煲汤时盐要少放，略咸即可，醋可稍多些，调料可根据个人喜好，选用丁香、大料、桂皮等，凉水入锅，猛火烧开，撇去浮沫，然后用小火慢慢煨煮，一般3小时后即可，甲鱼汤宜煮至身酥、头烂、汤稠。

特别提示

甲鱼与粳米搭配煮粥，有助于阴虚痨热、脱肛、脾大者身体的康复。

E【禽、蛋类】

1 鸡

品种类别

鸡、山鸡、火鸡等品种。

煮汤价值

鸡肉含有蛋白质、脂肪、维生素A、维生素B_6、维生素B_{12}、维生素D、维生素K、磷、铁、铜、锌等成分。鸡肉具有温中益气、补虚填精、健脾胃、活血脉的功效。

煮汤要领

可将整鸡煮制，或者鸡带骨切块煮制；或者取肉与鸡骨同煮；也可用鸡骨煮汤，鸡肉切丁、片、条、块等另行煮制。想要汤品精致，可用鸡脯肉切片、切丝，进行煮汤。

最佳搭配

与竹笋同煮可为人体提供丰富的膳食纤维；与人参同煮适合体质虚弱人群；与冬瓜同煮清热利尿。

特别提示

活鸡有精神，无疾病，以子鸡或当年鸡为佳。子鸡胸骨软，肉质嫩，脂肪少。净鸡皮呈米色、有光泽，肉质粉红色。鸡脯肉嫩，鸡腿肉香，鸡皮肉口感筋道。以三黄鸡、九斤黄、寿光鸡、狼山鸡、芦花鸡、萧山鸡、来航鸡、泰和乌鸡、竹丝鸡（属乌鸡）为优。

2 鸡蛋

煮汤价值

鸡蛋涵盖了人体所需的大量营养素，是人体蛋白质、铁、钙、钾、维生素A、B族维生素、维生素D、维生素E的重要来源。鸡蛋可以宁心、安五脏、止惊安胎，具有治疗男子阴囊湿痒等功效。

煮汤要领

烹制前将蛋壳冲洗干净，磕入碗中，再行烹制。

最佳搭配

与赤豆同煮可提高人体对蛋白质的吸收；与干贝一同制汤营养全面。

特别提示

不要选择有异味、表皮发亮、灯光下无明显蛋黄的鸡蛋。手托有重感，入水中沉底的为新鲜的鸡蛋。

3 鸭

煮汤价值

鸭肉富含蛋白质、不饱和脂肪酸、糖类、维生素B_1、维生素B_2、维生素E、钾、钠、磷、钙、镁、硒等。有滋阴养胃、健脾补虚、利湿消肿、止咳化痰的作用。

煮汤要领

煮制方法与鸡相同。

最佳搭配

与莲子同煮可益心补肾。

特别提示

活鸭以当年鸭为好。选购净鸭时，注意看鸭肉肉质是否紧密，颜色是否粉红。皮有光泽，有一定的张力，米色，毛囊突出。以北京鸭、麻鸭、娄门鸭为优。

F【畜肉类】

1 猪肉

煮汤价值

猪肉含有蛋白质、B族维生素、钙、铁、磷、钾、钠等成分，具有解热毒、补肾气虚等作用。

煮汤要领

煮制方法与羊肉相同。猪肉忌食甲状腺（俗称栗子肉）、肾上腺（俗称小腰子）、淋巴结（俗称肉枣）。

最佳搭配

与藕同煮可治疗便秘。

特别提示

肉质有光泽，肥肉呈白色，肥瘦肉界线分明者为好。选用育龄一年左右的猪，肉质鲜美。煮汤以上脑、通脊、五花肉、臀尖为佳。以里脊肉切丝制汤为精品。

2 牛肉

煮汤价值

牛肉含蛋白质、钙、铁、磷、钾、钠、B族维生素等成分。牛肉具有补中益气、滋养脾胃、强筋健骨等功效。

煮汤要领

因为牛肉纤维组织较韧，要逆纹切，使纤维组织呈断裂状，不管是切丁、条、块，其煮制时间都较猪肉长。

最佳搭配

与胡萝卜同煮可相互促进营养吸收，提高人体免疫力。

特别提示

以肉质细腻、有弹性、浅红色、有光泽、外表微干、无异味的为好。宜选用肉用牛（菜牛），并以牦牛肉、黄牛肉为优。

3 羊肉

煮汤价值

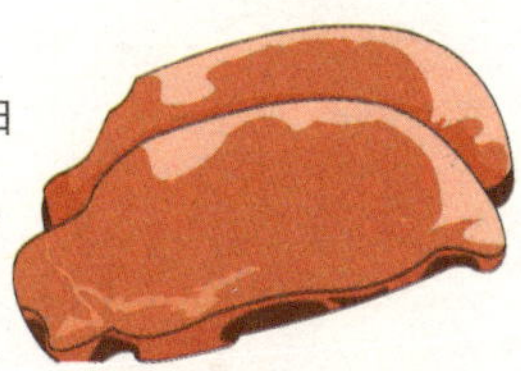

羊肉中的蛋白质、钙、铁、磷、钾、维生素D含量位于三大畜类之首。羊肉还含有钠、镁、硒、B族维生素、维生素C等成分，对于肺部疾病、缺铁性贫血、气血两虚、体质瘦弱、阳痿早泄等症有一定疗效。

煮汤要领

将肉洗净，剔除淋巴结（俗称肉枣）、筋膜，断丝切成块、条、片等形态，入开水锅略氽，撇去浮沫，捞出。氽肉汤水澄清上火，加水烧沸，入氽好的肉，大火烧开，入香料，转中小火煮熟。

最佳搭配

配以凉性果蔬可避免因食用羊肉而上火的情况，并能提高营养物质的吸收。

特别提示

以肉不黏手、结实、有弹性、色泽淡红、无异味的为好。煮汤以羊上脑、扁担肉（外肌）、大三岔（是由元宝肉、三岔、“黄瓜条”组成）、小三岔（是由羊里脊肉、腰窝、外肌各后部组成）、磨裆为佳，其中又以羊里脊肉切丝制汤为精品。

入汤药材巧安排

适当安排有补益效果的药材入汤，可使汤品的滋补效果更佳。隶属此类的原料多用凉水下锅，且制汤器具以沙锅为佳，忌用铁器。用量以适量为准，不宜过多。制汤须认清体质，并遵医嘱。

1 冬虫夏草

性味

性温，味甘。

营养成分

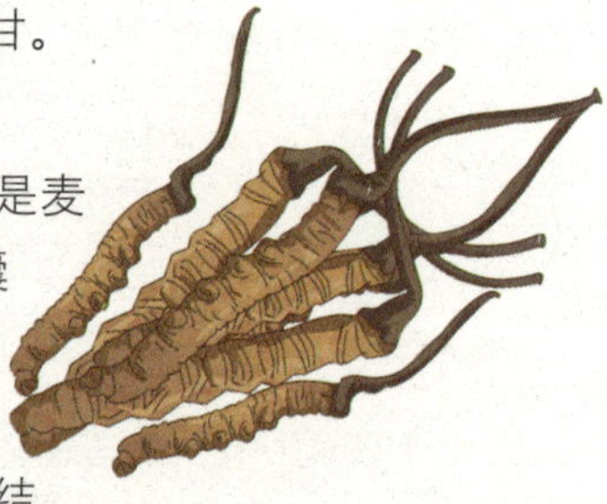

冬虫夏草是麦角菌科的子囊座，及其所寄生的蝙蝠蛾幼虫尸体的结合体。冬虫夏草富含脂肪、粗蛋白、粗纤维、虫草酸以及维生素B_{12}等成分。

补益功效

可以补虚损、益精气、止咳化痰。对肺结核、病后体虚、性功能减退等病症有一定疗效。

特别提示

以青海产的质量最好。

2 灵芝

性味

性微温，味甘。

营养成分

灵芝富含灵芝酸、生物碱、维生素和微量元素等成分。

补益功效

能够补脾益气、镇静安神、止咳平喘、补气养血。

可以益精气、好颜色。具有增强免疫力、抗氧化、加强心肺功能循环、促进新陈代谢等功效。

特别提示

脾虚者慎用。

3 人参

性味

性微温，味甘、微苦。

分类和营养成分

根据加工方法不同人参可分为红参、生晒参、白糖参、汤通参等。人参含有人参皂苷、生物碱、多种氨基酸、维生素等物质。

补益功效

可以强心镇静、降血糖、改善肝功能、促进性腺发育。可益气生津、补五脏，有补气、抗衰老、抗疲劳的作用。

特别提示

阴虚阳亢、实邪热盛者忌食，忌与藜芦、五灵脂同用，服用时忌萝卜、茶。

4 西洋参

性味

性微寒，味甘、微苦。

营养成分

西洋参有益气生津、补气养阴作用。

补益功效

适合气虚津亏等症，能降压解热。因其药性缓和，适用于年老体弱者及冠心病、高血压等的患者。

特别提示

脾胃虚寒者忌用。

5 太子参

性味

性微温，味甘。

营养成分

太子参含有淀粉、果糖、皂苷。

补益功效

具有补肺健脾的功效，可治肺虚咳嗽、脾虚食少、心悸自汗等症。

特别提示

太子参适合小儿及脾虚、肺虚人群。

6 何首乌

性味

性微温，味甘、苦、涩。

营养成分

何首乌富含大黄酚、大黄素、大黄酸以及卵磷脂等成分。

补益功效

有较强的乌发、抗早衰功效，有补益肝肾、滋补精血的作用。

7 丹参

性味

性微寒，味苦。

营养成分

丹参富含丹参酮、丹参素、维生素E等。

补益功效

具有活血去瘀、凉血消肿、安神宁心、排脓止痛等功效。能够调节免疫力，对心脑血管疾病、高血糖症患者有疗效。

特别提示

忌与藜芦同用。

8 党参

性味

性平，味甘。

营养成分

党参富含皂苷、生物碱、维生素B_1等。

补益功效

补中益气、生精养血。其性能与人参相近，其性平，适合体质虚弱者服用。

特别提示

禁忌证参考人参。

9 杜仲

性味

性温，味甘。

营养成分

杜仲富含杜仲苷、杜仲胶等物质。

补益功效

主要用于肝虚肾虚引起的腰膝酸痛、筋骨无力、阳痿、尿频等症，具有良好的降压作用。

蔬果汤——营养丰富花样多

蔬果汤制作起来简便快捷，还能为人体提供丰富的维生素和矿物质，更有清口解腻的作用。制作清爽美味的蔬果汤要掌握几个关键点：注意材料入锅的先后顺序，一般块茎类食材、鲜味浓郁的菌类食材可先入锅，绿叶类食材一般后放，入锅后煮沸即熟；宜用高汤、清汤代替清水入汤，这样能使汤品更香浓；如果使用几种素菜入汤，可用水淀粉勾芡，以增加汤品的质感。

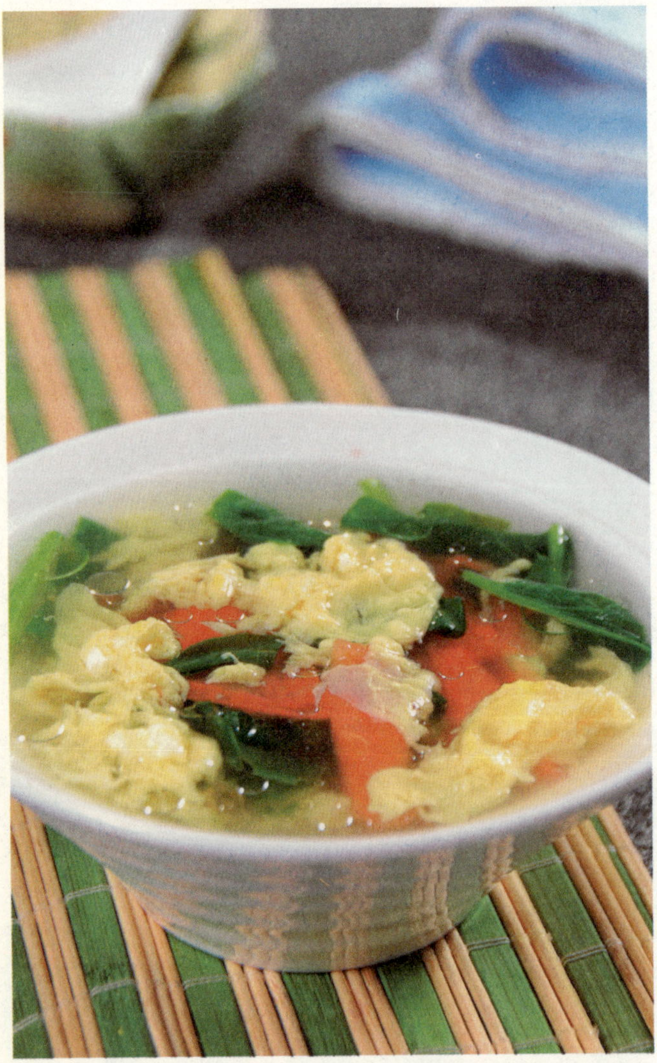

番茄鸡蛋汤*

材料

番茄150克、菠菜100克、鸡蛋2个。

调料

高汤、盐各适量。

做法

1. 鸡蛋磕入碗中打散成蛋液；番茄用沸水稍烫，去皮及子，切片备用。
2. 菠菜洗净，入沸水锅中稍汆，捞出用凉水过凉，切段。
3. 锅置火上，加入高汤大火煮沸，放入番茄片煮3分钟，下入菠菜段，淋入蛋液搅匀。
4. 加盐调味即可。

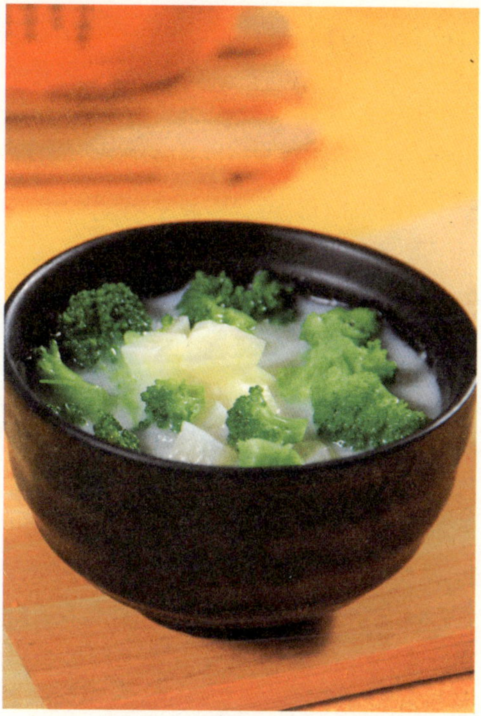

栗子白菜汤*

材 料

大白菜300克、栗子80克。

调 料

盐、水淀粉、白糖、清汤各适量。

做法

1. 大白菜去掉黄叶老帮；栗子入沸水锅中稍汆，捞出放凉，去外壳及衣皮，将栗子肉切两半备用。
2. 将白菜入沸水锅中稍汆，捞出沥干水分，切丝。
3. 锅置火上，倒入清汤大火煮沸，放入栗子煮至熟，加入白菜丝稍煮，加盐、白糖调味，淋入水淀粉勾芡即可。

名厨解析

↘白菜含有丰富的维生素C，有补中益气、消肿利尿的作用；栗子含有丰富的蛋白质、脂肪、B族维生素等多种营养成分，有补肾强腰之功效。两者同食还可清热解毒、养胃健脾。

西蓝花浓汤*

材 料

西蓝花150克、土豆1个。

调 料

鲜乳酪、盐、胡椒粉各适量。

做法

1. 将西蓝花掰成小朵，洗净，保留几朵西蓝花，其余的剁碎；土豆洗净削皮，切成丁。
2. 汤锅中倒入适量清水，放入土豆丁，大火煮约15分钟，再放入西蓝花碎，煮至土豆软烂时，把鲜乳酪放入汤中，搅拌均匀。
3. 加盐、胡椒粉调味，再放入保留的几朵西蓝花，继续煮2分钟即可。

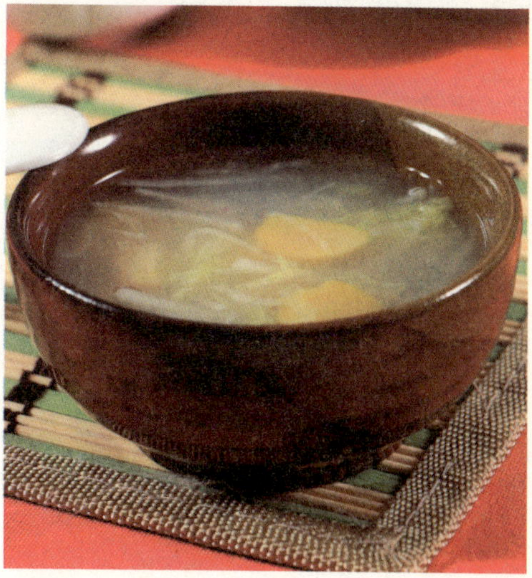

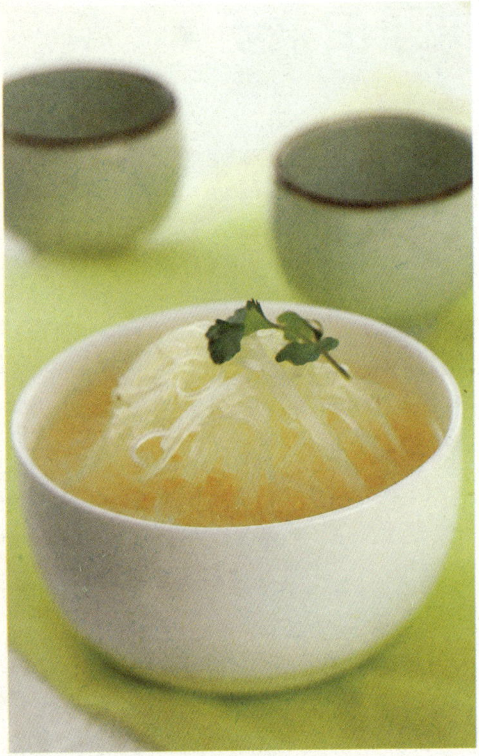

粉丝萝卜汤*

材料

白萝卜150克，粉丝、洋葱各50克。

调料

盐、胡椒粉、味精、香菜、高汤各适量。

做法

1. 白萝卜去皮，洗净，切细丝；粉丝用温水泡发好，剪成段，洗净；洋葱去外皮切丝；香菜洗净切段。
2. 锅置火上，倒入高汤大火煮沸，放入白萝卜丝煮熟，加入粉丝段、洋葱丝煮约5分钟。
3. 加盐、胡椒粉、味精调味，撒上香菜段即可。

酸辣汤*

材料

豆腐干60克，胡萝卜、竹笋各100克，红椒30克。

调料

干红辣椒、盐、酱油、醋、水淀粉、葱末、胡椒粉、清汤各适量。

做法

1. 豆腐干、竹笋、胡萝卜均洗净切细丝，红椒洗净切丝；干红辣椒洗净切细末备用。
2. 锅中加清汤煮沸，加所有材料及干红辣椒末，中火煮半小时，加盐、胡椒粉、酱油、醋调味，用水淀粉勾薄芡，撒葱末即可。

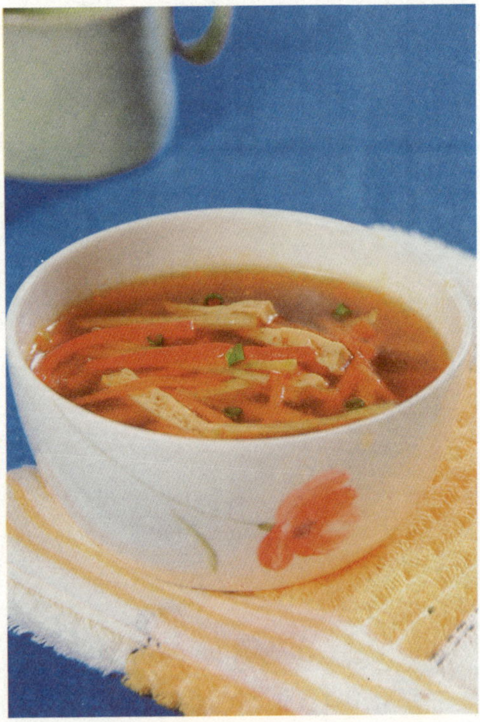

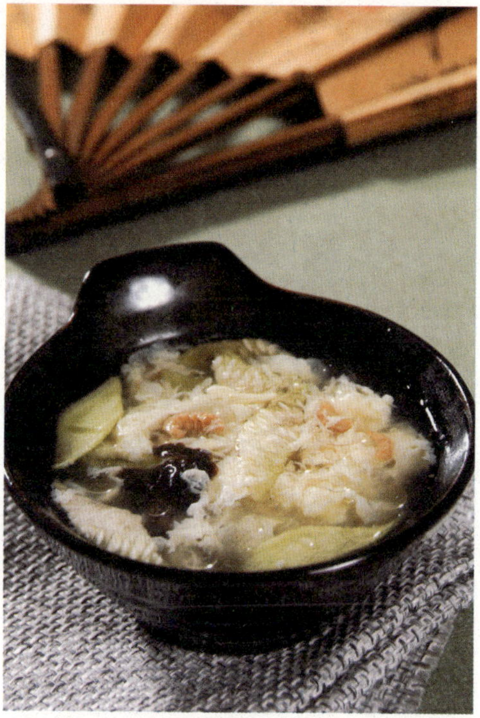

百合芦笋汤*

材 料

鲜百合150克、芦笋250克、圣女果50克。

调 料

料酒、味精、盐、素高汤、水淀粉各适量。

做法

1. 鲜百合洗净，掰成瓣，入沸水中汆烫；芦笋去老皮，洗净，切片，入沸水中汆去涩味，捞出沥水；圣女果洗净，对切成瓣。
2. 汤锅置火上，倒入素高汤大火煮沸，加入百合、料酒煮约10分钟，捞出百合不用，下汆好的芦笋片煮熟，加入圣女果稍煮，加盐、味精调味，用水淀粉勾芡即可。

丝瓜鸡蛋汤*

材 料

丝瓜300克、鸡蛋2个、虾米10粒、水发黑木耳30克。

调 料

盐、胡椒粉、高汤、香油、姜丝各适量。

做法

1. 丝瓜去皮洗净，切成片，用沸水汆一下，捞出沥水；虾米洗净，用清水泡10分钟；黑木耳去蒂洗净，撕成朵；鸡蛋磕入碗中，加少许盐打散。
2. 锅中倒入高汤，下姜丝、虾米、黑木耳煮沸后，再下丝瓜片、盐、胡椒粉，煮沸后均匀地淋入鸡蛋液，待蛋液凝固后，淋上香油即可。

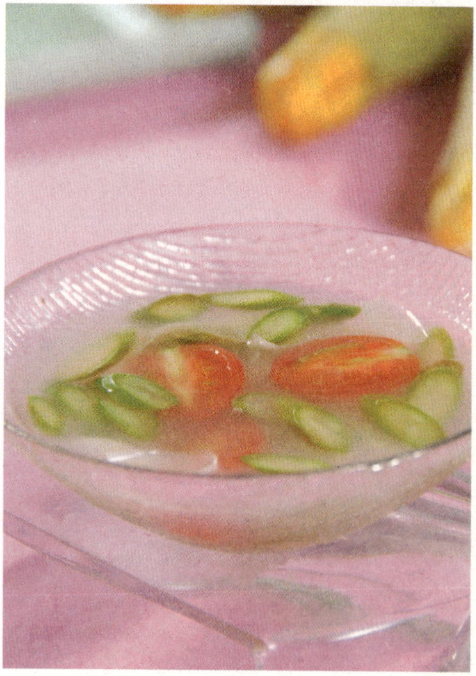

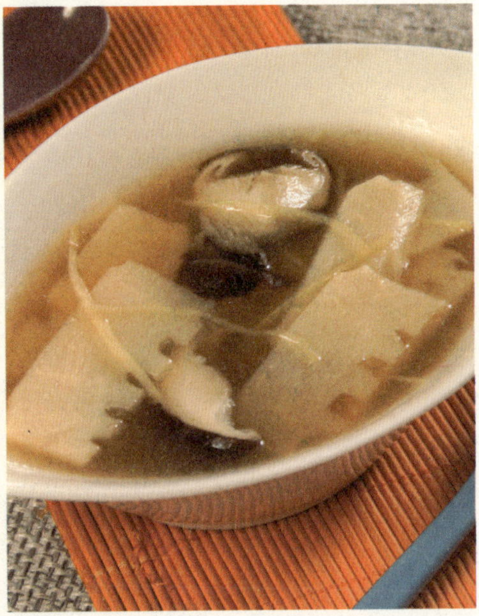

青木瓜黄豆汤*

材 料

青木瓜300克、黄豆100克。

调 料

猪蹄高汤、盐各适量。

做法

1. 将青木瓜去皮及子，洗净，切块；黄豆用水浸泡3小时，洗净、沥干，备用。
2. 锅置火上，倒入猪蹄高汤烧沸，放入黄豆煮至八成熟，加入青木瓜煮至熟烂，放盐，搅匀即可。

名厨解析

木瓜有“万寿果”之称，木瓜入汤可解腻，木瓜中的木瓜酶蛋白可将脂肪分解成对人体有益的脂肪酸，并促进消化。此汤中加入黄豆，还能为人体补充优质蛋白。

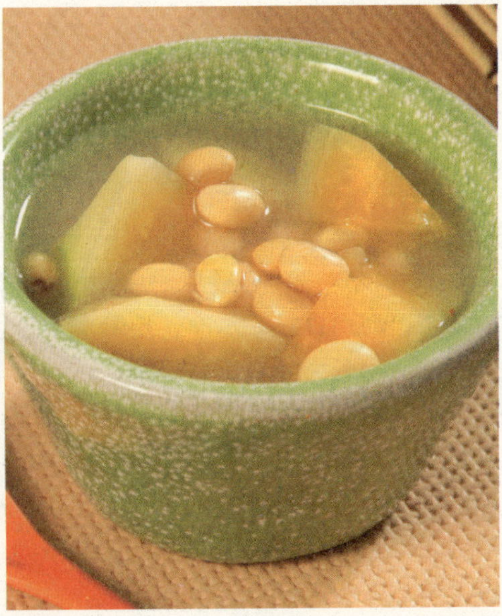

二冬汤*

材 料

冬笋150克、香菇（冬菇）100克。

调 料

味精、盐、料酒、白糖、酱油、水淀粉、香油、植物油、姜丝各适量。

做法

1. 香菇泡好，洗净，切两半；冬笋去外壳，切两半，入沸水中汆透切片。
2. 锅中倒入适量植物油，烧至五成热，放入姜丝炒出香味，加入适量清水，再放入盐、味精、料酒、酱油、白糖煮5分钟。
3. 将冬笋及香菇一起加入锅中用小火炖10分钟后，用水淀粉勾芡，出锅前淋上香油即可。

荠菜鸡蛋汤*

材料

新鲜荠菜400克、鸡蛋2个。

调料

盐、味精各适量。

做法

1. 将荠菜择洗干净；鸡蛋磕入碗内打散备用。
2. 将荠菜放入沙锅内，加适量清水用大火煮沸。
3. 在沙锅内淋入鸡蛋液，加盐、味精稍煮，盛入碗中即可。

名厨解析

↘荠菜有健脾利水、止血明目的功效，还有助于清洁肠道、降低胆固醇含量、稳定血糖，与鸡蛋一起煲汤，补益功效更好。

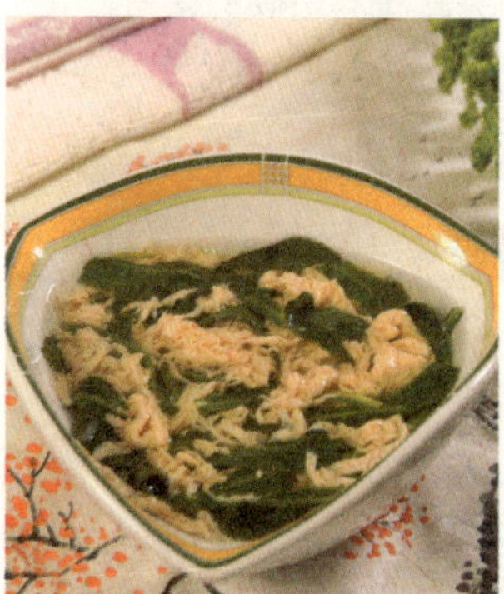

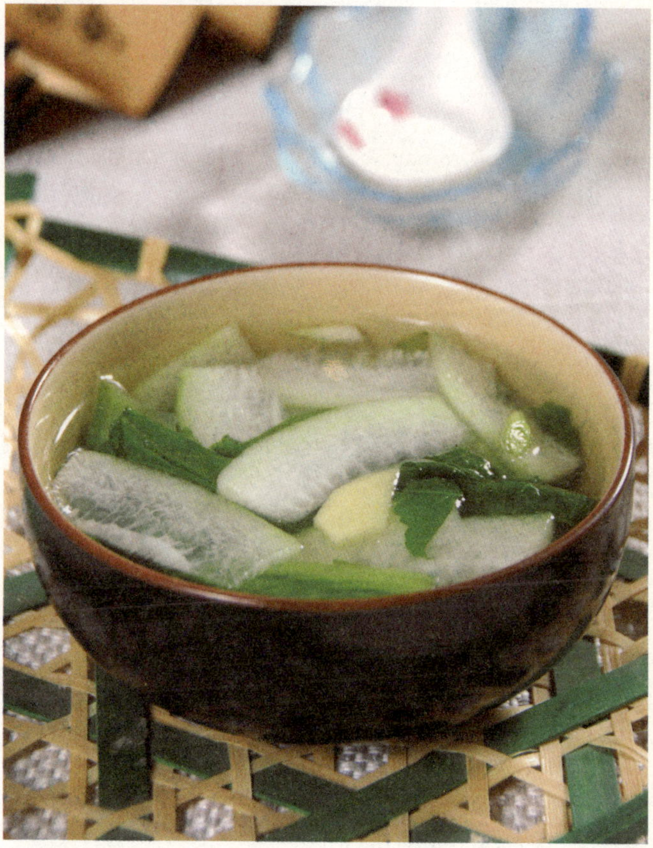

冬瓜芥菜汤*

材料

芥菜300克、冬瓜150克。

调料

盐、味精、胡椒粉、香油、植物油、高汤、葱段、姜片各适量。

做法

1. 将芥菜洗净切段；冬瓜洗净，去皮，去瓤，切象眼片备用。
2. 锅置火上，倒入植物油烧至五成热，下入葱段、姜片炝锅，倒入高汤煮沸，下入芥菜和冬瓜，加入盐、胡椒粉煮沸，加味精调味，淋上香油即可。

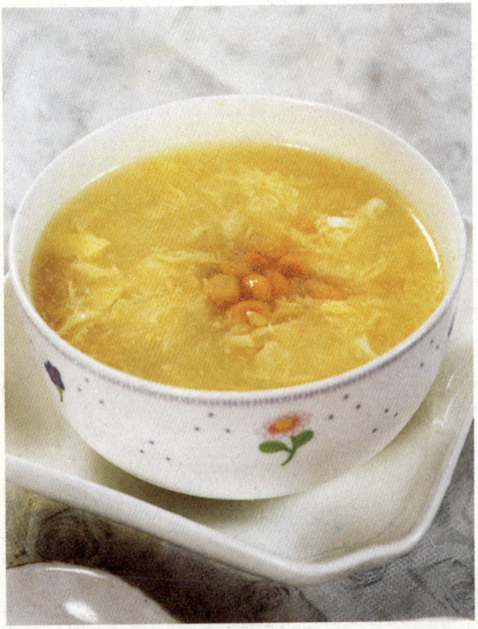

素罗宋汤*

材 料

西芹150克、番茄2个、土豆1个、圆白菜50克。

调 料

番茄酱、盐、胡椒粒、白糖各适量，奶油少许。

做法

1. 将西芹洗净切小段；番茄洗净切片；土豆去皮，洗净，切块；圆白菜洗净，撕成小片，备用。
2. 将西芹、番茄、土豆放入锅中，加5杯水煮30分钟。
3. 加入调味料搅拌后，转小火慢熬，将圆白菜加入锅中煮15分钟即可。

芙蓉玉米羹*

材 料

鲜玉米粒200克、鸡蛋1个。

调 料

盐、水淀粉、香油、胡椒粉、味精各适量。

做法

1. 鲜玉米粒冲洗一下；把鸡蛋磕入碗中打散。
2. 锅置火上，放入适量清水烧沸，倒入玉米粒煮沸，加入盐调味，用水淀粉勾芡，慢慢淋入鸡蛋液，加入香油、胡椒粉、味精搅匀即可。

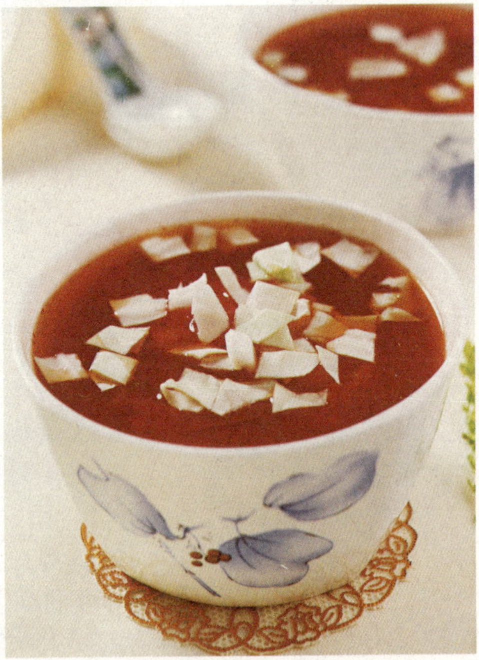

名厨解析

↘玉米羹可甜可咸，如煮甜羹则将调料改成白糖，煮沸勾芡即可。

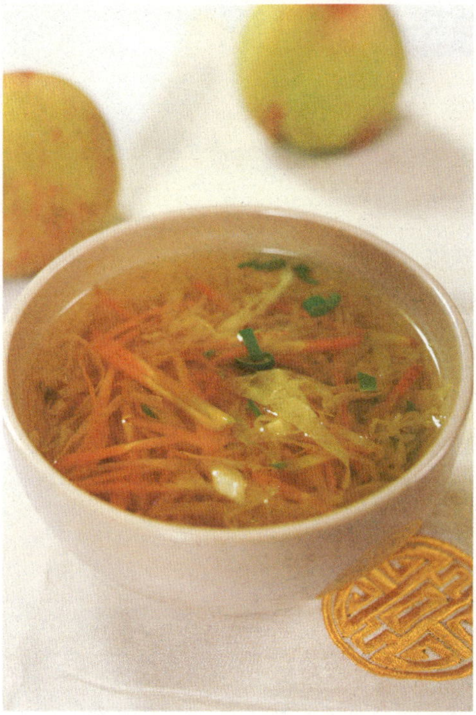

韭菜银芽汤*

材 料

韭菜50克、绿豆芽100克、粉丝20克。

调 料

植物油、姜丝、盐、鸡精、香油、清汤各适量。

做法

1. 将韭菜去老根，洗净，切段；绿豆芽去根须，洗净，氽水，过凉，沥干；粉丝剪段，泡软备用。
2. 锅内倒植物油烧至六成热，放入姜丝煸香，倒入适量清汤，大火烧沸，放入粉丝，再沸锅后放入绿豆芽，煮沸后撒入韭菜段沸锅后，加入适量盐和鸡精调味，淋入香油即可。

圆白菜汤*

材 料

圆白菜100克、胡萝卜50克。

调 料

植物油、盐、胡椒粉、葱末、姜末、味精、香油各适量。

做法

1. 将圆白菜剥去老叶，洗净，切成5厘米长的丝；胡萝卜去皮，洗净，斜刀切成薄片，再切成丝。
2. 锅置火上，放植物油烧热，放入葱末、姜末煸炒出香味，放入胡萝卜丝、圆白菜丝，翻炒片刻，加盐及适量清水烧沸，放入香油、胡椒粉、味精，搅匀即可。

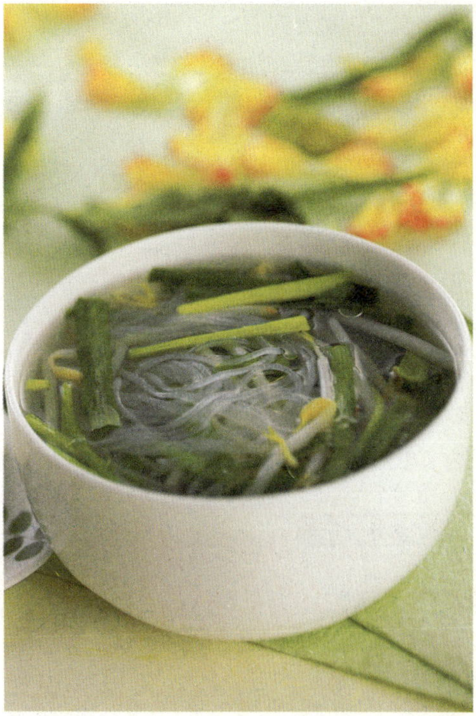

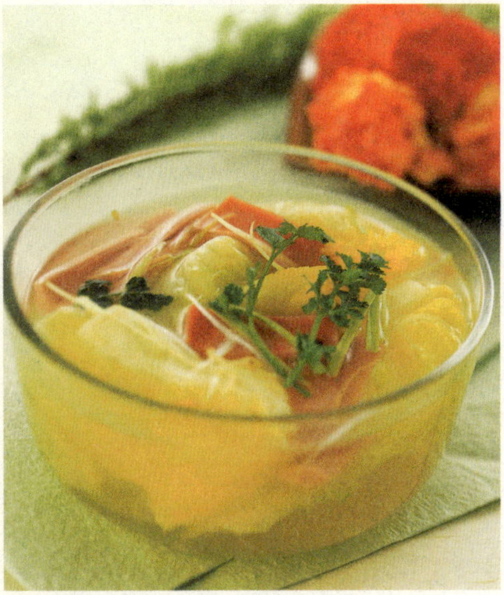

虾米冬瓜汤

材料

老冬瓜400克、粉丝30克、虾米50克。

调料

葱花、姜丝、盐、植物油、鸡精、清汤、白胡椒粉、香油各适量。

做法

1. 将冬瓜洗净去皮、去瓤，切成大片；粉丝泡软，剪成段；虾米用温水泡软。
2. 锅内倒适量植物油烧至六成热，放入葱花、姜丝煸出香味，倒入清汤，大火烧沸后放入冬瓜、虾米，中火煮至冬瓜熟透。
3. 将粉丝放入锅中，继续用中火煮3分钟，放盐、鸡精、白胡椒粉，淋入香油即可。

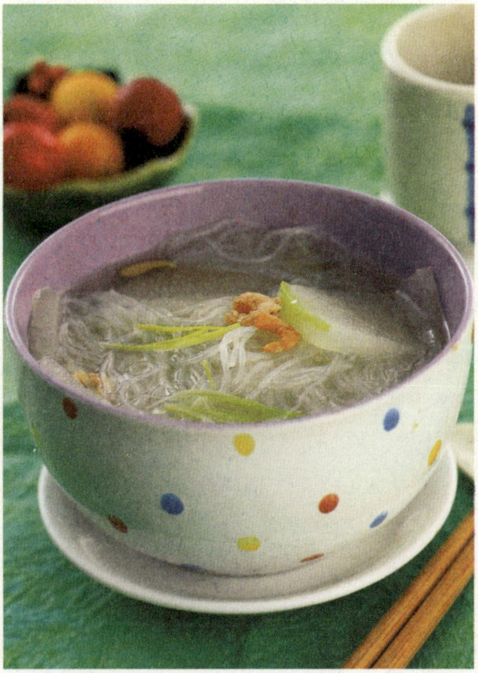

娃娃菜火腿汤

材料

娃娃菜4棵、火腿40克。

调料

盐、鸡精、香油、葱丝、姜丝、香菜、高汤各适量。

做法

1. 将娃娃菜洗净，根部剞十字花刀，汆水过凉；火腿切薄片备用。
2. 锅内倒入高汤，大火烧沸后放入娃娃菜，开锅后加入火腿片煮沸，大火滚片刻，加入盐和鸡精，撒上葱丝、香菜、姜丝，淋上香油即可。

名厨解析

↘娃娃菜口感甜嫩，营养丰富，适合做成上汤菜肴，与高汤、火腿一同煮汤，可衬托出娃娃菜的清甜之味，常食还有养胃生津、解除烦渴、清热解毒之功效。

冬笋木耳汤 *

材 料

冬笋200克、黑木耳30克。

调 料

香油、盐、味精各适量。

做法

1. 将冬笋清洗干净，切成片；黑木耳用温水发好，洗净，用手撕成小片备用。

2. 锅置火上，放入适量清水，加盐烧沸，放入冬笋、木耳，烧沸后煮10分钟，搅匀，加味精调味，淋香油即可。

名厨解析

↘冬笋含有氨基酸、维生素、纤维素、钙、磷、铁等矿物质，能促进肠道蠕动，预防便秘和结肠癌的发生；黑木耳可益气养血、抗癌美容，与冬笋一起煲汤，效果更佳。

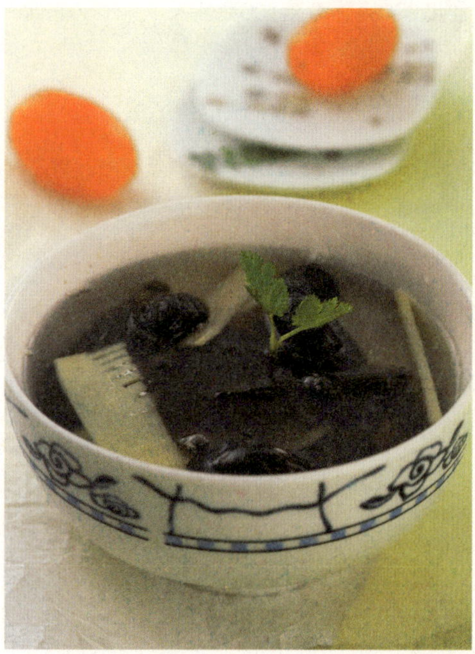

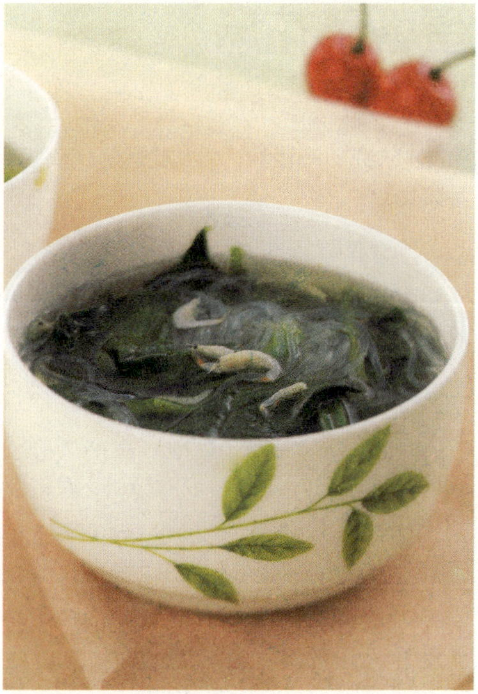

菠菜虾皮粉丝汤 *

材 料

菠菜150克、虾皮20克、粉丝50克。

调 料

盐、胡椒粉、味精各适量。

做法

1. 将菠菜择洗干净，切成寸段；粉丝用温水发好，洗净备用。

2. 锅置火上，放入适量清水，加盐烧沸，放入粉丝、虾皮，烧沸后转中火煮3分钟，放入菠菜，撒入胡椒粉、味精，搅匀即可。

名厨解析

↘粉丝入锅后不可久煮，煮太过会造成碎断，影响粉丝的口感。

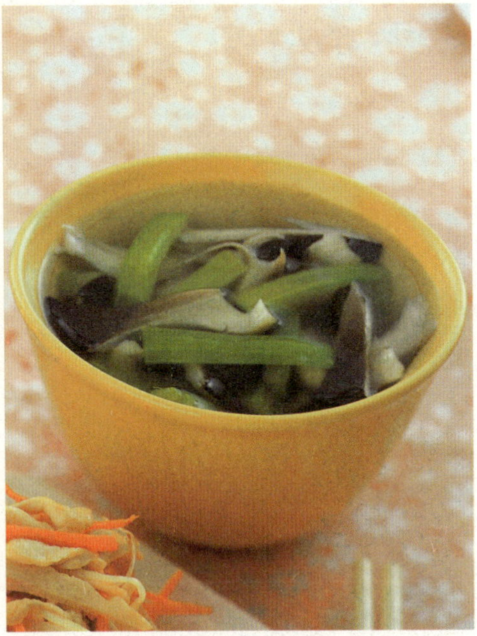

草菇丝瓜汤*

材 料

丝瓜200克、草菇100克。

调 料

姜片、盐、胡椒粉、味精各适量。

做 法

1. 将丝瓜去皮，去瓤，洗净，切成块；草菇洗净，放入沸水中氽一下，捞出。
2. 锅置火上，放入适量清水，加盐烧沸，放入草菇、丝瓜、姜片，烧沸后转中火煮15分钟，撒入盐、胡椒粉、味精，搅匀即可。

名厨解析

丝瓜有清热凉血、化痰解毒的功效；可以调节人体代谢、消脂减肥、保护皮肤、消除斑块等；可祛暑解热，适合夏季煲汤。

蛋蓉菜花汤*

材 料

菜花150克、鸡蛋1个、水发香菇100克、香菜10克。

调 料

植物油、葱丝、姜丝、盐、香油、胡椒粉、水淀粉、味精各适量。

做 法

1. 将菜花掰成小朵，洗净，放入沸水中氽一下，捞出，再放入凉水中浸凉，捞出沥干；香菇去蒂，洗净，切小块；鸡蛋放水中煮熟，捞出去壳，将蛋黄和蛋清分开，蛋清切丝，蛋黄碾碎；香菜择洗干净，切末备用。
2. 锅内倒油，烧至四成热，放入蛋黄略炒，放入葱丝、姜丝，加适量清水，烧沸后放入菜花、鸡蛋清、香菇、盐、味精、胡椒粉，转中火煮2分钟，淋香油，用水淀粉勾芡，撒香菜末即可。

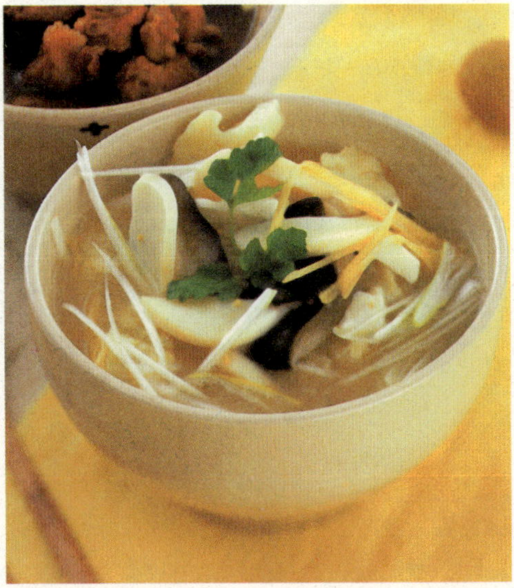

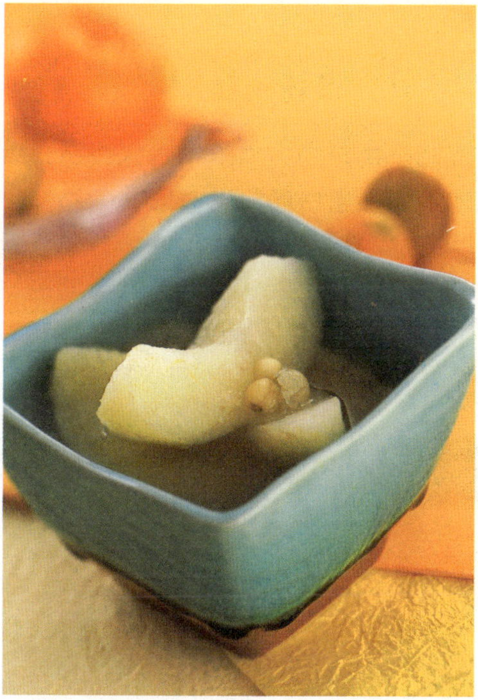

桂圆松仁汤*

材 料

桂圆40克、松子仁20克。

调 料

白糖适量。

做法

1. 桂圆去壳，洗净，去核；松子仁洗净备用。
2. 将洗净的桂圆肉和松子仁放入锅中，加适量水，用中火烧沸。
3. 再改用小火煮约10分钟，加适量白糖关火即可。

名厨解析

↘桂圆肉有补脾益胃、养血安神、益心补气的功效，松仁有滋阴、熄风、润肺的作用。两者共食，养胃滋补功效更佳。

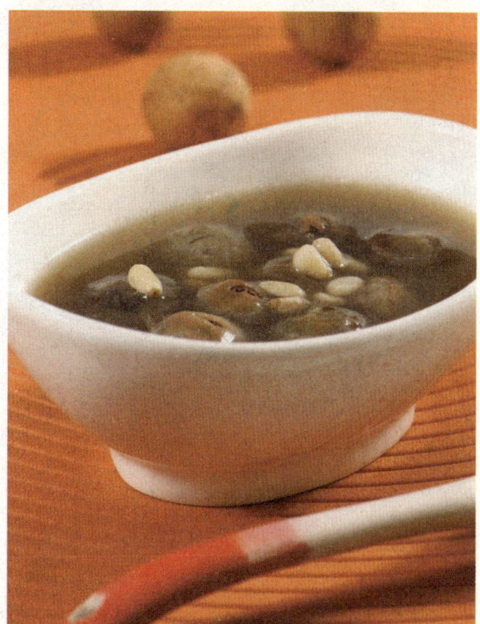

川贝鸭梨汤*

材 料

鸭梨2个、川贝10克。

调 料

冰糖适量。

做法

1. 将鸭梨洗净，去蒂，切开去核，再切成小块。
2. 川贝洗净用温水泡软备用。
3. 将鸭梨、川贝放入容器，上笼大火蒸，锅上大汽后蒸20分钟，加入冰糖即可。

名厨解析

↘此汤中川贝和鸭梨都有润肺的作用，可用于理气、保护气管、止咳化痰、调整胃肠功能，脾胃虚寒者少食。

畜肉汤——滋补保健强体魄

要想煲出营养美味的肉汤，是需要掌握几个诀窍的。凉水下料比较好，中途也不能加冷水，因正加热的肉类遇冷会使蛋白质迅速凝固，不易释出鲜味；火不要过大，以保持汤沸腾为准，大滚大沸会使肉中的蛋白质分子遭到破坏；忌过早放盐，因为早放盐会使肉中的蛋白质凝固而不易溶解，让汤色发暗，浓度不够。

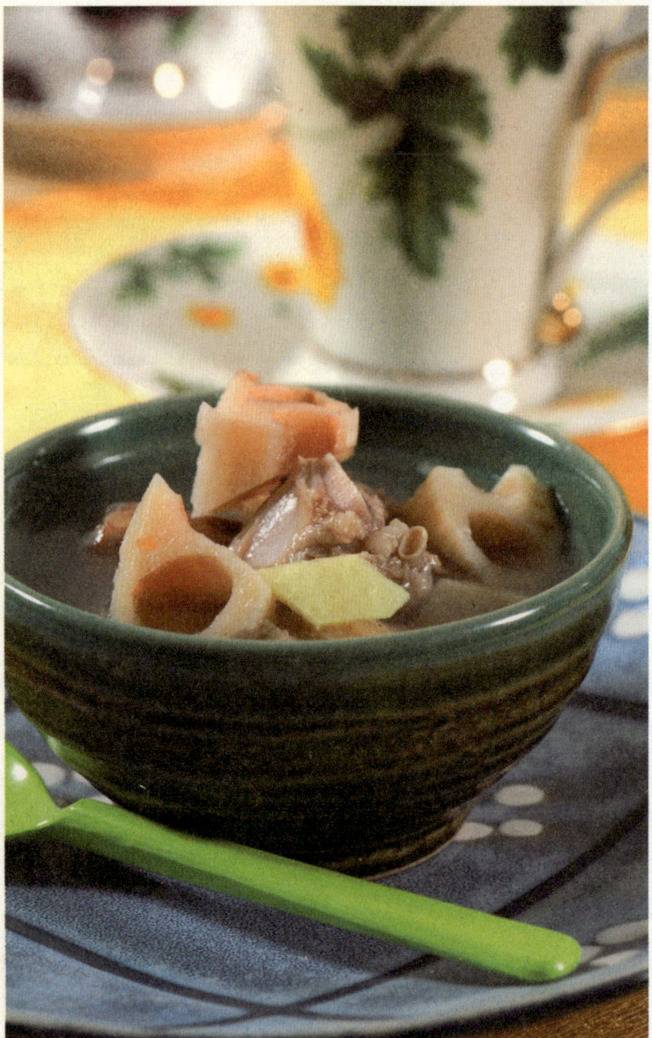

莲藕排骨汤*

材料

猪排骨400克、莲藕200克。

调料

葱段、姜片、料酒、胡椒粉、盐、味精各适量。

做法

1. 猪排骨洗净，斩成段；莲藕去皮，洗净，切块。
2. 锅内加适量清水煮沸，放入姜片少许、葱段、料酒、猪排骨，汆去血水、去腥，捞出用凉水冲净，沥水备用。
3. 煲锅置火上，倒入适量清水，放入猪排骨、藕块、剩余姜片，煮沸，改小火煲约2小时，加盐、味精、胡椒粉调味即可。

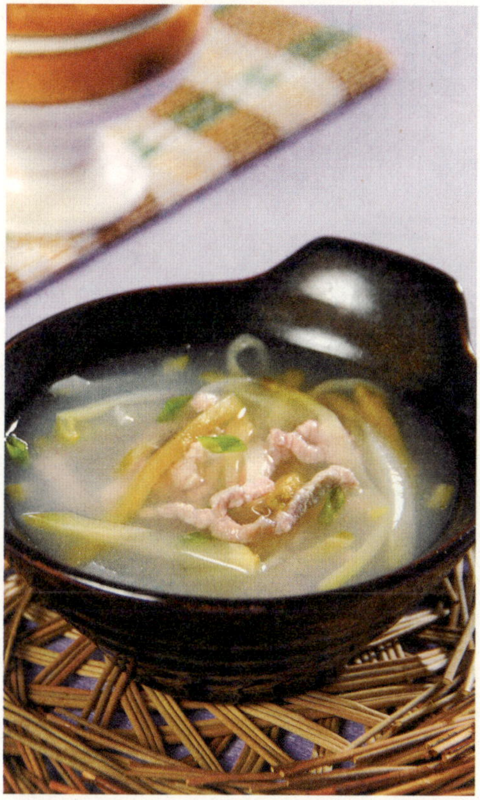

苦瓜黄豆猪骨汤*

材料

猪棒骨500克，苦瓜1个，胡萝卜1根，蜜枣、水发黄豆各适量。

调料

盐、姜各适量。

做法

1. 猪棒骨洗净，剁成段，入沸水锅中汆去血水后捞出备用。
2. 水发黄豆洗净；苦瓜洗净去子，切成3厘米的条；胡萝卜洗净切块；姜洗净切片。
3. 煲锅内放适量水煮沸，放入猪骨、苦瓜、胡萝卜、蜜枣、黄豆和姜片，大火煲沸后改小火煲2小时，加适量盐调味即可。

榨菜肉丝汤*

材料

猪瘦肉100克、榨菜80克。

调料

盐、葱段、香油、味精各适量。

做法

1. 猪瘦肉、榨菜均洗净切成丝；肉丝放入碗内，加清水、葱段抓匀，沥去血水备用。
2. 锅放清水煮沸，放入肉丝，待肉丝变色时，撇去汤面上的浮沫，放入榨菜丝稍煮，加盐、味精调味后倒入汤碗内，淋适量香油即可。

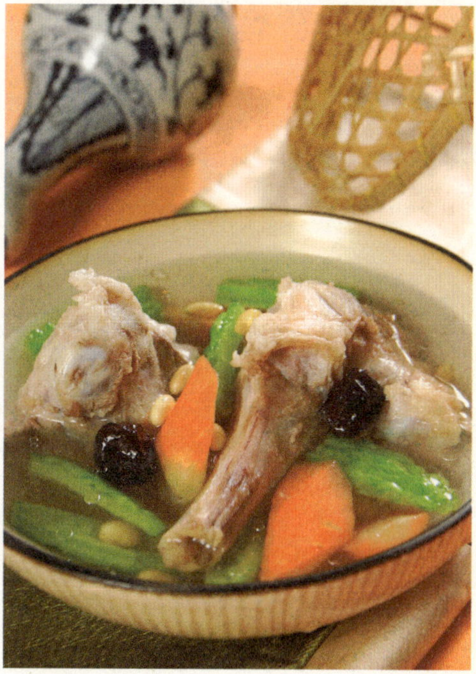

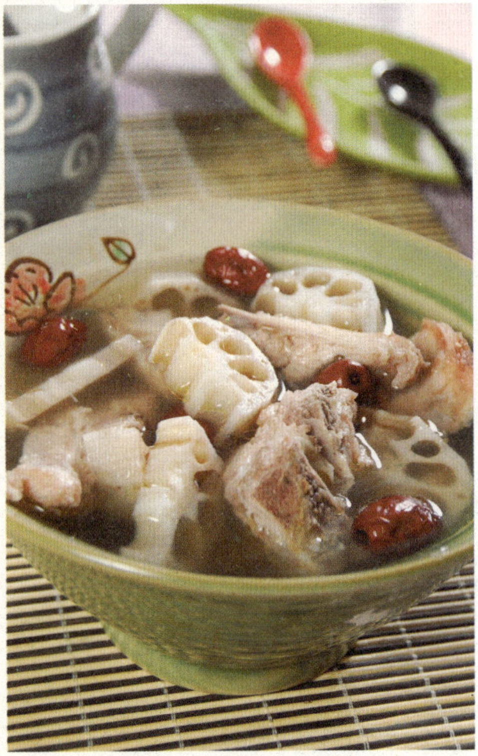

猪腰山药汤*

材 料

鲜猪腰1对、山药100克、海带丝50克。

调 料

盐、鸡精、香油各适量。

做法

1. 山药去皮，洗净切片；猪腰洗净去腰臊，切片；海带丝洗净备用。
2. 锅置火上，倒入适量清水，放入山药片、猪腰片、海带丝炖至熟烂。
3. 加盐、鸡精调味，淋入香油即可。

名厨解析

↘ 猪腰有补肾、强腰、益气的功效；山药有益肾精、滋养强壮的功效。猪腰与山药煲汤，可强身健体。

莲藕猪脊骨汤*

材 料

莲藕500克、猪脊骨600克、红枣20克。

调 料

姜、盐各适量。

做法

1. 将猪脊骨洗净斩成块，放入沸水锅中汆去血水，捞出用清水冲洗干净。
2. 莲藕用清水洗干净，去皮，切厚块；姜、红枣分别洗净，姜切片。
3. 煲锅中加入适量清水，用大火煲至水沸，放入莲藕、猪脊骨、红枣、姜片，煮沸后改用小火继续煲3小时左右，加盐调味即可。

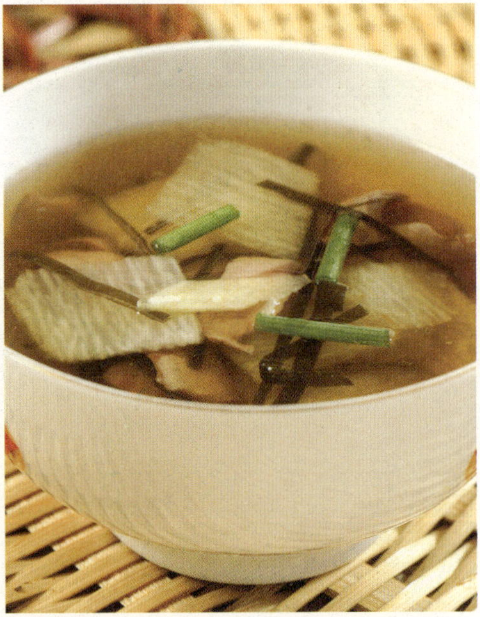

丁香排骨汤*

材 料

排骨500克、丁香10克。

调 料

白糖、料酒、姜、盐各适量。

做法

1. 将排骨洗净，剁寸段，入沸水锅中汆去血水后捞出；丁香用温水浸泡；姜洗净切厚片。
2. 煲锅置火上，倒入适量清水，放排骨、丁香、料酒、姜片，大火煮沸后改小火煲约1.5小时。
3. 加白糖、盐调味即可。

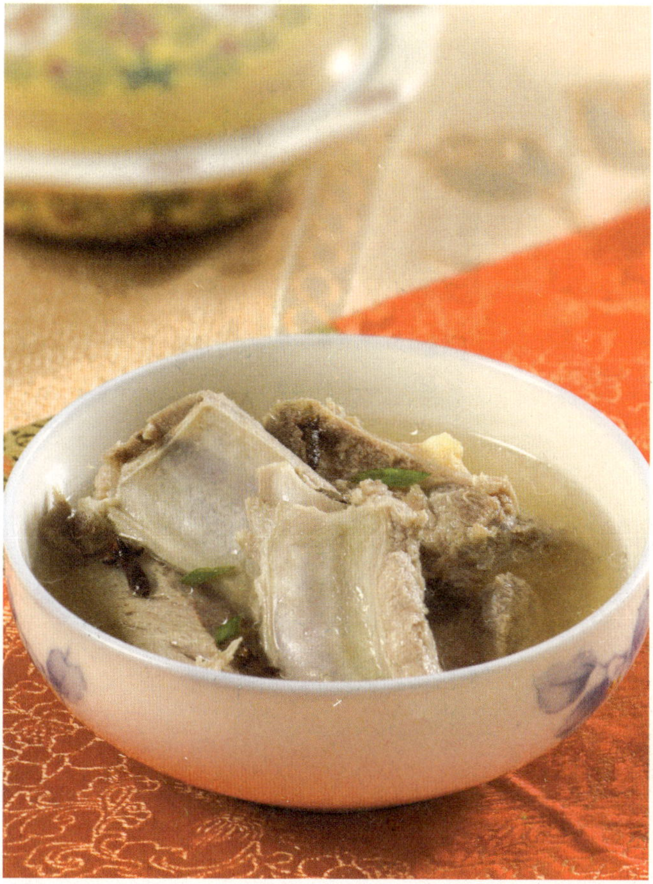

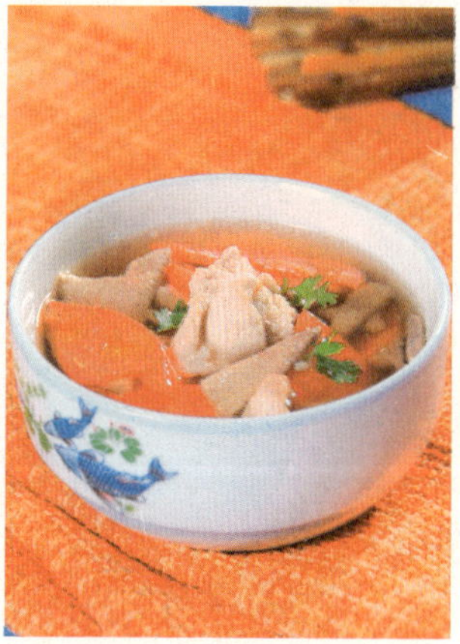

番茄猪肝瘦肉汤*

材 料

番茄300克、鲜猪肝100克、猪瘦肉80克。

调 料

姜、盐、料酒、白糖、高汤、香菜段各适量。

做法

1. 番茄、猪肝、猪瘦肉分别洗净，切片；姜洗净切片备用。
2. 将猪肝、猪瘦肉汆去血水、去腥，捞出沥水。
3. 汤锅中倒入高汤，大火煮沸后，放入姜片、猪肝片、猪瘦肉片、料酒、番茄片，改小火煮约10分钟。
4. 加盐、白糖调味，撒上香菜段即可。

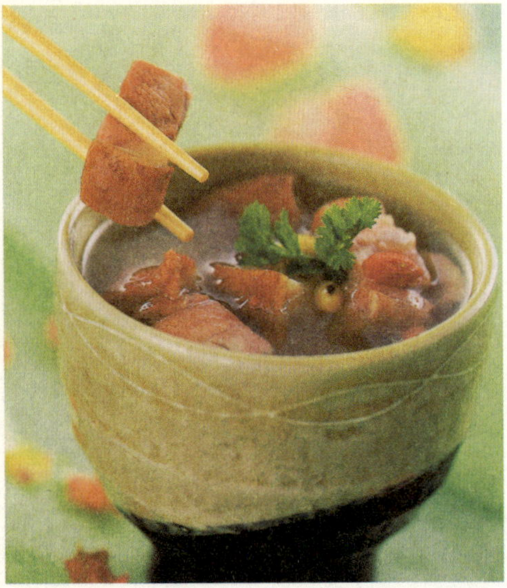

菠菜猪血汤

材料

菠菜300克、猪血250克。

调料

盐、味精、香油、姜片、清汤各适量。

做法

1. 菠菜洗净，切成段，入沸水中稍汆，捞出备用；猪血洗净切块，入沸水锅中汆至变色捞出。
2. 汤锅中倒入清汤，大火煮沸，放入菠菜段、猪血块、姜片，改小火煮约10分钟。
3. 加入少许盐、味精调味，淋入少许香油即可。

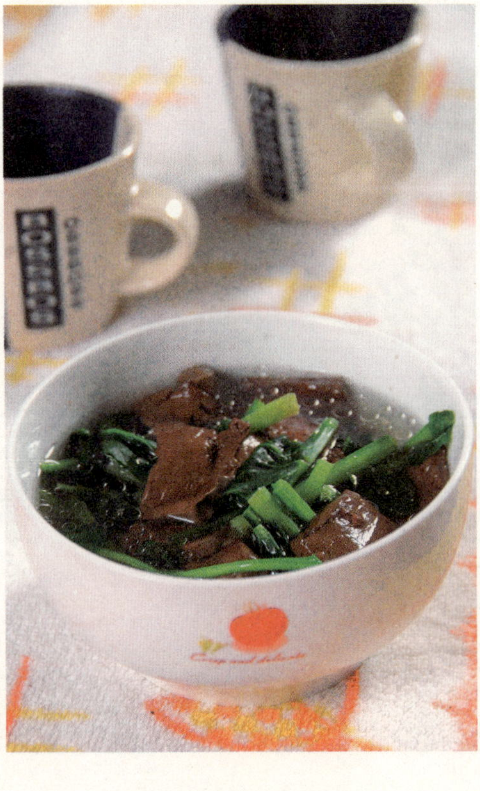

猪小肘黄豆汤

材料

猪小肘1个、黄豆100克、枸杞子10克。

调料

葱段、姜片、料酒、盐、白胡椒粉、清汤各适量。

做法

1. 将猪小肘洗净，摘去杂毛，刮去油腻，汆水，捞出，洗去浮沫；黄豆洗净用温水泡发；枸杞子洗净备用。
2. 沙锅内放入清汤，大火烧沸后放入猪小肘、黄豆、枸杞子、葱段、姜片、料酒，大火煮至开锅后撇去浮沫，小火煲2小时，加盐和白胡椒粉即可。

名厨解析

猪小肘富含胶原蛋白，能保持皮肤的弹性。黄豆富含植物蛋白，并能补充人体所需要的热量，适合冬天煲汤，可滋润皮肤。

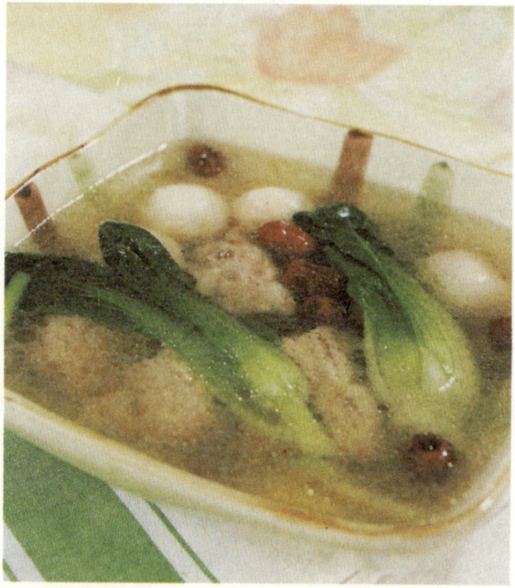

排骨芋头汤*

材料

猪肋排300克、芋头200克、青菜心2棵、红枣5颗。

调料

葱段、姜片、料酒、盐、清汤、植物油各适量。

做法

1. 将猪肋排洗净斩成寸段，汆水捞出，洗去血沫，沥干；芋头洗净去皮，用挖球器挖成球状；青菜心洗净沥干；红枣洗净备用。
2. 锅内倒入植物油烧至六成热，放入芋头球，翻炒至发黄后出锅；青菜心放入油锅煸香。
3. 另起锅，放入清汤大火烧沸，放入排骨、葱段、姜片、料酒，沸锅后小火焖煮2小时，放入芋头、红枣，再小火焖煮1小时，放入青菜心、盐煮10分钟即可。

银耳香菇猪肘汤*

材料

猪肘300克，胡萝卜100克，银耳、香菇各20克。

调料

高汤、葱段、姜片、盐、鸡精各适量。

做法

1. 猪肘洗净，用刀轻刮表皮，剁成块后汆水；胡萝卜洗净，切成滚刀块；银耳和香菇泡发，去蒂，分成小朵。
2. 汤锅加高汤，放入肘块、葱段和姜片同煮，大火烧沸后转小火炖1小时。
3. 开锅撇去浮沫，倒入胡萝卜、银耳和香菇，继续炖半小时，调入适量盐和鸡精，出锅即可。

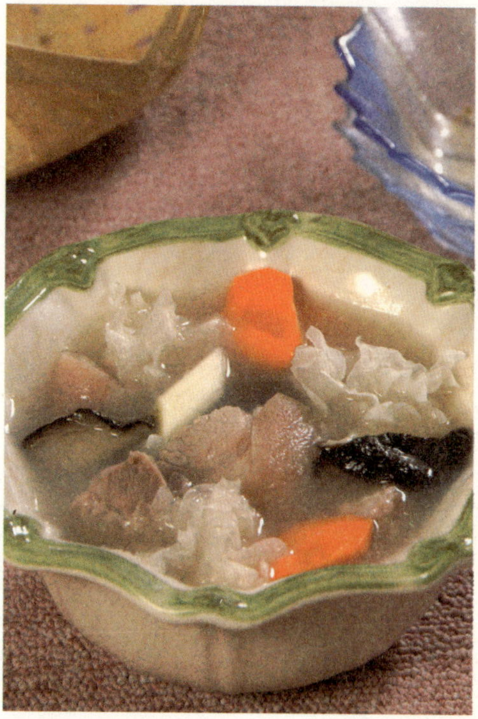

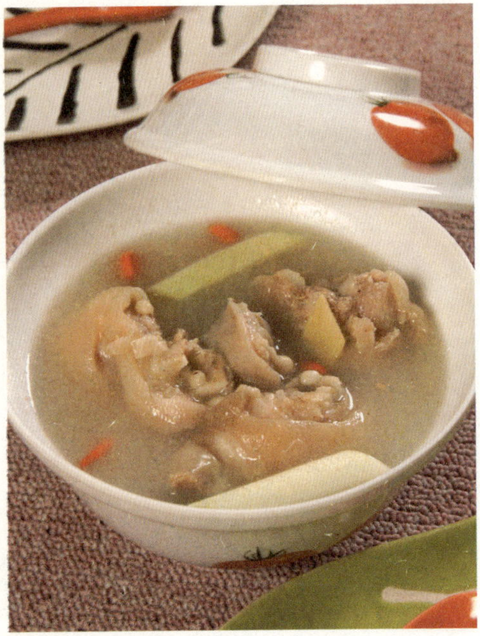

猪蹄薏米煲

材 料

猪蹄300克（1只）、薏米40克、枸杞子10克。

调 料

葱段、姜片、料酒、盐、胡椒粉、清汤各适量。

做法

1. 猪蹄洗净，去杂毛，刮去油腻，从中间劈开，斩成4段，汆水，捞出，洗去浮沫。

2. 薏米洗净用温水泡软；枸杞子用清水泡半小时，洗净备用。

3. 沙锅内放入适量清汤，大火烧沸后放入猪蹄、薏米、枸杞子、姜片、葱段、料酒，沸锅后撇去浮沫，转小火煲3小时，加盐、胡椒粉调味即可。

银耳木瓜排骨汤

材 料

水发银耳100克、木瓜200克、猪排骨150克。

调 料

盐、葱段、姜片各适量。

做法

1. 银耳泡发，择净备用；木瓜去皮及子，切成滚刀块备用；排骨洗净，汆水备用。

2. 汤锅加清水，放入排骨、葱段、姜片同煮，大火烧沸后放入银耳，小火慢炖约1小时。

3. 把木瓜放入汤中，再炖15分钟，加入适量盐即可。

名厨解析

银耳有滋阴润肺、益胃生津、强心补脑的功效，木瓜有平肝和胃、去湿疏筋的功效，两者一起煲汤，能互相促进营养的吸收，补益效果更佳。

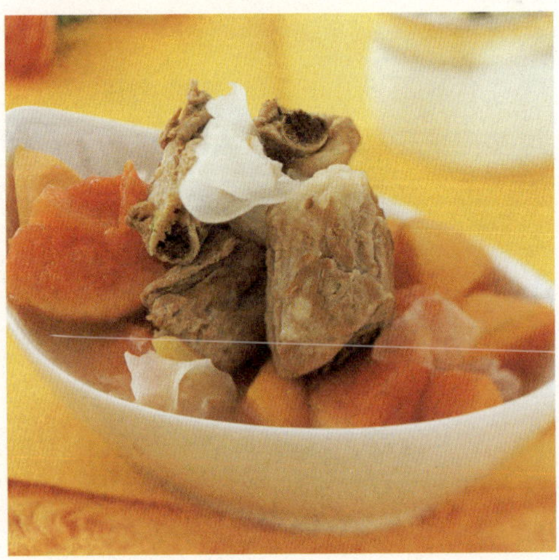

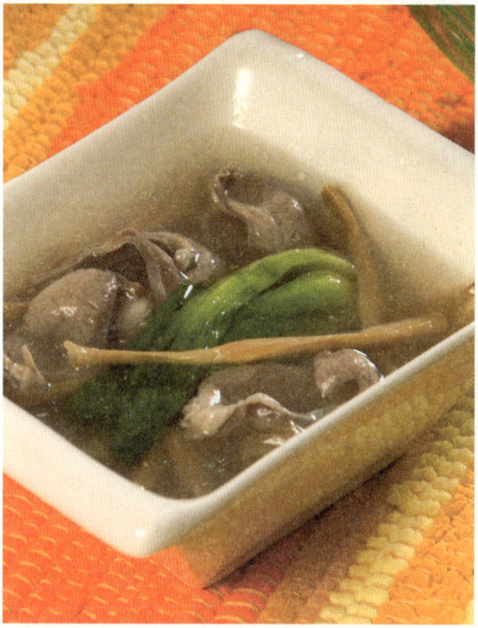

猪尾汤*

材 料

猪尾3根、花生仁150克。

调 料

料酒、盐、丁香、味精、植物油各适量。

做法

1. 将猪尾剔净毛，剁成小段，用沸水汆烫洗净，沥干水分。
2. 锅中加少许油烧至五成热，放入猪尾炒至皮焦黄，捞起沥油备用。
3. 沙锅内倒入1200毫升水煮沸，加花生仁煮20分钟，再加入汆好的猪尾、丁香、料酒、盐，小火炖3小时，起锅前加味精调味即可。

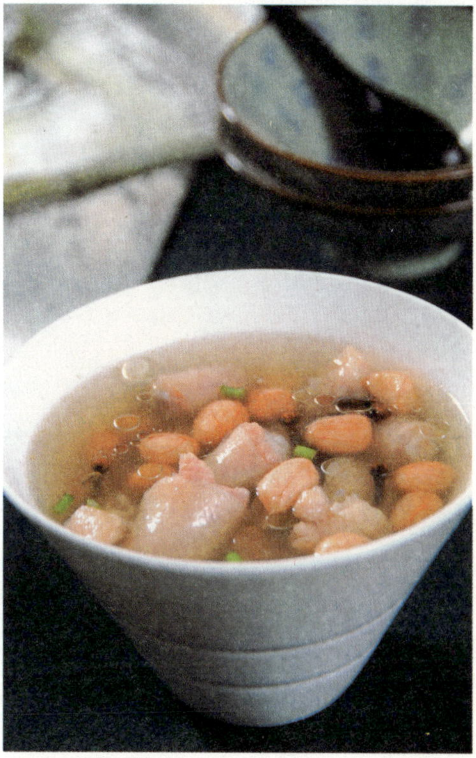

黄花菜猪心汤*

材 料

黄花菜20克、猪心半个、油菜50克。

调 料

盐适量。

做法

1. 猪心洗净，入沸水中汆烫，捞出，放入凉水中，用手挤压去血水，反复换水清洗干净。
2. 将去净血水的猪心放入锅中，加适量水，大火烧沸后转小火炖约15分钟，取出切薄片。
3. 黄花菜去蒂、汆水洗净；油菜洗净，备用。
4. 锅中加适量清水，加入黄花菜，水烧沸后将油菜、猪心片放入锅中煮片刻，加盐调味即可。

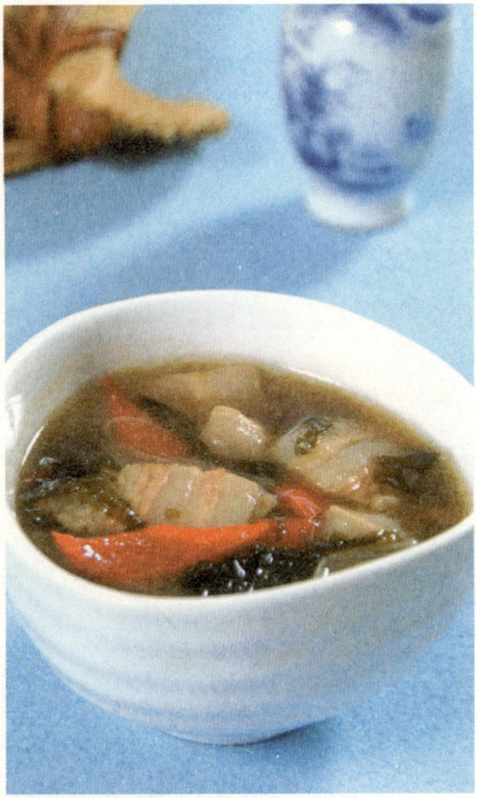

猪腰豆腐汤

材 料

鲜猪腰、豆腐各200克。

调 料

盐、味精、料酒、香油、姜片、清汤、葱段、植物油各适量。

做法

1. 将鲜猪腰洗净，撕去筋膜，去净腰臊，片成片，用料酒、盐腌渍10分钟，再入沸水锅中汆烫，捞出冲净血水备用；豆腐洗净切成小块。
2. 锅置火上，倒入植物油烧至五成热，下入葱段、姜片爆香，下入腰片翻炒至颜色发白。
3. 加入适量清汤，放入盐、豆腐，用小火炖至入味，加入味精调味，淋入香油出锅即可。

紫菜肉片汤

材 料

干紫菜15克、猪五花肉400克、红椒1个。

调 料

味精、葱丝、酱油、料酒、盐各适量。

做法

1. 干紫菜用水略泡、洗净，撕条；将五花肉洗净切片，加适量盐、料酒略腌渍；红椒去蒂及子洗净，切片。
2. 锅中放适量水煮沸后加入腌好的肉片、红椒片，再次煮沸，加入紫菜煮1分钟；起锅前加入味精、酱油调味，撒入葱丝即可。

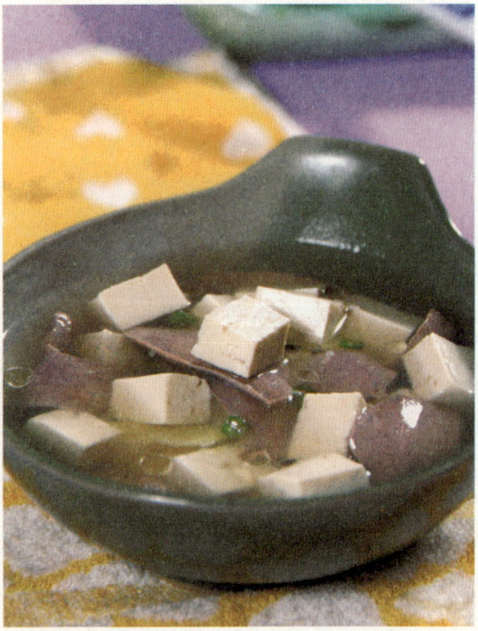

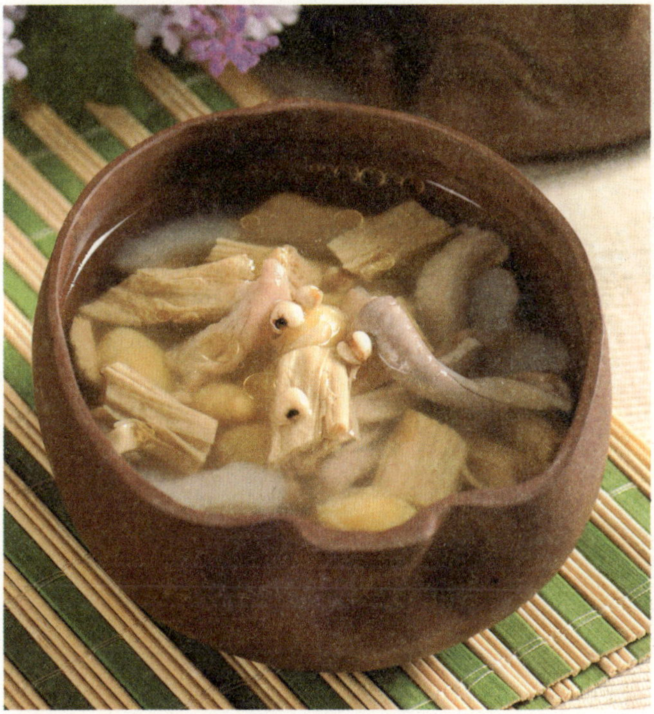

腐竹银杏猪肚汤*

材料

猪肚1个，腐竹100克，银杏、薏米各30克，荸荠6个。

调料

盐、淀粉各适量。

做法

1. 腐竹洗净，切段；银杏去壳、去心，用沸水浸一会儿去衣；薏米洗净用水泡2小时；荸荠去皮，去蒂，洗净，切片。
2. 将猪肚内壁脂肪除去，用盐、淀粉揉捏擦匀，用清水冲洗，然后重复揉捏冲洗数次，用沸水煮片刻，用清水漂洗干净切丝。
3. 沙锅内加适量水，用大火烧沸后放入猪肚丝、腐竹、银杏仁、薏米、荸荠，改用中火煮3小时，加盐调味即可。

番茄萝卜牛腩汤*

材料

牛腩300克，胡萝卜、番茄各100克，香菇15克。

调料

葱段、姜片、花椒、大料、盐、鸡精、料酒各适量。

做法

1. 牛腩洗净切块，放入沸水锅中略汆一下，捞出沥水；香菇用温水泡发，与胡萝卜、番茄分别洗净切片。
2. 煲锅内倒入适量清水，放入牛腩块、胡萝卜块、香菇片、葱段、姜片、花椒、大料、料酒，大火煮沸后改小火煲2小时。
3. 加盐、番茄煲约10分钟，拣去香叶、葱段、姜片、大料，加鸡精调味即可。

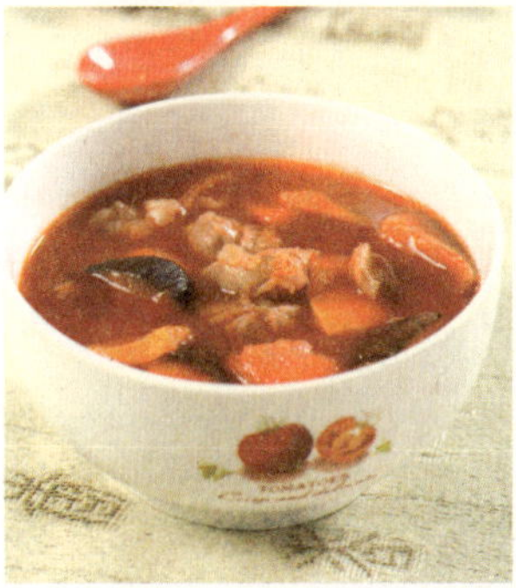

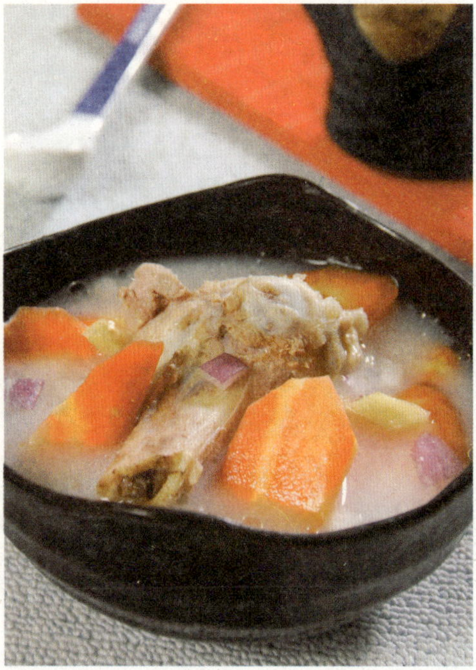

营养牛骨汤*

材 料

牛骨400克、胡萝卜150克。

调 料

植物油、盐、洋葱、姜各适量。

做法

1. 牛骨洗净，剁块，放入沸水锅中氽去血水，捞出用清水冲洗干净备用。
2. 胡萝卜去皮洗净，切滚刀块；姜、洋葱分别洗净切片。
3. 炒锅中倒入植物油烧至五成热，下入洋葱片、姜片稍炒出香味备用。
4. 煲锅中注入适量清水煮沸，加入牛骨、胡萝卜块煲约2小时，再放入炒好的姜片、洋葱片，继续煲1小时，加盐调味即可。

清炖牛筋汤*

材 料

牛蹄筋100克，火腿、水发香菇各50克，当归、紫丹参各适量。

调 料

食用碱、姜片、葱段、料酒、味精、盐各适量。

做法

1. 香菇去蒂洗净，切片；火腿切片；当归、紫丹参装入纱布袋中，制成料包。
2. 牛蹄筋用温水洗净，放锅内，加入清水及食用碱，加盖焖煮30分钟，捞出洗净，待牛蹄筋发涨后切成段状备用。
3. 煲锅中加入适量清水，放入料酒、牛蹄筋、姜片、葱段、香菇片、火腿片、料包，大火煮沸后改小火煲约3小时，拣出葱段、姜片，加盐、味精调味即可。

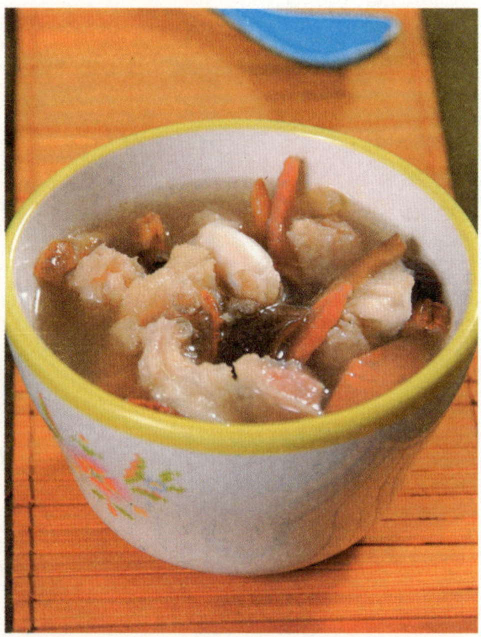

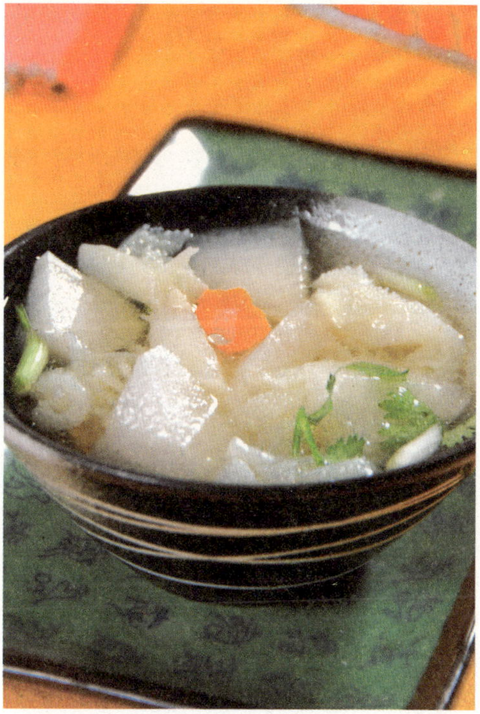

牛肉蔬菜汤*

材料

牛肉200克，土豆、番茄、青椒、红椒各1个。

调料

高汤、料酒、姜块、花椒水、绵白糖、番茄酱、盐各适量。

做法

1. 牛肉洗净，切块后汆水；土豆和番茄洗净，去皮切成块；青椒、红椒分别洗净，去蒂、子，斜切成块。
2. 汤锅加高汤，放入牛肉块、料酒、姜块、花椒水和绵白糖煮沸，撇去浮沫，换小火炖至牛肉熟透。
3. 加入土豆块、番茄块、青椒块、红椒块和番茄酱同煮至蔬菜熟烂，调入适量盐即可。

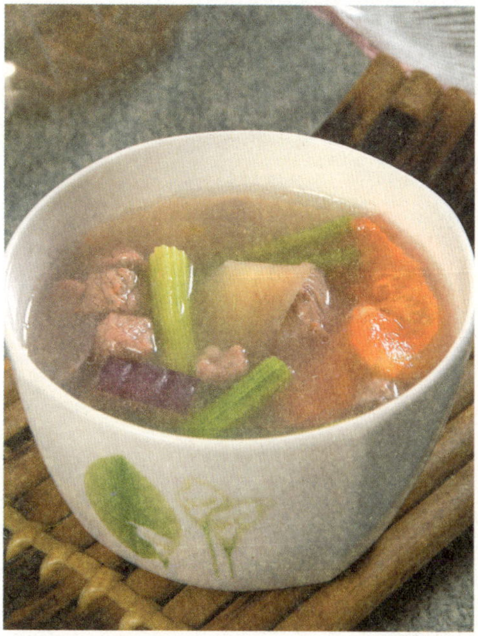

牛百叶萝卜汤*

材料

牛百叶300克、白萝卜500克、陈皮5克。

调料

盐、味精、姜片、葱段、料酒各适量。

做法

1. 牛百叶放清水中浸泡透，洗净，取出刮去黑衣；白萝卜去皮洗净切块；陈皮洗净备用。
2. 将牛百叶入沸水锅中稍汆，捞出切丝备用。
3. 煲锅中倒入适量清水，放入陈皮、牛百叶丝、白萝卜块、姜片、葱段、料酒，大火煮沸后改小火煲约2小时。
4. 加盐、味精调味即可。

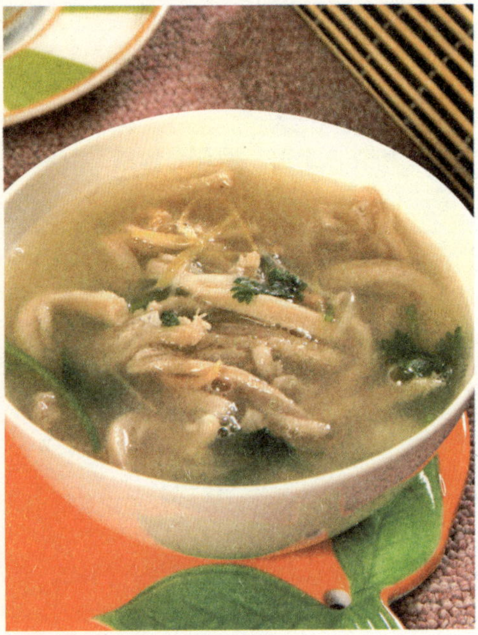

酸辣牛肚汤*

材 料

牛肚300克、虾米30克。

调 料

醋、盐、味精、料酒、胡椒粉、花椒油、植物油、水淀粉、葱白丝、姜丝、香菜、清汤各适量。

做法

1. 将牛肚洗净，切丝，沸水煮熟后捞出；香菜择洗干净，切段。
2. 炒锅置大火上，放入植物油烧至五成热，用葱白丝、姜丝炝锅，倒入醋，待出香味时加入清汤、虾米、盐、味精、料酒、胡椒粉，煮5分钟。
3. 用汤勺撇去浮沫，加入牛肚丝，用水淀粉勾芡，撒上香菜段，淋少许花椒油即可。

牛百叶白菜汤*

材 料

牛百叶、白菜各300克，猪瘦肉100克，蜜枣6颗。

调 料

姜块、料酒、盐、鸡精、植物油、清汤、香油各适量。

做法

1. 牛百叶洗净，放入沸水中浸泡3分钟后捞出，刮去黑衣，去除杂物，沥干，切成片。
2. 猪瘦肉切片加料酒、盐略腌片刻；将白菜梗、叶分开，菜梗切成3厘米的长条；菜叶切成大片备用。
3. 锅内倒植物油烧至六成热，放入白菜叶煸炒片刻备用。
4. 沙锅内放入清汤，大火烧沸后放入白菜梗、蜜枣、姜块，小火焖煮30分钟，放入白菜叶炖20分钟，放入猪肉片、牛百叶，大火烧沸，加盐、鸡精、香油调味即可。

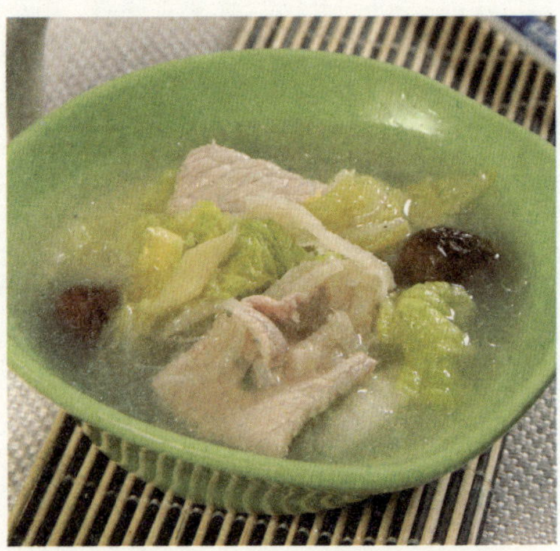

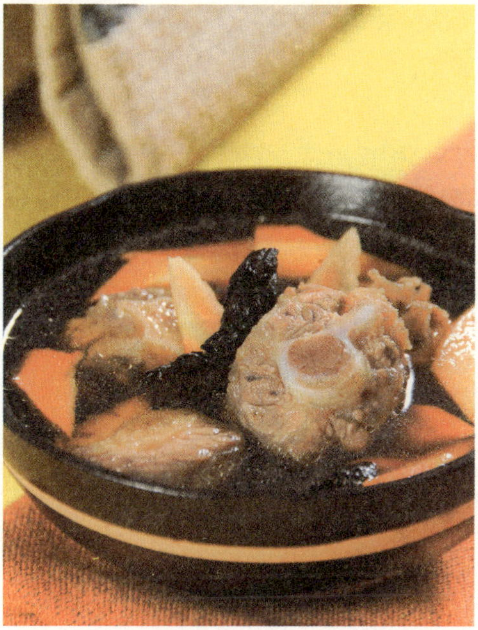

薏米莲子牛肉汤*

材 料

莲子、薏米各100克，牛肉200克。

调 料

盐、味精各适量。

做法

1. 莲子洗净去心，薏米洗净，一起放入盆内加热水，浸泡一晚；牛肉洗净去脂肪，切成1.5厘米厚的块。
2. 锅置火上，加水烧沸，放入牛肉，氽一下，除去血水。
3. 高压锅洗净，将浸泡好的莲子、薏米，连同浸泡的水一起倒入锅内，放入氽好的牛肉，大火煮沸后，加阀转小火煮20分钟，放入盐、味精调味即可。

清炖牛尾汤*

材 料

牛尾2根、肉苁蓉15克、胡萝卜250克。

调 料

葱段、姜片各10克，料酒15毫升，盐、味精、高汤、鸡汤各适量。

做法

1. 胡萝卜洗净切成片，用沸水煮透；牛尾去毛洗净，顺骨节处斩成段。
2. 锅置火上，加入清水烧沸，加入肉苁蓉、葱段、姜片，放入牛尾煮透捞出，洗净后再放入鸡汤中煮熟，捞出，装入一个大碗内，加入料酒、盐、葱段、姜片，再加高汤，上锅蒸至牛尾熟烂。
3. 将煮好的胡萝卜放进蒸牛尾的碗中，再蒸20分钟，撇去浮沫，捞去葱段、姜片，加入味精调味即可。

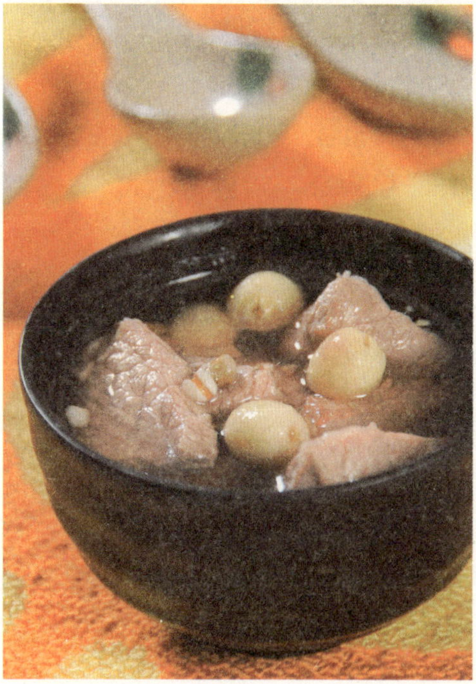

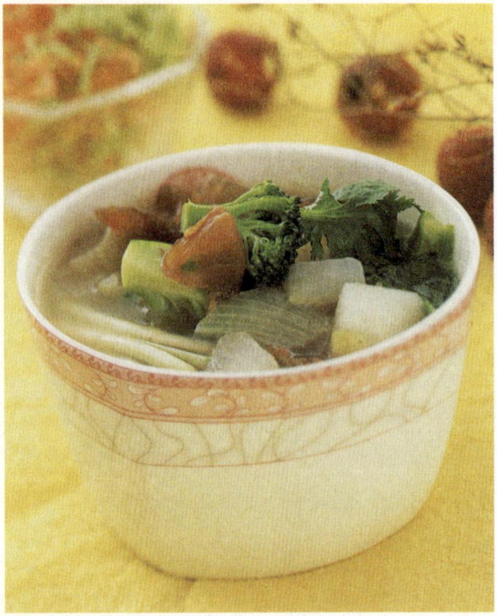

红酒牛腱汤*

材料

牛肉100克，白萝卜、洋葱、西蓝花各50克。

调料

盐、红葡萄酒、葱段、姜片、香菜叶、胡椒粉各适量。

做法

1. 牛肉洗净，切成大小适中的方块，汆水备用；白萝卜洗净，去皮，切成滚刀块；洋葱去外皮，切滚刀块备用；西蓝花洗净，掰成小朵，备用。
2. 汤锅加清水，放入牛肉块、盐、红葡萄酒、葱段、姜片，大火煮开后换小火炖约1小时。
3. 加入白萝卜和洋葱块、西蓝花同煮，汤开后转小火，炖至蔬菜变色，调入盐和胡椒粉，撒上香菜叶，出锅即可。

滋补羊肉汤*

材料

羊后腿肉500克，红枣3颗，枸杞子、党参各10克。

调料

姜、料酒、盐、味精各适量。

做法

1. 羊肉洗净，剁成块；党参洗净，切段；红枣、枸杞子泡透，洗净；姜洗净，切片。
2. 锅内加水，待水煮沸时放入羊肉块，汆去血水，捞出用清水冲洗干净备用。
3. 煲锅内放入适量清水煮沸，放入羊肉块、姜片、党参段、红枣、料酒，小火煲约2小时，加入枸杞子煲约10分钟，加盐、味精调味即可。

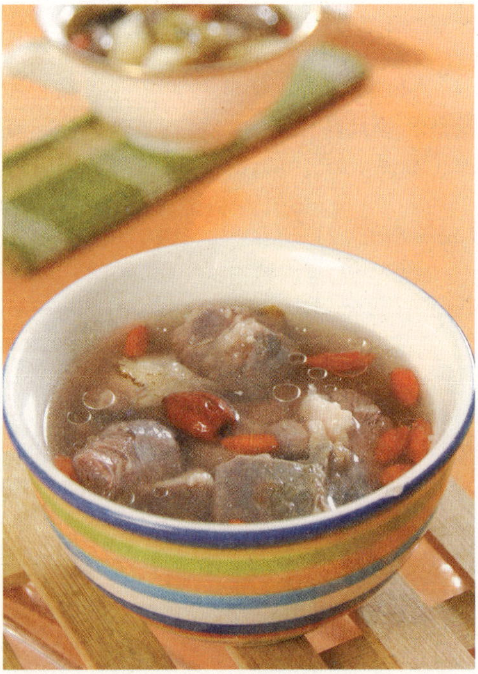

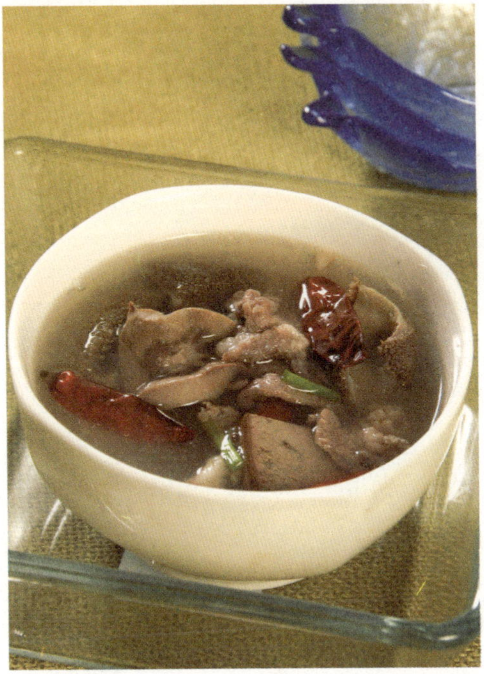

羊肉益智汤*

材料

羊肉300克、益智仁10克、山药40克、胡萝卜少许。

调料

姜片、盐、料酒各适量。

做法

1. 羊肉洗净切块，放入沸水中汆烫片刻，撇去血沫，捞出；益智仁洗净，装入纱布袋中；山药洗净，去皮，切块；胡萝卜洗净，切片。
2. 沙锅置火上，加入适量水，放入羊肉块、益智仁、姜片、料酒煮沸，改小火煮1小时，放入山药块、胡萝卜煮熟，加盐调味即可。

名厨解析

益智仁有温肾固精的作用，适用于肾阳不足，下元虚冷，失其固秘，症见遗精、遗尿、尿频、尿有余沥等。

胡辣全羊汤*

材料

胡椒50克，干红辣椒10个，羊肋肉300克，羊心、羊肝、羊肾、羊肚各100克。

调料

葱段、姜片、料酒、盐、清汤各适量。

做法

1. 将羊肋肉、羊心、羊肝、羊肾、羊肚洗净汆水，放凉后切成厚片。
2. 胡椒用纱布袋装好，制成料包；干红辣椒去蒂，洗净备用。
3. 沙锅内倒入清汤，放入羊肉、羊心、羊肝、羊肾、羊肚、料包、干红辣椒，加葱段、姜片、料酒调料，大火烧沸后转小火煮1小时，放入盐调味，捞出料包即可。

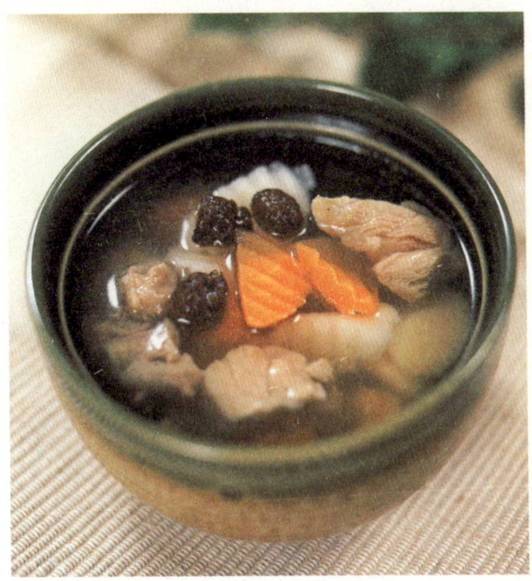

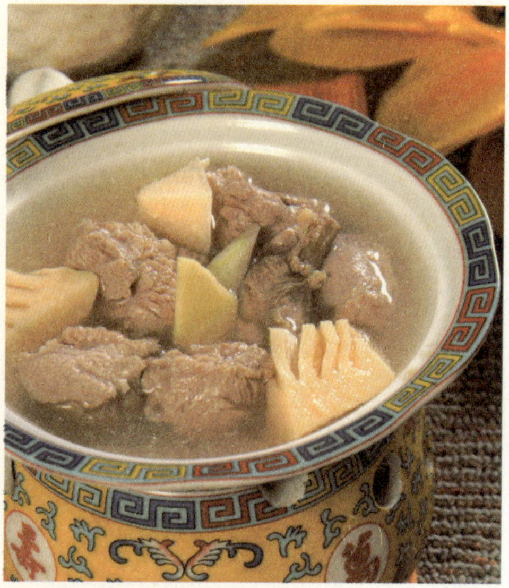

冬笋羊肉煲

材 料

羊肉、冬笋各400克。

调 料

葱段、姜片、料酒、盐、味精、清汤各适量。

做法

1. 将羊肉洗净，切成大块，汆水捞出，洗去血沫，沥干；冬笋剥去外壳，洗净，切成滚刀块，放入沸水中煮熟捞出沥干备用。
2. 沙锅内倒入清汤，放入羊肉、冬笋、姜片、葱段、料酒，大火烧沸后改小火煮3小时，加盐、味精即可。

名厨解析

羊肉有益气血、补虚损的功效，适宜身体虚弱、冬天手足不温、畏寒无力者食用，可促进血液循环、增强胃消化酶功能。

羊肉暖身汤

材 料

羊肋肉150克、红枣4颗、粉丝50克、白菜100克。

调 料

植物油、葱段、姜片、料酒、盐、鸡精、清汤、白胡椒粉各适量。

做法

1. 羊肋肉洗净，用沸水汆至断生后捞出沥干放凉，切成3厘米长、2厘米宽的厚片；白菜洗净切成大片；粉丝洗净剪段；红枣洗净备用。
2. 锅内放油烧至六成热，放入葱段、姜片煸出香味，放入羊肉大火爆炒片刻。
3. 沙锅内放入适量清汤，大火烧沸后放入羊肉、红枣、料酒，开锅后转小火煮半小时，放入白菜、粉丝，大火沸锅煮3分钟后加入适量盐、鸡精和白胡椒粉即可。

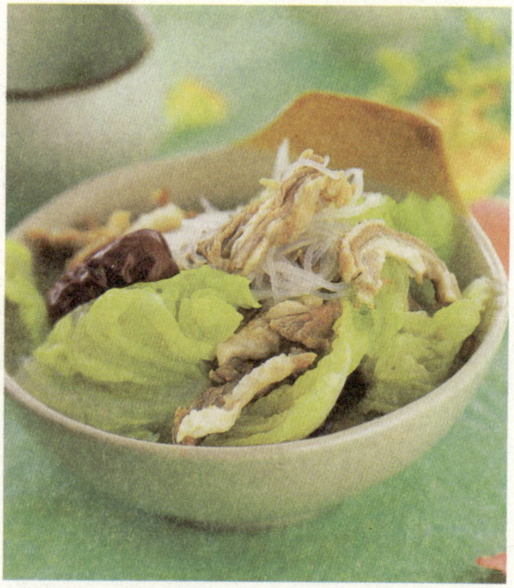

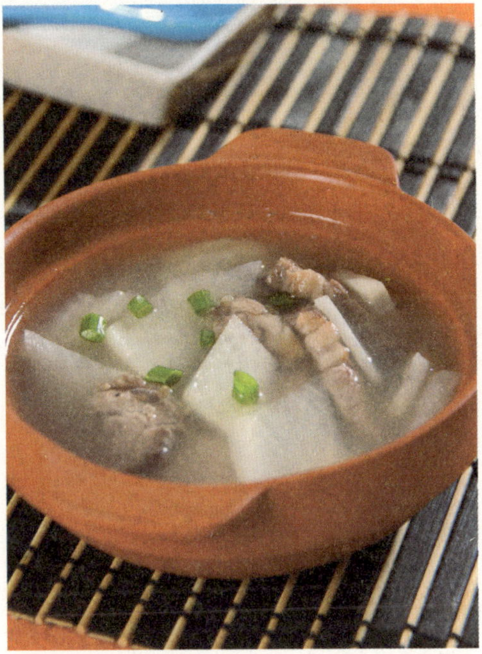

菊花地黄羊腰汤*

材料

枸杞子、干山药片各10克，杭白菊、熟地黄各20克，鲜羊腰150克。

调料

盐适量。

做法

1. 枸杞子、山药、杭白菊分别洗净，枸杞子用清水泡一下备用。
2. 将羊腰剖开两半，剔去筋膜，洗净，切片，入沸水锅中稍汆，捞出备用。
3. 沙锅内放入适量清水煮沸，加入山药片、杭白菊、熟地黄、羊腰片，大火煲沸后转小火煲约2小时，加入枸杞子煲约10分钟，加盐调味即可。

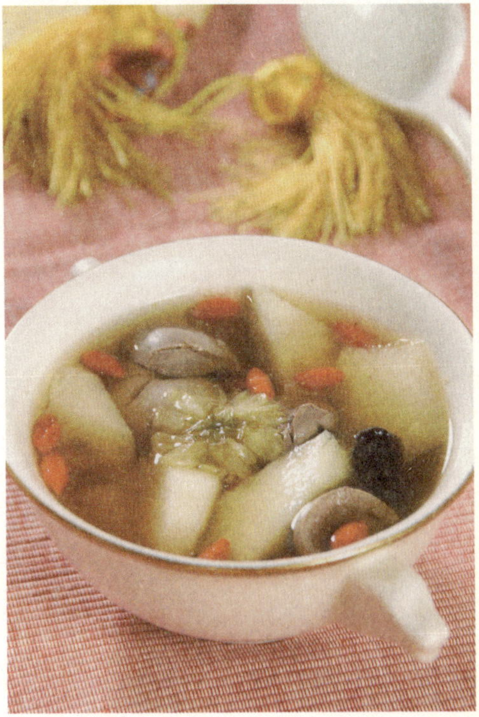

萝卜羊肉汤*

材料

白萝卜200克、羊肉150克。

调料

盐、胡椒粉、葱段、料酒各适量。

做法

1. 将羊肉去筋膜洗净，切成块，放入沸水中汆一下，捞出洗净。
2. 白萝卜洗净，切成菱形片。
3. 锅中加适量清水，放入羊肉煮沸，转小火炖熟，加入白萝卜片、料酒、盐、葱段，炖至肉熟烂、白萝卜片入味，加入胡椒粉调味即可。

名厨解析

↘萝卜与羊肉是非常相宜的搭配，两者一同煲汤，补而不腻。

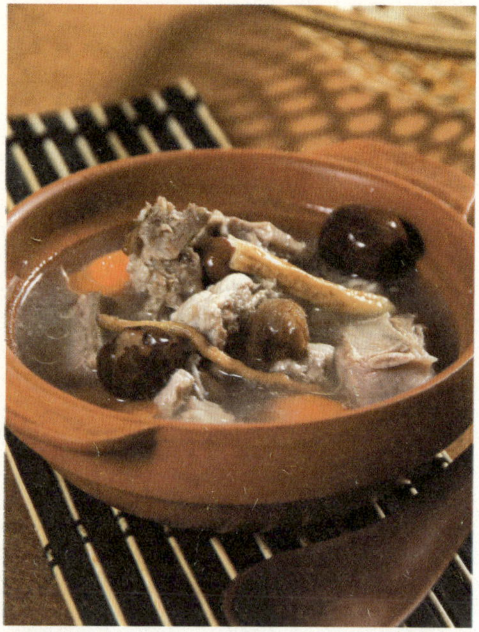

羊肝枸杞汤*

材 料

鲜羊肝100克、枸杞子20克。

调 料

盐少许。

做法

1. 羊肝洗净，切片，入沸水中汆去血水，捞出，冲洗干净。
2. 将羊肝与枸杞子放入沙锅内，加适量水大火煮沸后，转小火煮10分钟。
3. 加盐调味即可。

名厨解析

↘羊肝富含蛋白质、脂肪、钙、磷、铁、维生素C、维生素A等营养成分，有养肝明目的功效，与枸杞子一起煲汤，可用于眼目昏花、视物不清者的日常食疗。

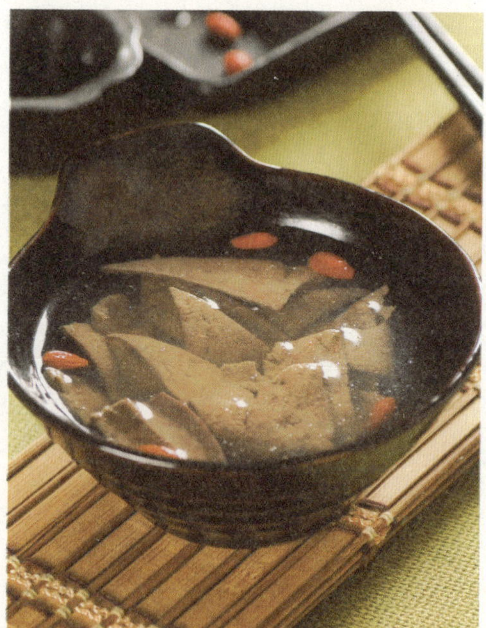

党参羊肉汤*

材 料

带皮羊排1500克，胡萝卜400克，党参、当归片、红枣、桂圆肉各适量。

调 料

料酒、盐、姜丝、葱段各适量。

做法

1. 羊排洗净后，斩成小块，入沸水中汆烫一下捞出冲净浮沫；胡萝卜洗净，切滚刀块备用；党参、当归片、红枣、桂圆肉分别洗净。
2. 将羊排放入沙锅中，加水至没过羊排，放入料酒、姜丝、葱段、党参、当归片、红枣、桂圆肉小火熬煮。
3. 煮沸后撇去浮沫，去掉葱段不要，继续小火炖半小时，放入胡萝卜、盐，再继续小火炖半小时即可。

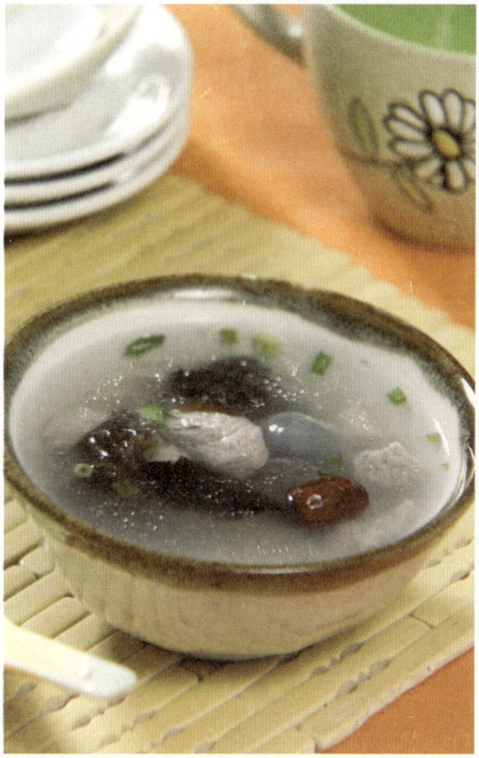

三丝汤*

材料

猪肉、生笋各25克，鸡肉、香菇丝各15克，熟火腿丝10克，高汤500毫升。

调料

料酒、盐、味精各适量。

做法

1. 将猪肉、鸡肉、生笋分别洗净，切成细丝，切得越细越好。两种肉丝同放碗中，加凉水搅散，浸出血水备用。
2. 炒锅洗净，置大火上，加入高汤，倒入肉丝，放入笋丝、香菇丝，烧至将沸，用漏勺把浮上来的各种丝捞起。汤内洒上凉水少许，待浮沫升至汤面，立即撇净，加入料酒、盐、味精略沸。
3. 把捞出的肉丝、笋丝、香菇丝，装入碗中，然后把汤浇在碗中，撒上火腿丝即可。

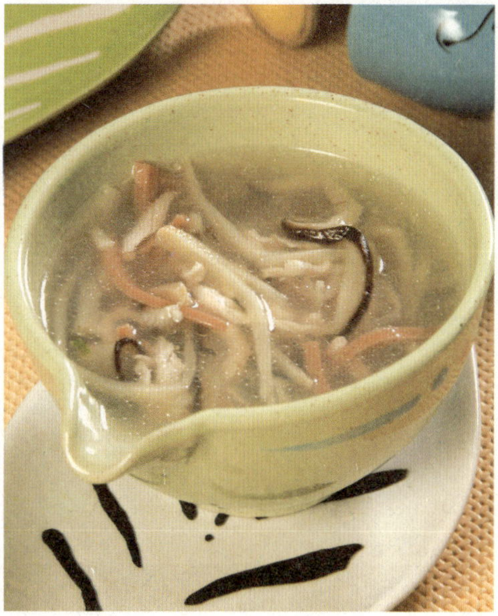

红枣木耳羊肉汤*

材料

羊肉300克，红枣10颗，黑木耳、桂圆肉各50克。

调料

姜片、盐各适量。

做法

1. 羊肉洗净，切小块，入沸水锅中汆透，捞出洗净。
2. 黑木耳用清水发好，洗净；红枣洗净，去核。
3. 沙锅内加清水烧沸，放入羊肉、黑木耳、桂圆肉、红枣、姜片，中火炖3小时至羊肉熟烂，加少许盐调味即可。

禽、蛋汤——食材虽小功效大

禽蛋类食物以滋补见长，用于煲汤，有温补脾胃、益气养血、益五脏、补虚损、强筋骨的功效。鸡、鸭、鹅肉煲汤时用小火慢熬为好，鸽肉、鹌鹑肉适合加高汤煲煮。禽蛋类因食材本身的鲜味较浓，煲汤时无需加入太多调料，以免影响食材本身的味道。

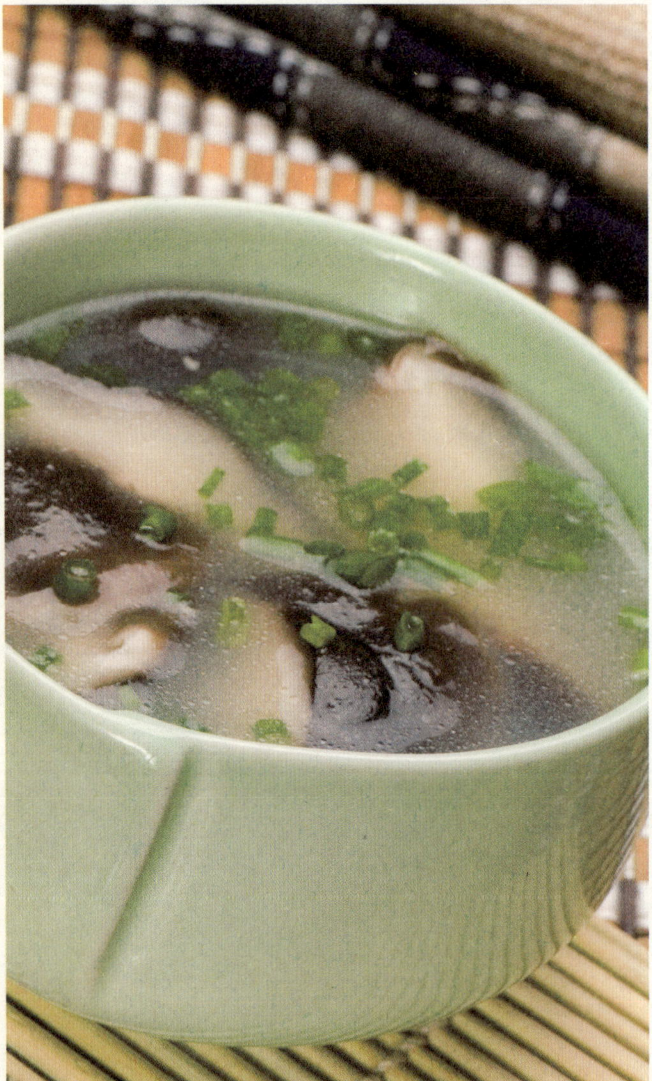

香菇鸡汤*

材料

香菇40克、带骨鸡肉300克。

调料

料酒、葱花、姜片、盐各适量。

做法

1. 香菇用清水泡发，洗净，去蒂，切成块；鸡肉洗净，剁成块，与葱花、姜片一起放入沙锅中，加适量水大火煮沸，转小火煮2小时，取汤，分成几份，放入碗中备用。
2. 将香菇分成几份，分别放入盛有鸡汤的碗中，加入料酒和盐，用玻璃纸封口，入笼蒸1小时即可。

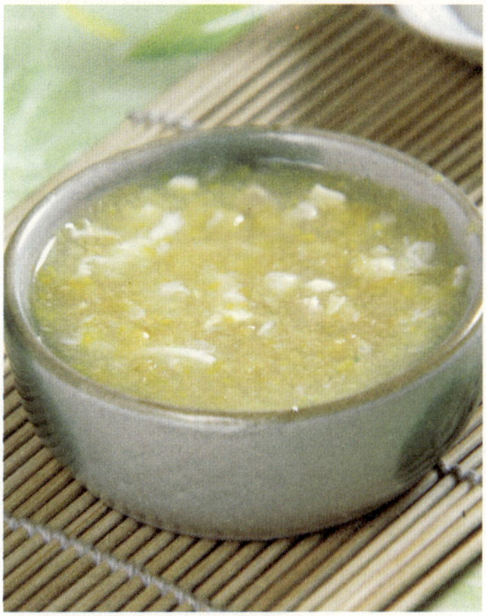

鸡蓉玉米羹*

材料

玉米罐头1/2听、鸡蛋2个。

调料

水淀粉、白糖各适量。

做法

1. 玉米罐头打开，捞出玉米粒；鸡蛋磕入碗中，搅打均匀。
2. 锅中倒入适量水，放入玉米粒煮熟，加入白糖煮沸，用水淀粉勾芡，随即淋入打散的鸡蛋液，再次煮沸即可。

名厨解析

玉米中的纤维素含量很高，为精米面的6～8倍，它能刺激胃肠蠕动、加速粪便排泄，常吃新鲜玉米能防治便秘和痔疮，还能减少胃肠病的发生。玉米还有开胃及降血脂的功效，适宜夏季食用。

双耳鸡翅煲*

材料

鸡翅250克，黑木耳、银耳、金针菇各50克，红枣5颗，蛋清适量。

调料

盐、料酒、淀粉、植物油、葱姜丝、高汤、胡椒粉各适量。

做法

1. 鸡翅洗净，用盐、料酒、蛋清、淀粉抓匀；银耳、黑木耳用温水泡发，去蒂，撕成小朵；金针菇洗净。
2. 炒锅加油烧热，爆炒葱姜丝后倒入鸡翅翻炒，至鸡翅变色。
3. 倒入高汤，加红枣、黑木耳、银耳和金针菇煮沸，转小火炖至鸡翅熟透，加盐和胡椒粉调味即可。

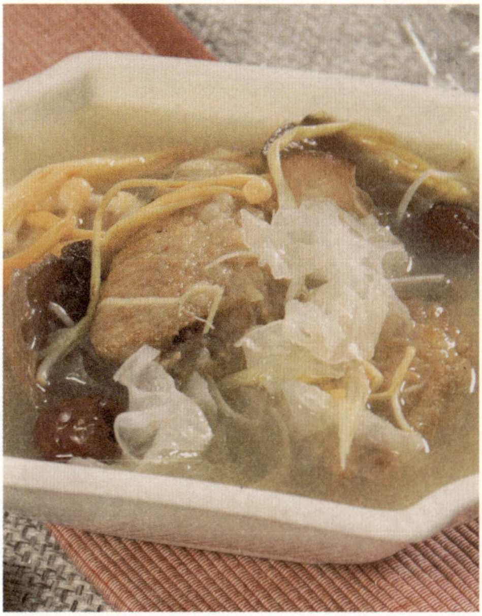

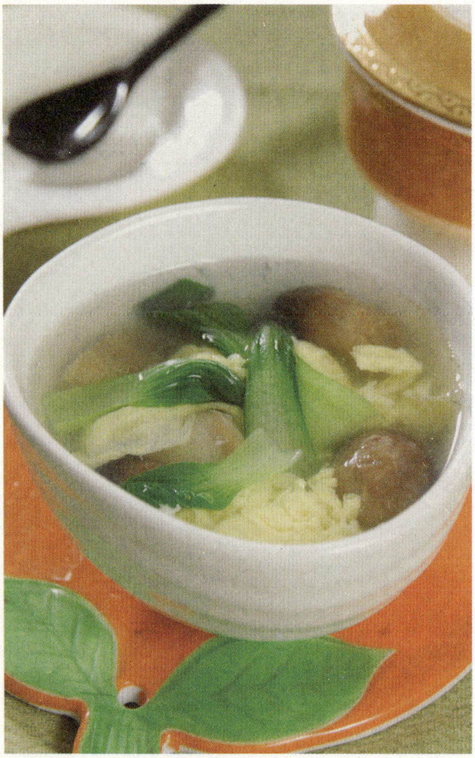

山药胡萝卜鸡汤*

材 料

鸡翅、山药各300克，胡萝卜80克。

调 料

葱花、盐、料酒各适量。

做法

1. 将鸡翅刮洗干净，剁成3厘米长的段，放入沸水锅中煮透，捞出用清水冲去血沫备用。
2. 将山药、胡萝卜分别去皮，洗净，切块备用。
3. 沙锅中加水大火烧沸，下入鸡翅、山药、胡萝卜烧沸后，加料酒，再转小火煮1小时，下入盐调味，撒少许葱花点缀即可。

草菇鸡蛋汤*

材 料

鲜草菇150克、鸡蛋2个、油菜叶30克、清汤600毫升。

调 料

盐适量。

做法

1. 将草菇的根蒂择去，用水洗净，放入沸水锅中焯一下捞出。
2. 将鸡蛋磕入碗中，搅匀；油菜叶洗净备用。
3. 锅中倒入清汤，放入草菇烧沸，放入油菜叶，再次煮沸时，将鸡蛋液均匀地淋入锅中，稍煮，加盐调味即可。

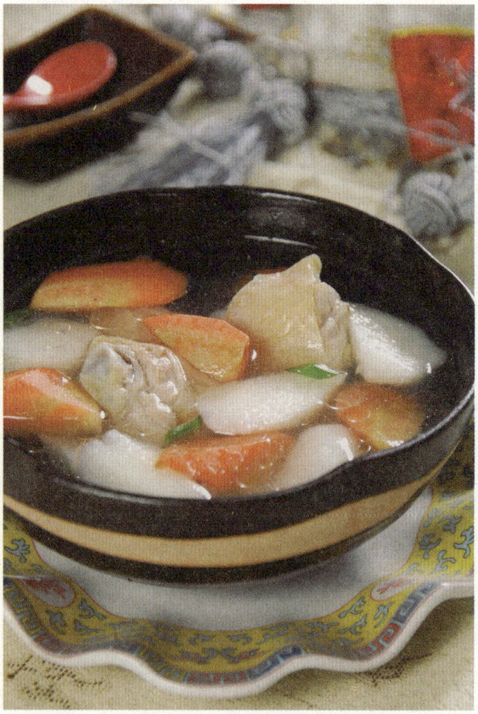

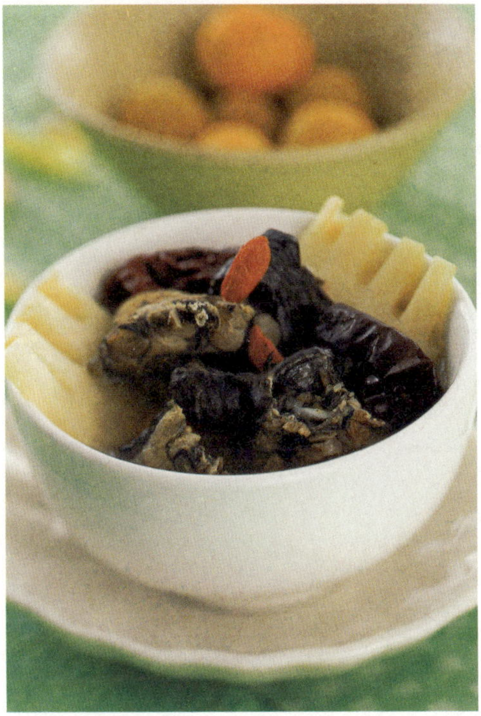

银杞鸡肝汤*

材料

银耳、枸杞子各20克，鸡肝200克。

调料

高汤、姜片、料酒、水淀粉、生抽、盐、鸡精、白胡椒粉、香油各适量。

做法

1. 鸡肝洗净，去筋后切成小块，加料酒、水淀粉、生抽抓匀腌渍；银耳洗净，去蒂用清水泡软，撕成小片；枸杞子洗净，用温水泡软备用。
2. 沙锅内倒入高汤，放入银耳、枸杞子、姜片，大火烧沸后改小火焖煮10分钟，下入鸡肝，用筷子快速打散至断生后，加入盐、鸡精和白胡椒粉调味，淋上香油即可。

乌鸡玉兰补汤*

材料

乌鸡1只，玉兰片200克，枸杞子10克，红枣、桂圆肉各15克。

调料

姜片、料酒、盐、胡椒粉、清汤各适量。

做法

1. 将乌鸡处理干净，斩成大块，入沸水锅中汆烫，去血水，过凉。
2. 玉兰片洗净，切成大片；枸杞子、红枣洗净用温水泡软备用。
3. 锅内倒清汤，放入乌鸡、桂圆肉、玉兰片、枸杞子、红枣、姜片、料酒，大火烧沸后改小火煲2小时，再加入适量盐、胡椒粉调味即可。

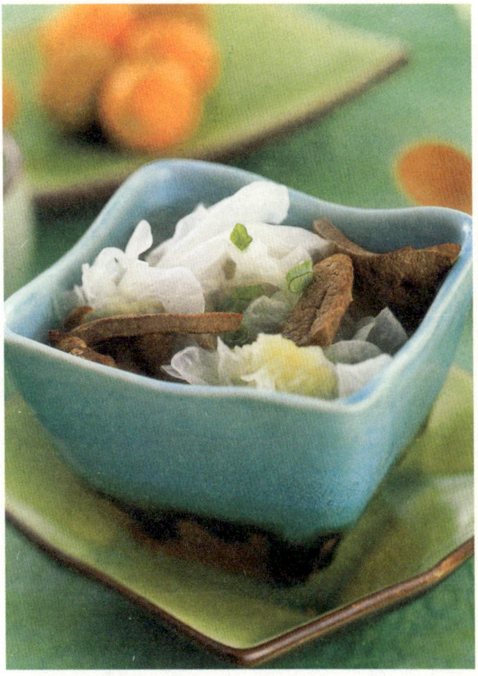

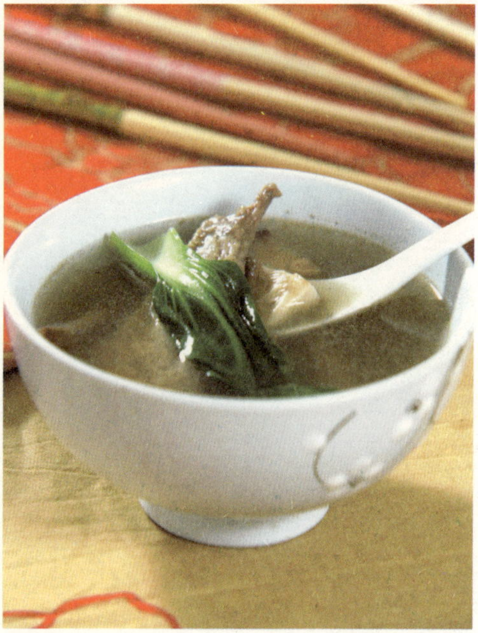

香菇鸡翅汤

材料

鸡翅尖300克、水发香菇100克、冬笋50克、油菜少许。

调料

料酒、葱段、姜片、盐、味精、植物油各适量。

做法

1. 鸡翅尖洗净，每个翅尖上面划两刀备用；水发香菇洗净，去蒂；冬笋洗净，切片；油菜洗净备用。
2. 锅中加水烧沸，加入料酒，下入翅尖汆水，去血沫，盛出。
3. 锅内加适量油烧热，爆香葱段、姜片，下香菇、冬笋片略炒，加入翅尖炒出香味后加水烧沸，转小火煮至翅尖熟，放入油菜、盐、味精，搅匀即可。

香菇西芹鸡丝汤

材料

香菇50克、鸡脯肉200克、西芹100克。

调料

盐、料酒、淀粉、鸡精、高汤各适量。

做法

1. 鸡脯肉洗净，用盐、料酒、淀粉和鸡精拌匀后蒸熟，撕成细丝；西芹洗净，茎干部分汆水，斜刀切成丝，西芹叶择取少许嫩尖备用；香菇泡发，去蒂后切成丝。
2. 汤锅加高汤，倒入香菇煮沸，然后放入鸡丝，和西芹丝同煮10分钟左右。
3. 开锅后调入适量盐和鸡精，再撒上西芹叶即可。

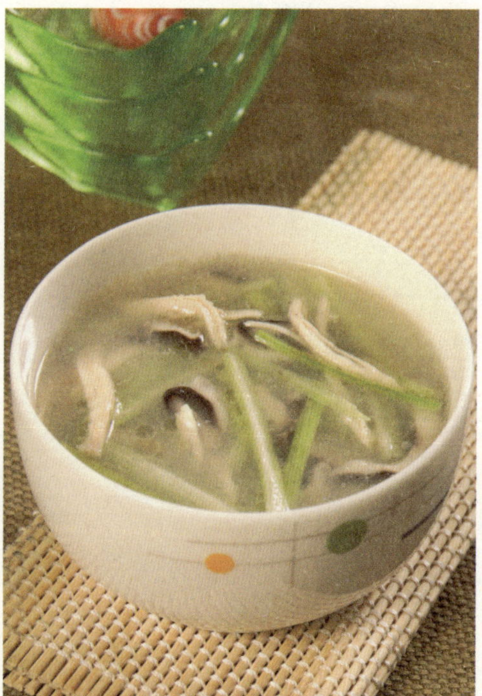

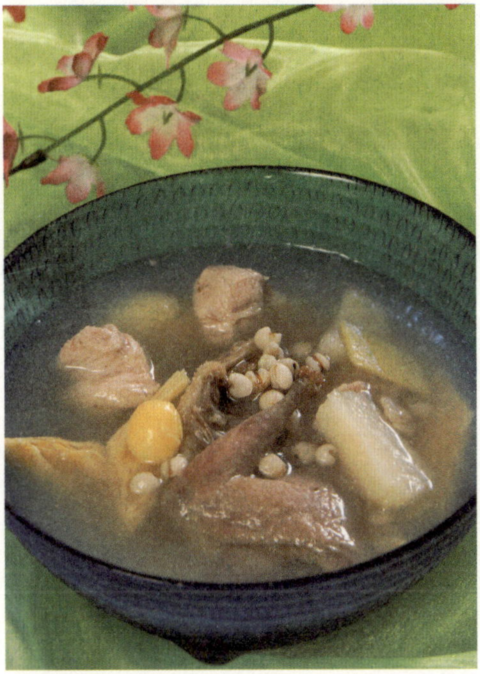

银杏鹌鹑汤*

材 料

银杏100克，鹌鹑2只，瘦肉200克，荸荠150克，薏米、腐竹各50克，陈皮1块。

调 料

姜片、料酒、盐、味精、清汤各适量。

做法

1. 将银杏洗净，用温水泡6小时，剥皮；鹌鹑、瘦肉洗净，剁成块，入沸水中氽烫后捞出，过凉。
2. 腐竹用温水泡软，切段；薏米用温水泡软；荸荠洗净去皮均切两半；陈皮洗净备用。
3. 锅内倒入清汤，放入全部材料、姜片、料酒，大火烧沸，小火慢炖2小时，加盐、味精调味即可。

枸杞乳鸽汤*

材 料

乳鸽3只、枸杞子25克。

调 料

盐、味精、料酒、胡椒粉、香油、葱段、姜片各适量。

做法

1. 乳鸽去净毛及内脏，洗净后每只剁成4~6块；枸杞子放入碗中加温水泡30分钟，待枸杞子软后沥干水分。
2. 锅中放入沸水，将乳鸽块放入沸水中氽去血沫，将乳鸽块、枸杞子、料酒、葱段、姜片一起放入大碗内加入适量水，上笼蒸2小时，将胡椒粉、盐、味精加入汤中，淋上香油即可。

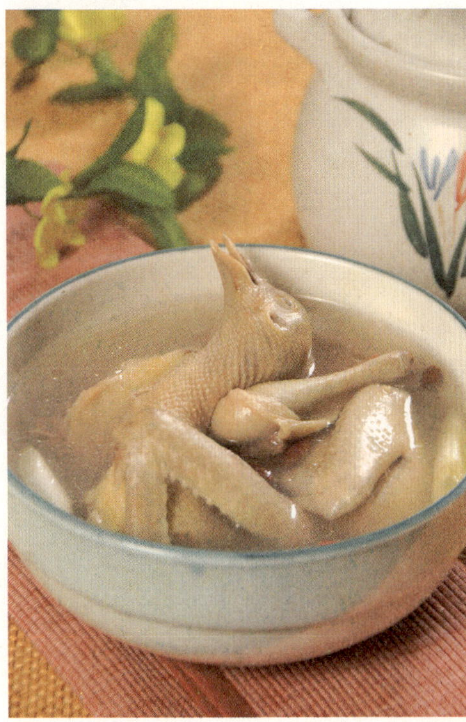

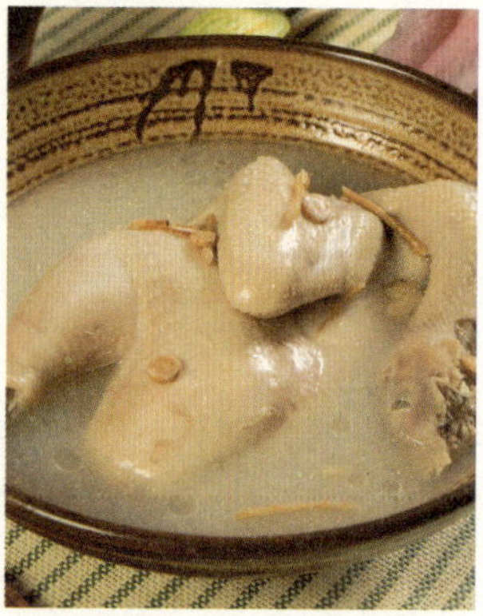

芪归炖鸡汤

材 料

小母鸡1只、黄芪50克、当归10克。

调 料

盐、胡椒粉各适量。

做法

1. 小母鸡宰杀，去毛及内脏，剁去鸡爪及嘴壳，用清水洗净。
2. 黄芪去粗皮、洗净，当归洗净备用。
3. 沙锅中放入400毫升清水，放入全鸡，烧沸后撇去浮沫，加黄芪、当归、胡椒粉，小火炖2小时，加盐炖2分钟即可。

名厨解析

黄芪可补益脾胃、固表升阳，当归可补血调血、润燥滑肠，二者与鸡肉一起煲汤，有很好的滋补功效。

双冬鸡腿汤

材 料

鲜鸡腿200克、冬瓜100克、香菇（冬菇）50克。

调 料

植物油、香葱丝、高汤、花椒水、姜片、葱段、盐、鸡精各适量。

做法

1. 鸡腿洗净，剁块后汆水；冬瓜洗净，去皮及子后切成块；香菇用温水泡发后去蒂，切成两半。
2. 炒锅加油，爆炒香葱丝后倒入鸡腿翻炒至鸡腿变色，添加高汤，倒入花椒水、葱段、姜片和香菇，炖煮20分钟，倒入冬瓜后继续煮10分钟。
3. 开锅撇去浮沫，调入盐和鸡精，撒上香葱丝即可。

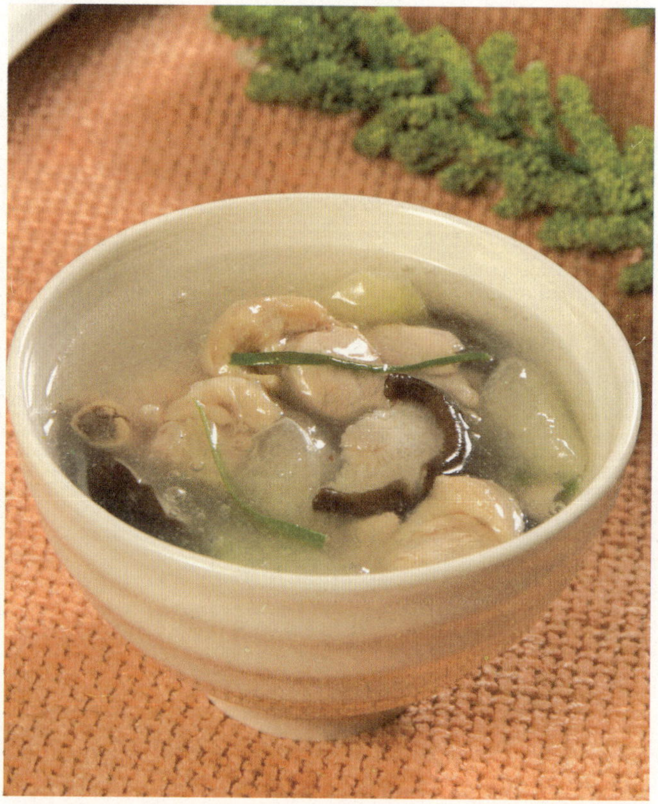

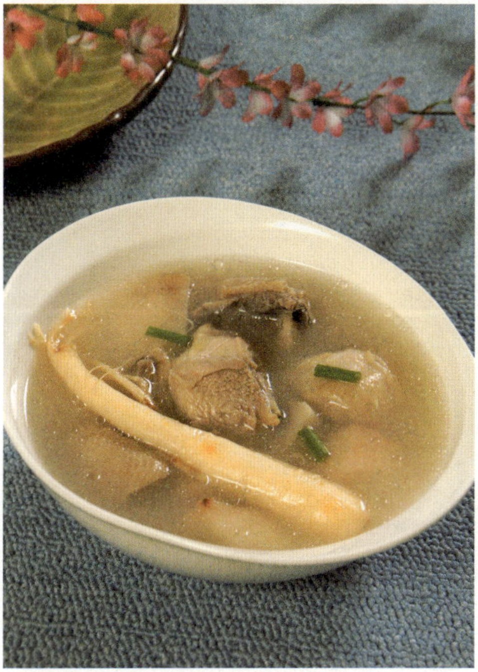

姜母老鸭汤*

材 料

老鸭1只，老姜母200克，黄芪、枸杞子各15克。

调 料

葱段、桂皮、料酒、盐、鸡精、植物油、清汤各适量。

做法

1. 将老鸭收拾干净，斩成块状，沥干水分；老姜母刷洗干净，用刀背拍松；黄芪、枸杞子洗净备用。
2. 炒锅内放入植物油烧热，放入鸭块翻炒至变色后盛出，将油沥干净。
3. 锅内倒入清汤，放入黄芪、枸杞子、鸭肉、老姜母、葱段、桂皮、料酒，大火烧沸后改小火慢煲2小时左右，再加入盐和鸡精即可。

人参鸡块汤*

材 料

人参3克、嫩母鸡1只、芋头300克。

调 料

葱段、姜块、料酒、盐、味精、植物油、清汤各适量。

做法

1. 将鸡肉洗净，摘去杂毛，开膛去内脏，剁去趾尖，斩成大块汆水过凉；芋头洗净去皮，切块；人参洗净；姜块用刀拍松备用。
2. 锅内放植物油，烧至六成热，放葱段、姜块煸香，烹入料酒，倒入清汤，放鸡块、人参，大火烧沸，小火慢炖1.5小时，加芋头、盐，继续炖半小时，加味精调味即可。

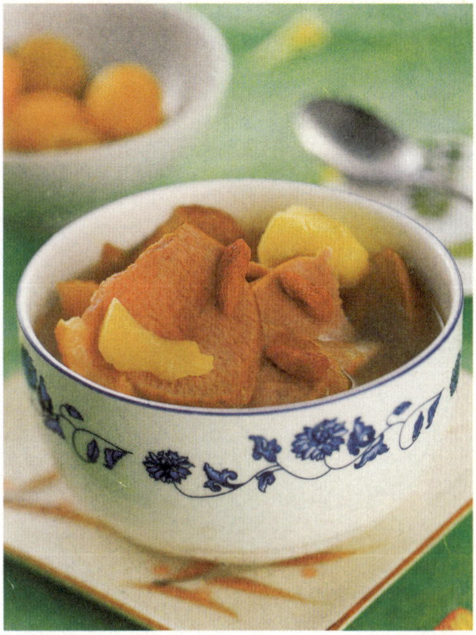

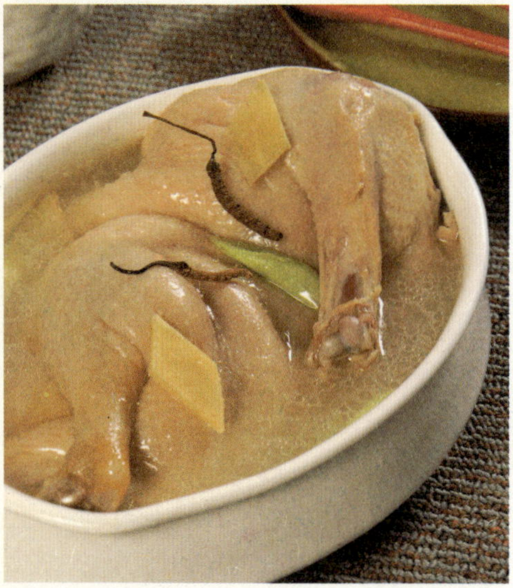

虫草全鸭汤

材料

嫩冬虫夏草10克、公鸭1只。

调料

清汤、料酒、胡椒粉、盐、味精、葱白段、姜片各适量。

做法

1. 将鸭煺毛，去内脏，洗净，放入沸水中煮片刻，捞出，用清水洗净；冬虫夏草用温水洗净泥沙。
2. 将鸭头顺颈劈开，取部分冬虫夏草填入鸭头内，再用棉线缠紧，余下的冬虫夏草和姜片、葱白段一起装入鸭腹内，然后放入汤碗中，加入清汤，用盐、胡椒粉、料酒调味，用湿绵纸封严口，上笼蒸2小时。
3. 将盛全鸭的汤碗出笼后，揭去绵纸，捞出姜片、葱白段不要，加少许味精调味即可。

青萝卜老鸭汤

材料

老公鸭半只、青萝卜500克。

调料

姜块、料酒、盐、鸡精、清汤各适量。

做法

1. 老鸭洗净，摘去杂毛，斩成大块，放入沸水中氽片刻，捞出，洗去血沫，沥水备用。
2. 青萝卜洗净，去根须，切成滚刀块；姜块洗净，用刀拍松备用。
3. 沙锅内放入清汤，放入鸭块、姜块、料酒，大火烧沸后改小火煮1小时，放入萝卜块，继续煮30分钟，放入盐和鸡精即可。

名厨解析

老鸭性平、微寒凉，味甘咸，以雄性为上品，有滋阴补虚、利尿消肿的作用。青萝卜性微凉、味甘辛，有健胃消食、止咳化痰、顺气利尿、清热解毒之功效。秋季常吃能清肺热，润喉咙。

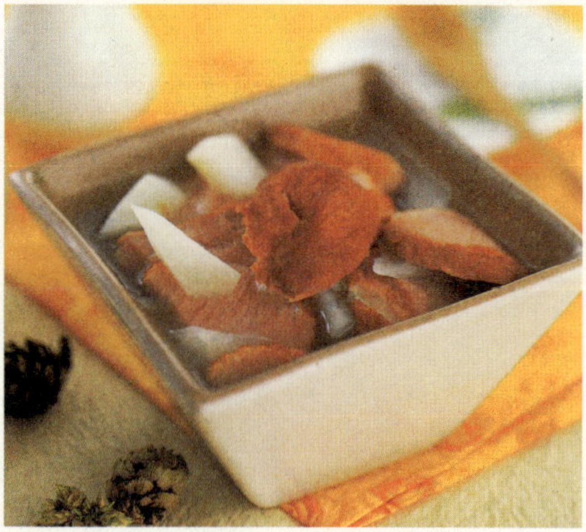

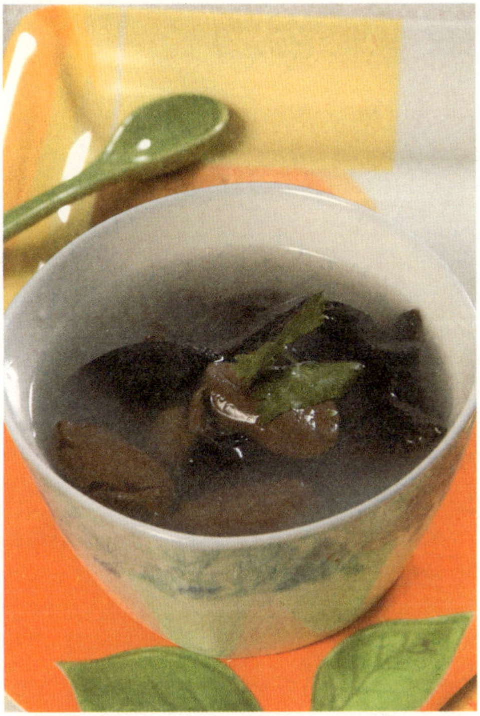

紫菜鸡蛋汤*

材 料

紫菜、青菜各适量，鸡蛋2个。

调 料

盐、香油、高汤各适量。

做法

1. 紫菜用凉水泡开，洗去细沙粒，沥水；青菜洗净，切成丝；鸡蛋磕入碗中，搅打成蛋液。
2. 汤锅中倒入高汤、紫菜，加盖，用大火煮5分钟，再加鸡蛋液、盐，煮至蛋花漂起，最后放入青菜丝烫熟，淋入香油即可。

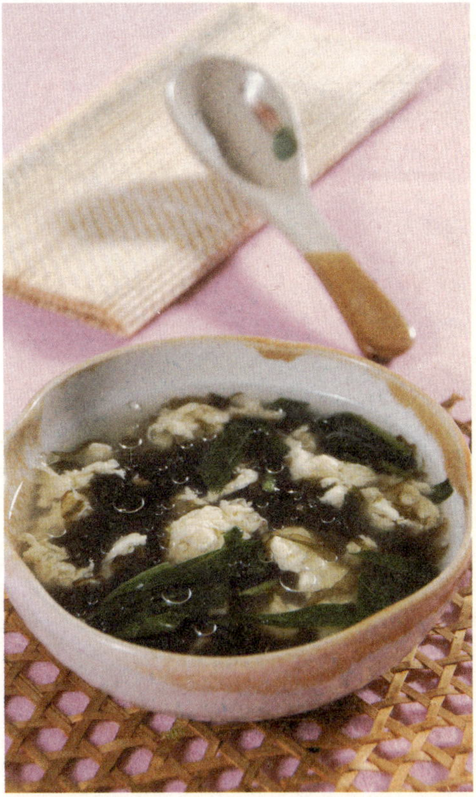

鸭血木耳汤*

材 料

鸭血200克、黑木耳25克。

调 料

姜末、香菜、盐、胡椒粉、香油、水淀粉、味精各适量。

做法

1. 将鸭血清洗干净，切成3厘米见方的块；木耳用温水发好，洗净，用手撕成小片；香菜择洗干净，切小段，备用。
2. 锅置火上，放入适量清水，加盐烧沸，放入鸭血、木耳、姜末，烧沸后转中火煮10分钟，加香油搅匀，用水淀粉勾芡，撒上胡椒粉、香菜段、味精，搅匀即可。

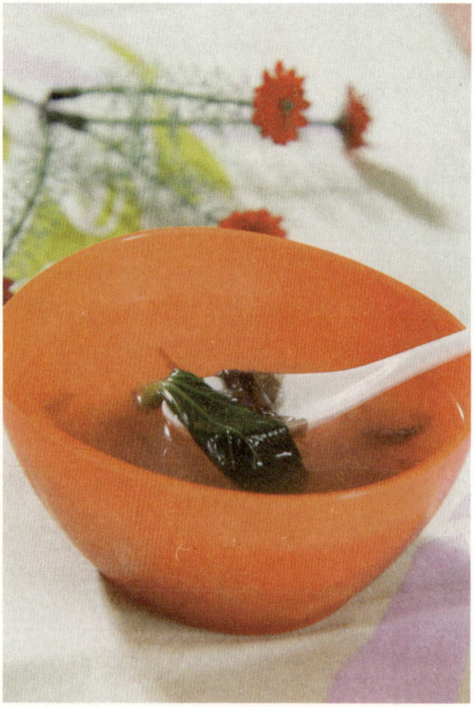

酸菜鸭肉汤*

材 料

鸭脯肉200克、酸菜150克。

调 料

盐、味精、料酒、姜丝、葱丝各适量。

做法

1. 将鸭脯肉洗净，切片，用沸水氽一下；酸菜切丝备用。
2. 锅置火上，放入适量清水，放入鸭肉、料酒、姜丝煮沸，再放入酸菜，转小火炖约30分钟，放入盐、味精，撒上葱丝，出锅即可。

名厨解析

↘鸭肉滋补，但多肥腻，与酸菜搭配，不仅营养，且爽口美味。

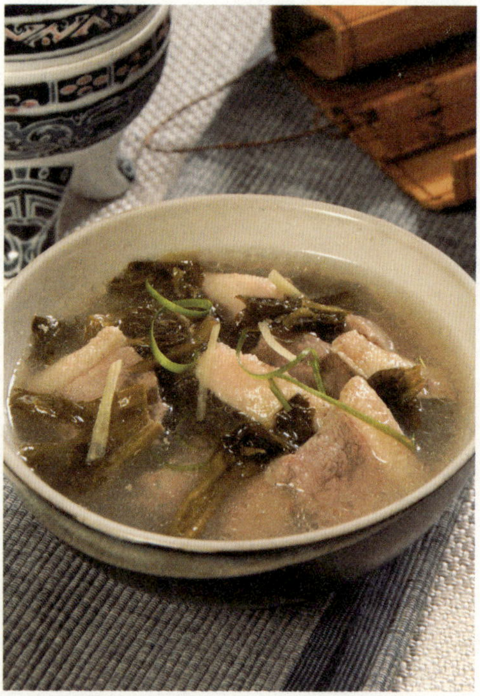

紫菜鸡丝汤*

材 料

鸡脯肉100克，紫菜、油菜心各少许。

调 料

姜丝、盐、料酒、香油、味精各适量。

做法

1. 鸡脯肉洗净，切丝；油菜心洗净，掰开；紫菜撕成丝。
2. 锅中倒入适量清水烧沸，放入鸡丝、姜丝、料酒、盐，煮沸后关火，放入紫菜、油菜心，加香油、味精调味即可。

名厨解析

↘此汤中三种食材都不宜久煮，鸡丝只要开锅变白即可，否则鸡肉会煮老，影响口感。

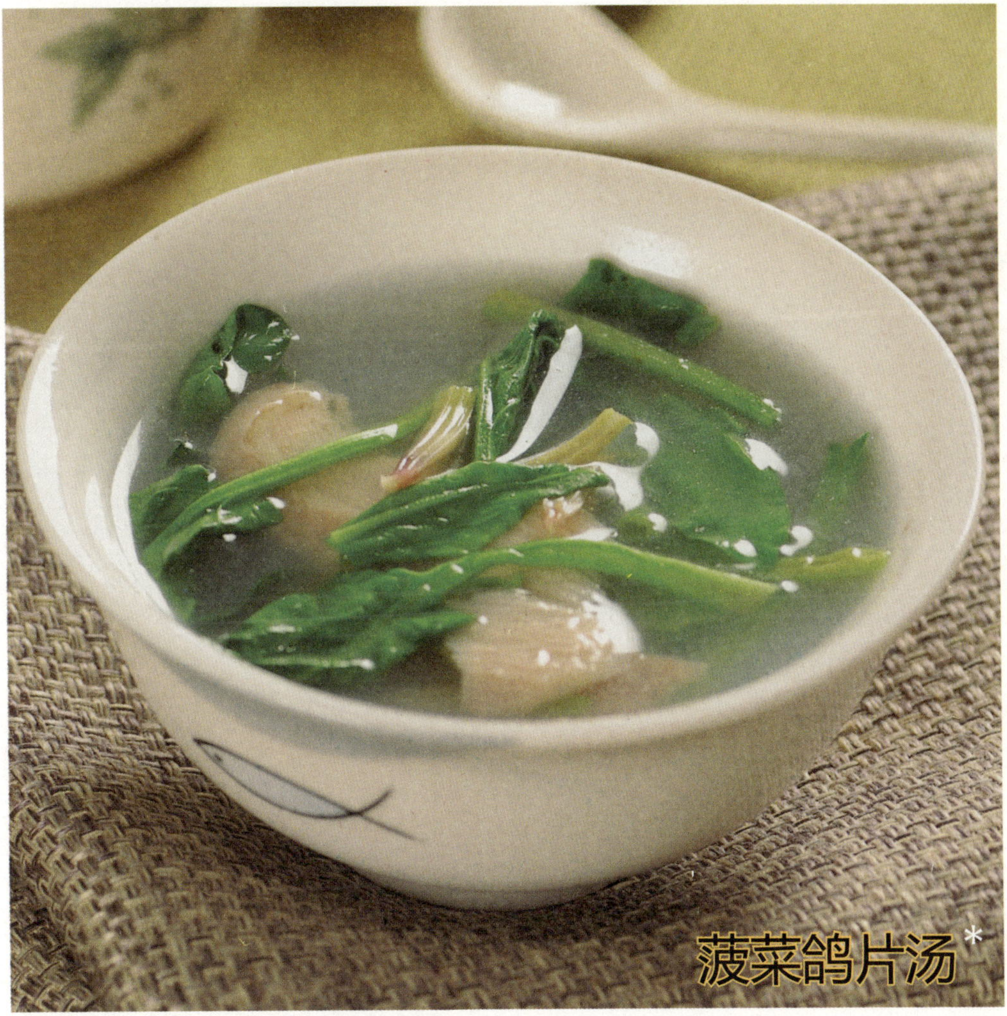

材料

菠菜100克、鸽肉150克、鸡蛋1个（取蛋清）。

调料

盐、味精、淀粉、水淀粉各适量。

做法

1. 将菠菜择洗干净，切长段；鸽肉洗净，切成片，放入碗中，打入鸡蛋清，放盐、淀粉搅匀上浆备用。

2. 锅置火上，放入适量清水烧沸，下入鸽片，待其变白，放入菠菜、盐、味精搅匀，用水淀粉勾芡即可。

名厨解析

鸽肉易于消化，具有滋补益气、祛风解毒的功效，对病后体弱、血虚闭经、头晕神疲、记忆力衰退等症有很好的补益治疗的作用，是理想的营养食品。

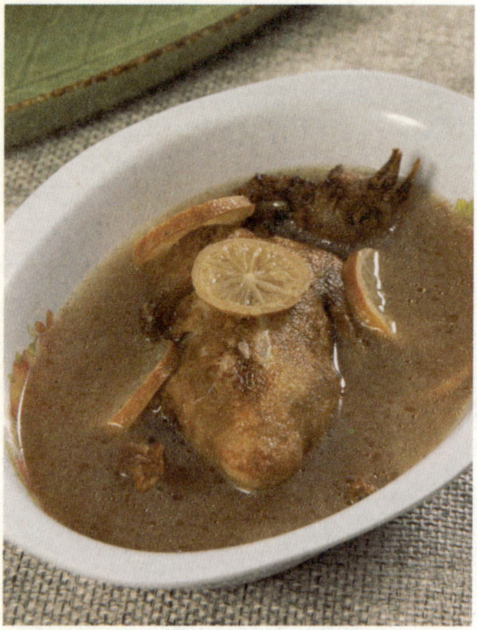

米酒银耳乳鸽汤

材 料

银耳5克，乳鸽1只，枸杞子、糯米酒各适量。

调 料

姜、清汤、盐各适量。

做法

1. 银耳用清水泡发，洗净撕成小朵；乳鸽宰杀洗净；姜洗净切片。
2. 锅置火上，倒入清汤，放入乳鸽、枸杞子、姜片、银耳，煮沸后改用小火炖40分钟。
3. 加糯米酒、盐煮沸即可。

名厨解析

鸽肉有补肾、益气、养血的功效，银耳可滋阴润肺、养胃生津、益气、补脑、强心，与鸽肉一起煲汤，有很好的滋补功效。可用于体虚、病后体弱者调养。

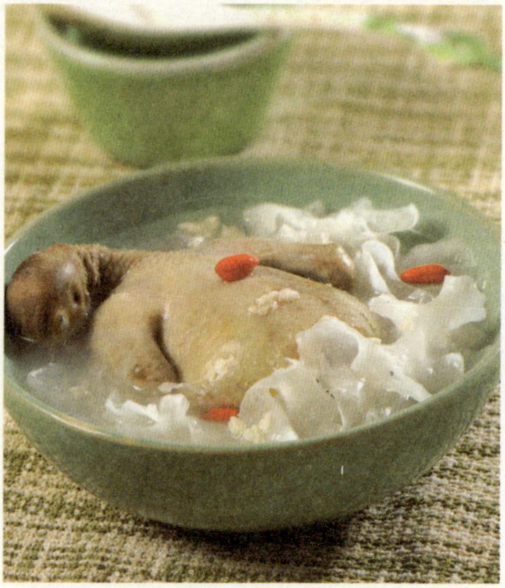

柠檬乳鸽汤

材 料

乳鸽1只、鲜柠檬半个。

调 料

植物油、料酒、酱油、白糖、鱼汤、鸡精各适量。

做法

1. 乳鸽在温热水中浸泡3分钟，然后煺毛、去内脏并清洗干净；柠檬洗净去核，切片。
2. 用料酒和酱油混合成汁，涂抹在乳鸽的腹腔及表层，腌10分钟。
3. 锅中倒入植物油烧至五成热，将腌好的乳鸽放入锅中炸3分钟捞起。
4. 锅中倒适量清水，放入乳鸽、柠檬片、料酒、酱油、白糖、鱼汤，用大火烧沸后改小火炖30分钟，加鸡精调味即可。

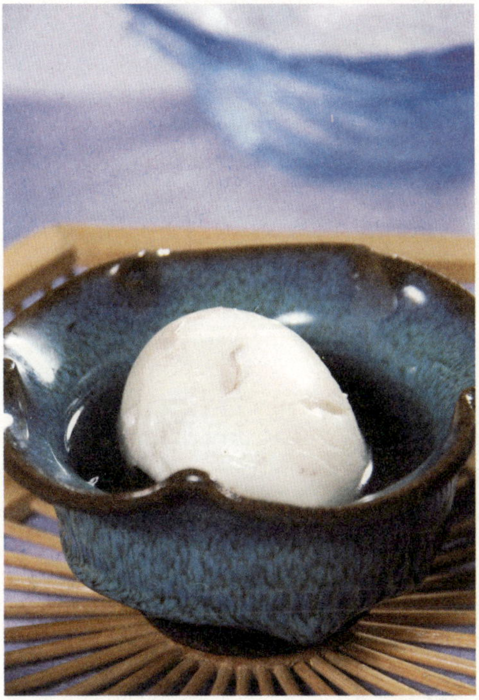

银耳鸽蛋汤*

材 料

银耳200克、鸽蛋8个。

调 料

冰糖适量。

做 法

1. 将银耳用清水泡开，择去老根，除去杂质，反复揉洗后沥干；鸽蛋洗净，煮熟，剥壳，逐个切成两半备用。
2. 沙锅内倒入适量清水，放入银耳小火慢煲3小时，加冰糖继续煨煮20分钟，放入鸽蛋再煮3分钟即可。

名厨解析

↘银耳既是名贵的营养滋补佳品，又是扶正强壮的补药，有补脾开胃、益气清肠、滋阴养肺的功效，还能增强人体免疫力。

首乌鸡蛋汤*

材 料

何首乌80克、鸡蛋150克。

调 料

白糖适量。

做 法

1. 何首乌洗净。
2. 鸡蛋煮熟去壳放入沙锅内。
3. 沙锅内再加适量水，放入何首乌，大火煮沸，改小火煲1小时，捞出何首乌，加白糖拌匀即可。

名厨解析

↘何首乌与鸡蛋煮汤，补益效果很好，可用于精血亏虚、头晕眼花、须发早白、腰膝酸软者的辅助食疗。

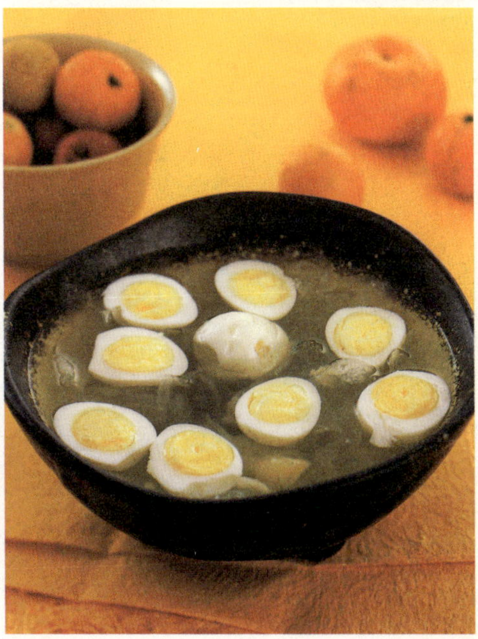

水产汤——壮骨强身精力旺

水产品煲汤不仅鲜香味美，而且营养丰富。水产品煲汤几个关键的环节是入汤材料的选购、清洗与去腥。最好选用鲜活的原料，以保证汤品的鲜味；清洗时不宜加盐，注意去除肠、鳃、胃、泥沙等杂质，以免影响汤品的口感和色泽；烹制海鲜时加醋，不仅能够去腥，还能提鲜。

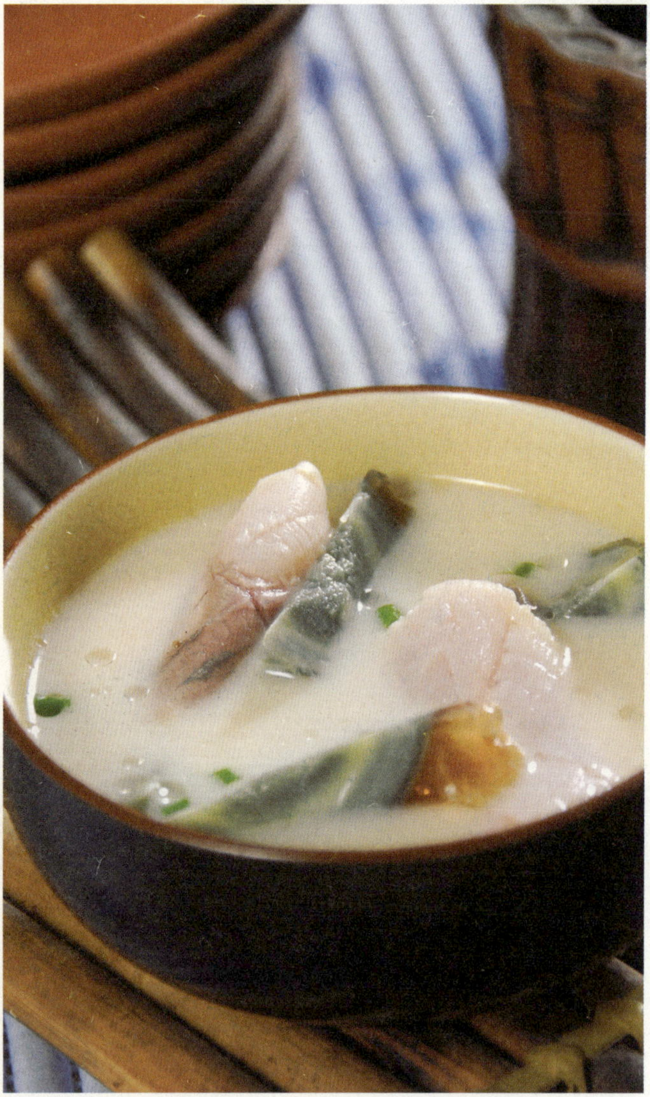

皮蛋鱼片汤*

材料

黑鱼肉100克、皮蛋1个。

调料

植物油、盐、姜丝、料酒、葱花各适量。

做法

1. 黑鱼肉洗净，片成片；皮蛋去壳，上锅蒸5分钟，取出放凉，切块。
2. 锅中倒油烧至五成热，放入黑鱼片，两面煎黄，盛出沥油。
3. 锅中加入适量清水烧沸，下入皮蛋块、姜丝，中火煮约8分钟，再放入鱼片、料酒稍煮，加入盐调味，撒上葱花即可。

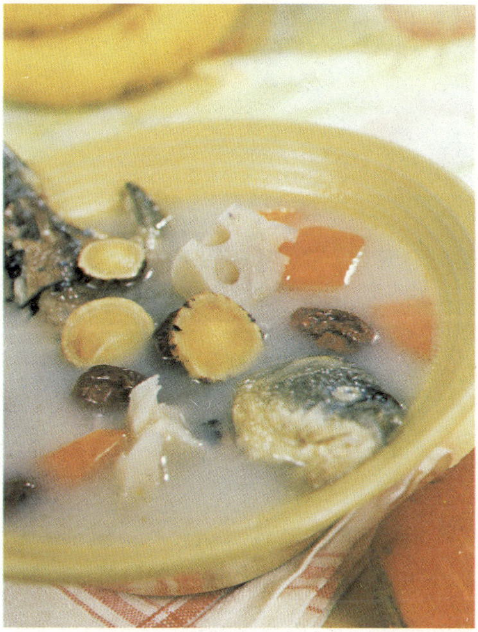

黄芪鲫鱼汤*

材 料

鲫鱼2条、黄芪10克、莲藕200克、胡萝卜半根、红枣6颗。

调 料

姜片、料酒、盐、味精、清汤、植物油各适量。

做法

1. 将鲫鱼刮鳞、去鳃，开膛去除内脏，洗去血水，沥干；黄芪、红枣洗净；莲藕、胡萝卜洗净去皮，切块备用。
2. 锅内倒油烧至六成热，放鲫鱼煎至两面黄，再放姜片煸香，烹入料酒，倒适量清汤，放黄芪、红枣、莲藕，大火烧沸，小火慢煲1小时。
3. 将胡萝卜放入锅中，继续用小火煲30分钟，加盐、味精调味即可。

酸菜鱼头汤*

材 料

清汤1500毫升，鳙鱼头1个，粉皮300克，芹菜、猪肉片各50克，水发香菇40克，青蒜叶25克。

调 料

酸菜鱼头料（包括菜料和粉料）、料酒、葱段、姜片、味精、香油、植物油各适量。

做法

1. 鱼头洗净，在两侧有肉的部位各划一刀；粉皮洗净，切成三角块；青蒜叶洗净切段；香菇洗净，切块。
2. 鱼头放在热植物油锅中稍煎一下捞出，将酸菜鱼头料的菜料倒入油锅炒香后盛出，同葱段、姜片一起放入纱布袋中。
3. 肉片炒一下，加入料酒、清汤、香菇、纱布袋及酸菜鱼头料的粉料、鱼头，用中火烧15分钟后取出纱布袋，其余全部盛入锅里，并加入芹菜、粉皮、味精，烧沸后放入青蒜叶，淋香油即可。

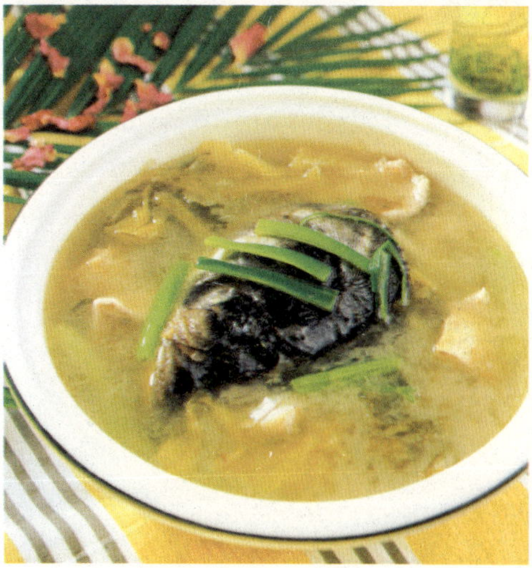

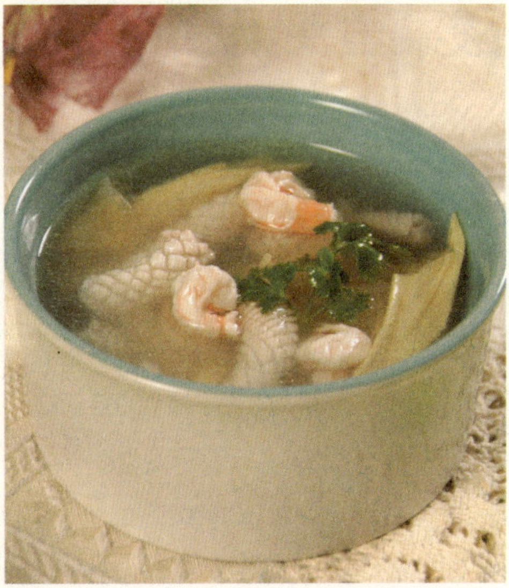

冬瓜鲫鱼汤*

材 料

鲫鱼1条、冬瓜100克。

调 料

葱丝、姜丝、盐、植物油各适量。

做法

1. 鲫鱼处理干净后沥干水分；冬瓜去皮洗净切片。
2. 锅置火上，倒入植物油烧至五成热，下入鲫鱼两面略煎，放入煲锅中。
3. 煲锅中倒入适量清水，放入姜丝，大火煮沸后改小火煲约半小时，加入冬瓜块煮至冬瓜熟烂，加盐调味，放入葱丝即可。

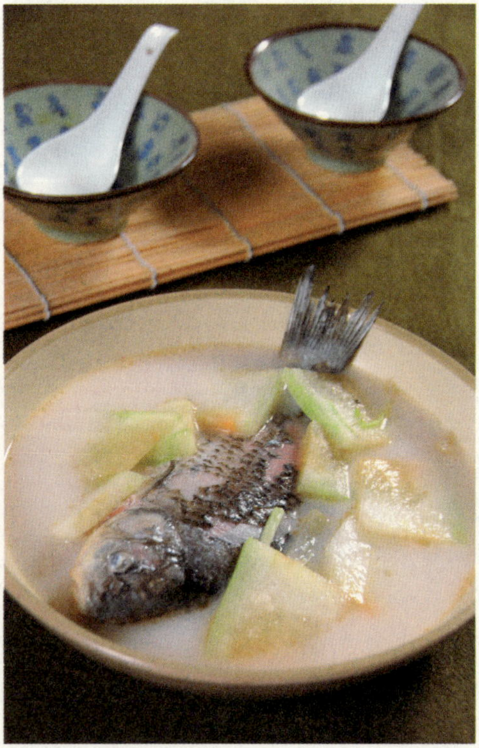

腐竹海鲜汤*

材 料

水发腐竹200克，大虾肉、鲜鱿鱼、水发海参、鲜贝各150克。

调 料

盐、味精、料酒、胡椒粉、香油、香菜叶、清汤各适量。

做法

1. 腐竹洗净后斜切成约5厘米长的段；大虾肉、水发海参均洗净斜切成片；鲜鱿鱼洗净切十字花刀，再切成长方块；鲜贝洗净。将上述各种海鲜材料一同入沸水中烫熟捞出，盛入大汤碗中，加少许盐、味精腌渍备用。
2. 炒锅置大火上，加入清汤、腐竹、盐、味精、料酒、胡椒粉和烫海鲜的原汁，烧沸后撇去浮沫，改用小火炖10分钟左右，起锅倒入盛海鲜的碗中，淋入香油，撒上香菜叶即可。

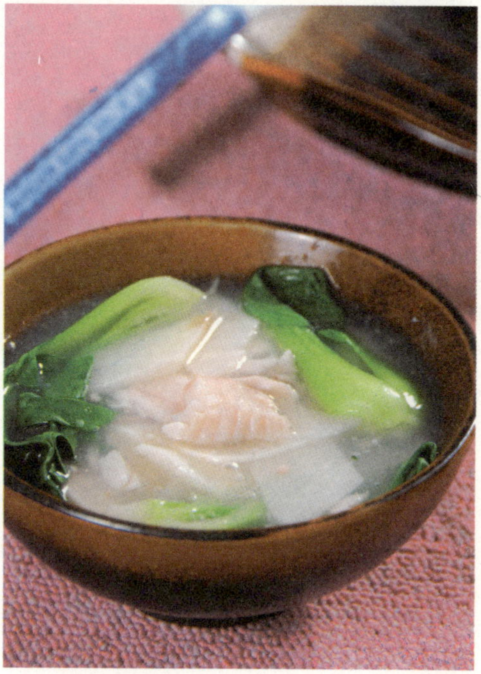

菊花鱼片汤*

材 料

菊花100克、草鱼1条（约800克）、水发香菇50克。

调 料

姜片、葱段、料酒、盐、清汤、味精、醋各适量。

做法

1. 将菊花逐瓣摘下，用清水浸泡洗净，沥干水分；草鱼处理干净，剔取鱼肉，切成3厘米见方的鱼片；水发香菇洗净切丝。
2. 锅置火上，倒入清汤，大火煮沸，加入姜片、葱段、鱼肉片、香菇丝、料酒，大火煮沸后改小火煮半小时。
3. 加盐、味精调味，淋少许醋，撒上菊花瓣即可。

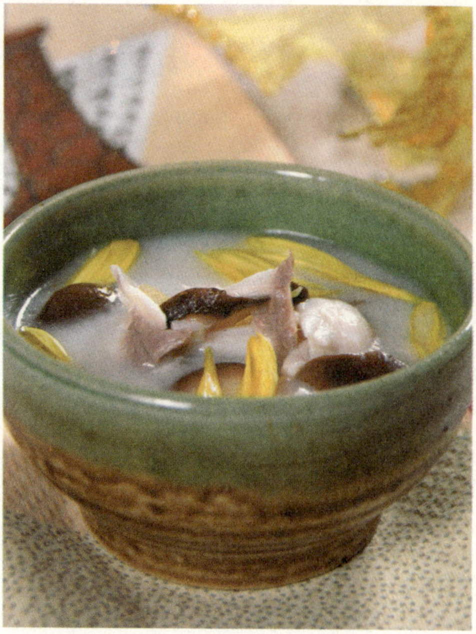

鲈鱼浓汤*

材 料

鲈鱼1条，山药、油菜各50克。

调 料

葱花、姜末、盐、胡椒粉、白糖、高汤、淀粉、水淀粉各适量。

做法

1. 山药去皮洗净，切片；油菜洗净，对半切开；鲈鱼处理干净后，去头去骨，鱼肉片成片，加入白糖、淀粉、姜末拌匀腌渍片刻。
2. 锅中倒入高汤，大火煮沸，放入鱼肉片、山药片、油菜，大火煮沸后改小火煮约半小时至汤浓。
3. 加盐、胡椒粉调味，用水淀粉勾薄芡，撒上葱花即可。

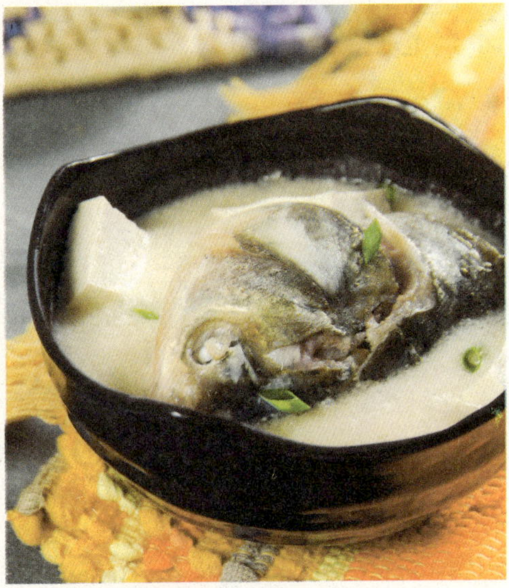

鱼头豆腐汤

材料

嫩豆腐300克、鲜鲢鱼头1个、水发冬笋100克。

调料

料酒、醋、姜片、葱段、盐、白糖、胡椒粉、植物油各适量。

做法

1. 鱼头洗净，从中间劈开，用餐巾纸吸去水分。
2. 嫩豆腐洗净切成厚片；冬笋洗净切成片备用。
3. 炒锅中放植物油大火烧热，将鱼头块入锅煎3分钟，表面略微焦黄后加入适量清水，大火煮沸，放醋、料酒再次煮沸后，放入豆腐片、冬笋片、姜片，盖上锅，小火焖炖20分钟。
4. 当汤烧至奶白色后调入盐和白糖，撒入胡椒粉和葱段即可。

五彩鱼丝汤

材料

黑鱼肉300克，冬笋、胡萝卜、黄瓜、豆腐皮、鲜香菇各30克。

调料

蛋清、水淀粉、盐、料酒、高汤、胡椒粉各适量。

做法

1. 鱼肉洗净，去骨切丝，用蛋清、水淀粉、盐和料酒抓匀腌渍；冬笋、胡萝卜和黄瓜洗净，去皮切细丝；豆腐皮和香菇洗净切丝。
2. 汤锅加高汤煮沸，放入胡椒粉、豆腐皮丝、香菇丝、冬笋丝、胡萝卜丝和黄瓜丝，煮至熟透。
3. 倒入鱼肉丝，边煮边用锅勺搅动，见鱼丝变白即停火，用水淀粉勾芡，出锅即可。

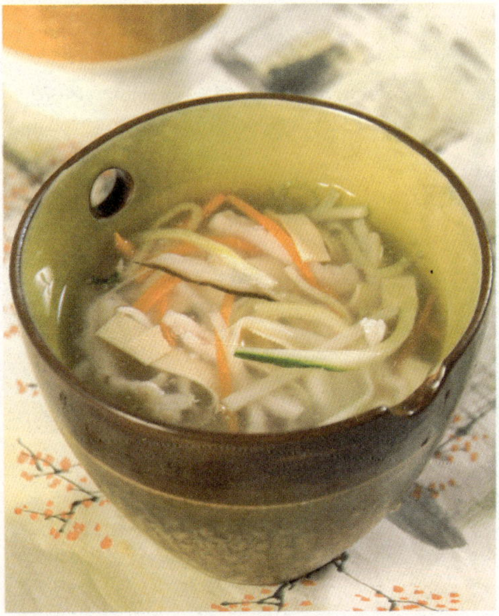

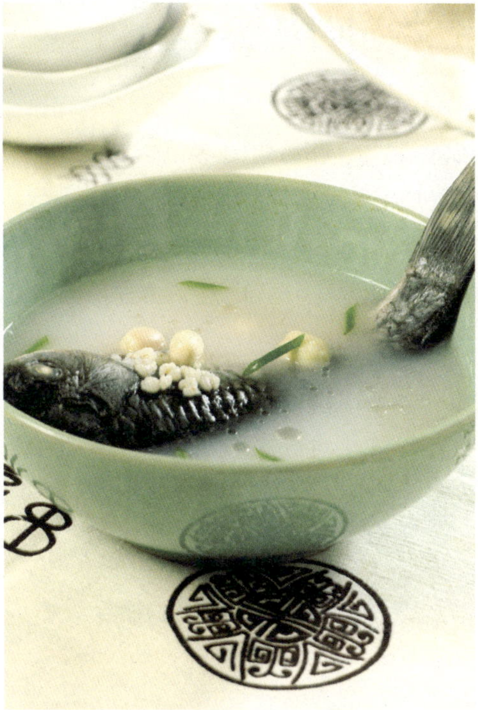

草鱼萝卜汤*

材 料

草鱼1条、白萝卜400克。

调 料

葱花、姜片、料酒、盐、鸡精、胡椒粉、植物油各适量。

做法

1. 将草鱼宰杀，洗净，打花刀；白萝卜去皮，洗净切片。
2. 锅置火上，倒入植物油烧热，将草鱼下锅稍煎，加入适量清水、料酒、姜片、萝卜片，用大火煮沸后改用小火煮至汤白鱼肉熟。
3. 加盐、鸡精、胡椒粉调味，撒上葱花即可。

薏米莲子鲫鱼汤*

材 料

鲫鱼1条、薏米50克、莲子10克。

调 料

植物油、葱段、姜丝、盐、料酒、胡椒粉各适量。

做法

1. 鲫鱼宰杀洗净；莲子去心洗净；薏米洗净用水泡3小时。
2. 锅置火上，倒植物油烧热，放入鲫鱼稍煎，出锅备用。
3. 煲锅置火上，倒入适量清水煮沸，放鲫鱼、薏米、莲子、葱段、姜丝、料酒，大火煮沸后改用小火煲50分钟。
4. 加盐、胡椒粉调味即可。

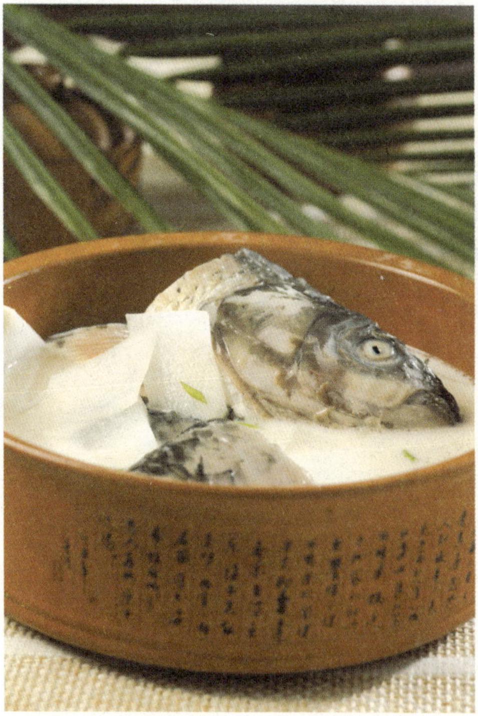

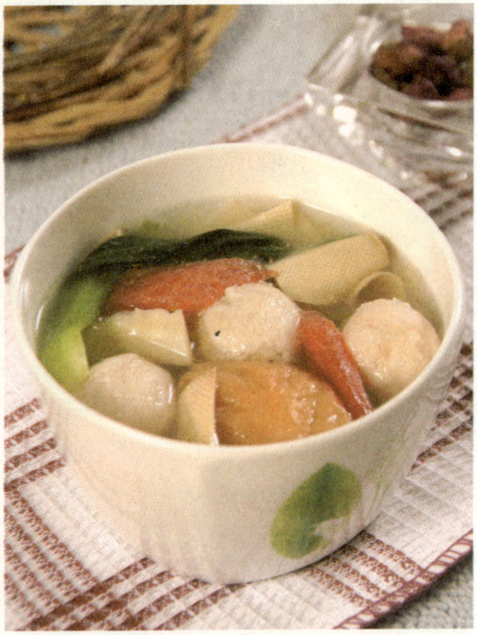

三鲜鱼丸汤

材料

豆腐皮1张，油面筋、笋片、青菜各50克，鱼丸150克，番茄40克。

调料

盐、味精、植物油、香油、料酒、高汤各适量。

做法

1. 豆腐皮用清水浸泡至软，切成长片；油面筋切成片；番茄去皮、去子，切成片；鱼丸放入清水中漂洗后，沥干水分；青菜洗净。
2. 汤锅置火上，倒入植物油，烧至七成热时，放入高汤、豆腐皮、笋片、番茄片、油面筋片和鱼丸，然后加料酒、盐、味精继续煮，待沸后，放入青菜略煮，淋上香油即可。

三丝银鱼羹

材料

银鱼300克、鲜香菇100克、荠菜150克、胡萝卜50克。

调料

盐、料酒、味精、胡椒粉、水淀粉、植物油各适量。

做法

1. 银鱼洗净沥干，放入碗中加入料酒、盐、味精、胡椒粉拌匀；鲜香菇、胡萝卜分别洗净，切成细丝；荠菜洗净切成段备用。
2. 炒锅置大火上烧热，倒入适量清水、料酒煮沸后投入银鱼氽熟，捞出备用。
3. 另起锅倒入植物油，烧至五成热，放入胡萝卜丝、鲜香菇丝翻炒3分钟，倒入料酒，加入适量清水、盐、味精炖5分钟后将银鱼、荠菜加入汤中拌匀，用水淀粉勾芡即可。

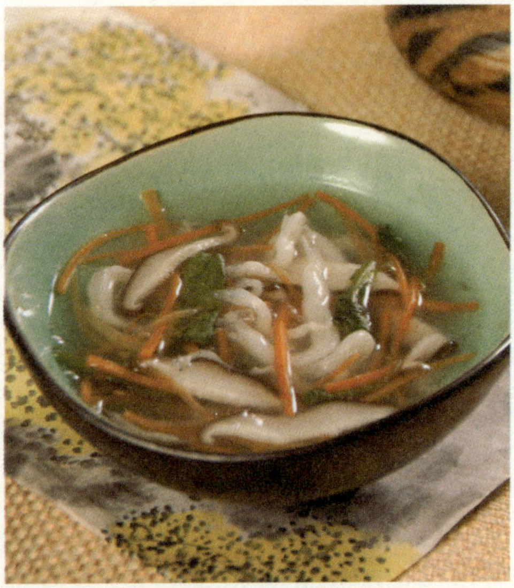

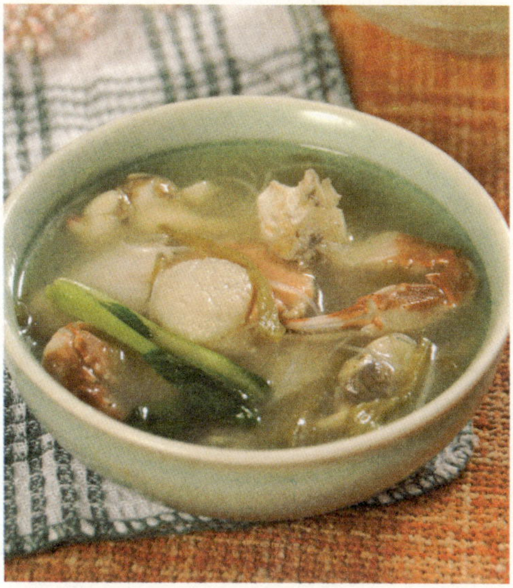

家常鲜蟹汤

材 料

鲜蟹1只，五花肉、酸菜各150克，蛎黄、粉丝、北极贝各50克，小油菜1棵。

调 料

高汤、姜丝、盐、鸡精、香油、植物油各适量。

做法

1. 将鲜蟹除去鳃及杂物，洗净沥干，切成四块；五花肉洗净，刮去油腻，煮熟捞出放凉，切成大片；酸菜切丝；粉丝剪段焯水；北极贝、蛎黄、蟹块、小油菜焯水后捞出备用。
2. 锅内倒入植物油烧至六成热，放入姜丝、酸菜丝煸香。
3. 沙锅内倒入高汤，加入蟹块、五花肉、酸菜丝、北极贝、蛎黄、粉丝，以大火烧沸，改中火煮10分钟，加盐、鸡精、小油菜，淋入香油即可。

甲鱼滋肾汤

材 料

甲鱼1只、枸杞子10克、熟地黄15克。

调 料

盐少许。

做法

1. 活甲鱼宰杀后，去头、爪、内脏，洗净，抹少许盐稍腌去腥味。
2. 腌好的甲鱼放入大煲锅内，放枸杞子、熟地黄，加适量水，用大火烧沸后，转小火炖熬至甲鱼肉熟透即可。

名厨解析

↘ 甲鱼肉非常鲜美，尤其是鳖壳的四周下垂的柔软的裙边部分，兼有畜肉与瘦肉的风味，最适宜做汤食用。

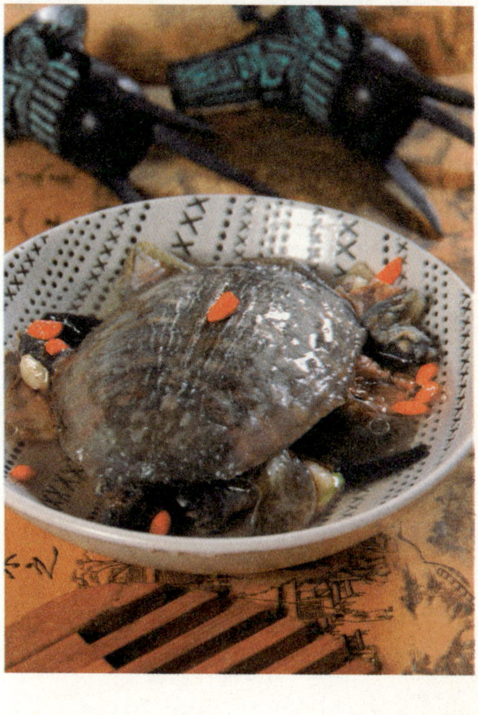

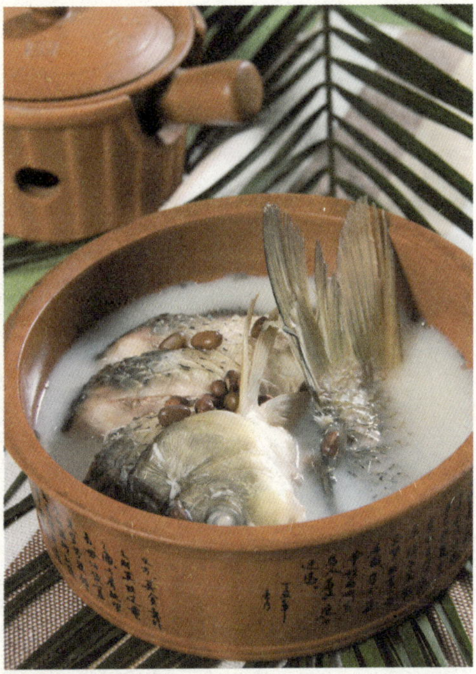

赤豆鲤鱼汤*

材 料

鲤鱼500克、赤豆60克。

调 料

植物油、葱、姜、盐、料酒、味精各适量。

做法

1. 赤豆拣去杂质，洗净，用水浸泡4小时左右。

2. 葱洗净，切段；姜洗净，切片。

3. 鲤鱼去鳞，除去内脏，洗净，加入适量盐、料酒，腌渍入味后入五成热的油锅稍煎两面。

4. 将姜片、葱段、煎好的鲤鱼、泡好的赤豆、少量盐，一起放入沙锅内，加入适量水，大火烧沸后再转小火炖熬至赤豆熟透，加入味精调味即可。

酸辣鱿鱼汤*

材 料

鱿鱼150克，猪里脊肉50克，冬笋、香菇各20克。

调 料

植物油、盐、葱花、姜丝、料酒、白胡椒粉、醋、香油各适量。

做法

1. 将鱿鱼洗净，切丝；猪里脊洗净，切丝；冬笋洗净切丝；香菇洗净，用清水泡发开，切丝。

2. 将鱿鱼丝放入沸水中汆一下至卷曲后捞出备用。

3. 锅中放入植物油烧至五成热，将猪里脊丝、冬笋丝、香菇丝放入锅中翻炒，直至肉丝变成白色。

4. 加入鱿鱼丝、盐、料酒、葱花、姜丝、白胡椒粉、醋，加入适量沸水炖5分钟，将汤盛入汤碗中，淋上香油即可。

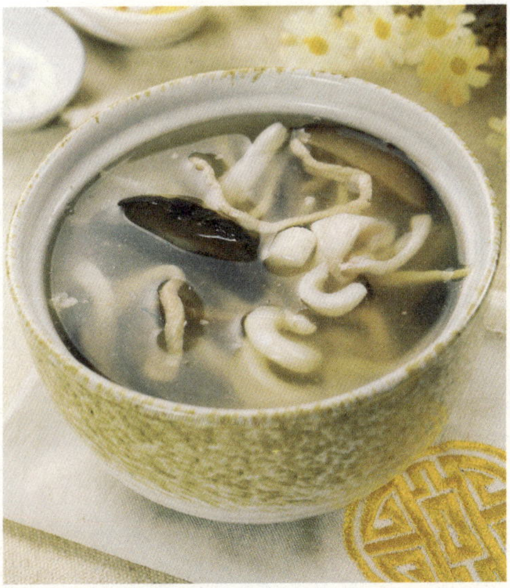

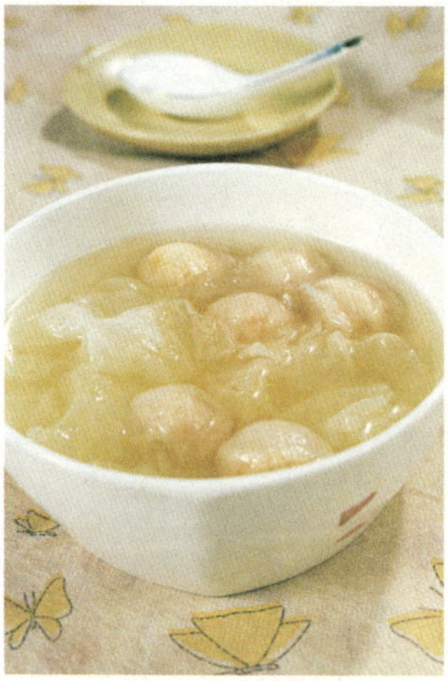

虾球银耳汤*

材 料

虾肉200克、银耳3朵。

调 料

料酒、淀粉、盐、味精、清汤各适量。

做法

1. 将银耳洗净，用温水泡发，捞出后沥水。
2. 将虾肉洗净，用刀背捶成蓉，放在碗中，加料酒、淀粉、盐、味精、清汤（少许），顺着一个方向用力搅匀上劲，制成丸子，放入凉水锅中，煮至八成熟时捞出。
3. 沙锅内放入适量清汤，放入银耳，大火烧沸后改小火煮20分钟，再放入虾球，开锅后加盐、味精调味即可。

大虾萝卜汤*

材 料

大虾6只、白萝卜400克。

调 料

植物油、葱花、高汤、盐、鸡精各适量。

做法

1. 大虾洗净，挑去沙线后用沸水氽一下；白萝卜洗净去皮，切成丝氽水备用。
2. 锅内倒入植物油烧至六成热，下入葱花煸香，倒入高汤，放入大虾、萝卜丝大火煮3分钟后，放入适量盐和鸡精即可。

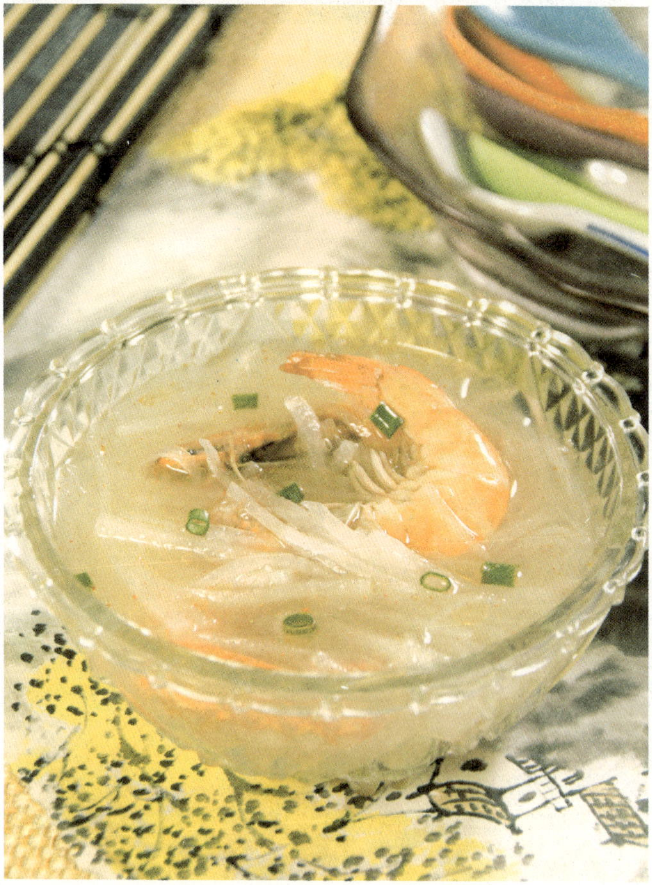

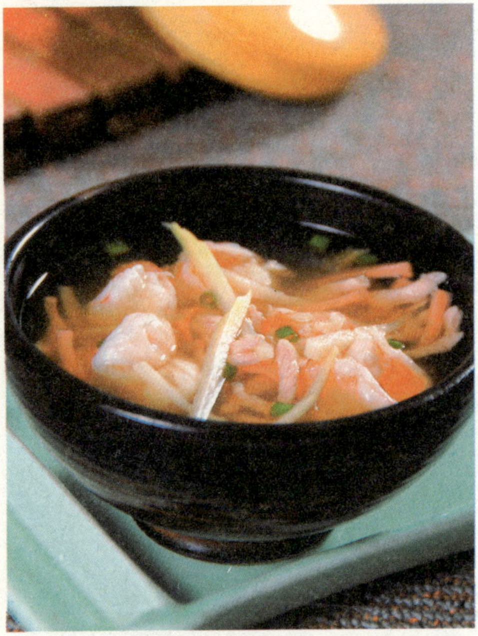

三丝虾仁汤

材料

虾仁300克，鸡脯肉100克，鸡蛋1个（取蛋清），冬笋、熟火腿各50克。

调料

胡椒粉、酱油、盐、淀粉、高汤、葱花各适量。

做法

1. 虾仁（去沙线）洗净，加一半蛋清、淀粉抓匀上浆；冬笋去老皮洗净切细丝，汆熟；鸡脯肉洗净，切细丝，加酱油、剩下的蛋清抓匀，腌渍片刻；熟火腿切成细丝。
2. 汤锅中倒入高汤，大火煮沸后加入虾仁、鸡脯肉丝、冬笋丝、熟火腿丝，煮约10分钟，加盐、胡椒粉调味，撒少许葱花即可。

虾丸荸荠汤

材料

鲜虾400克，猪肥肉、荸荠各100克，鸡蛋3个（只取蛋清）。

调料

盐、味精、胡椒粉、植物油、葱花、香菜末各适量。

做法

1. 将虾洗净，除沙线，沥干剁成泥；猪肥肉洗净，切成细丁；荸荠洗净，去皮切碎丁。
2. 将虾泥、猪肥肉丁、荸荠碎、葱花混合，加蛋清、味精和盐顺时针搅成泥。
3. 锅中倒入植物油，烧至五成热，将肉泥挤成丸子，下油锅炸至丸子漂起时捞出；另起锅，置大火上，加入清水烧沸，虾丸略煮撇浮油，加盐、味精、胡椒粉调味，撒香菜末即可。

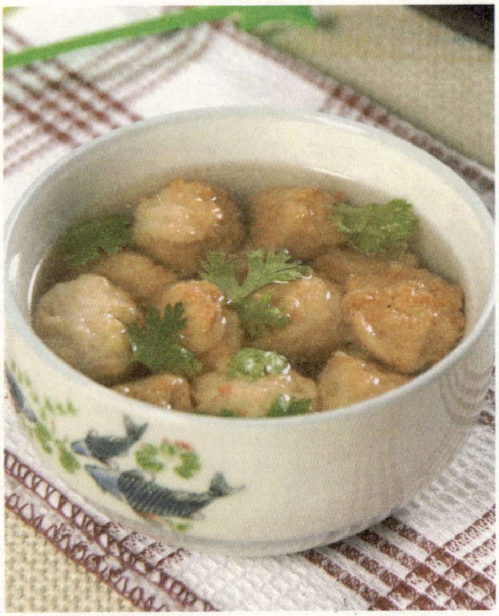

河蟹西蓝花汤*

材料

河蟹2只、西蓝花200克。

调料

高汤、盐、味精各适量。

做法

1. 将河蟹洗净，除去腹部软壳和鳃，每只切成四块。

2. 西蓝花洗净，掰成小朵，用沸水焯一下，放凉，沥干备用。

3. 锅内倒入高汤，放入河蟹，大火烧沸后撇去浮沫，放入西蓝花煮3分钟，加盐、味精调味即可。

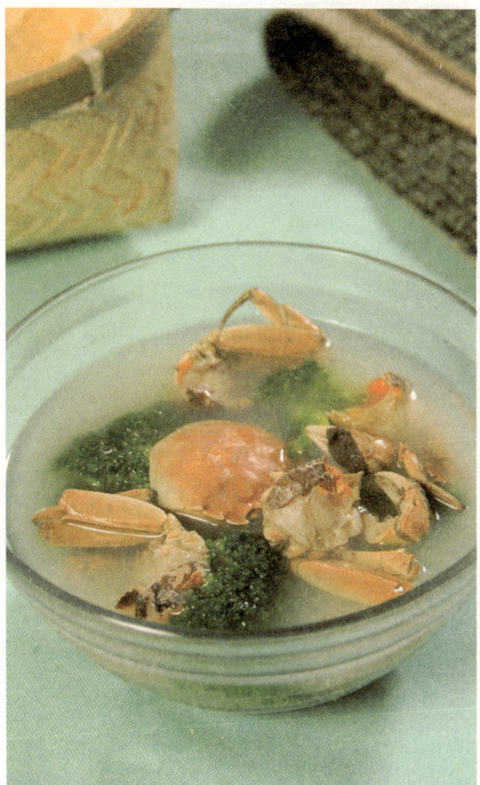

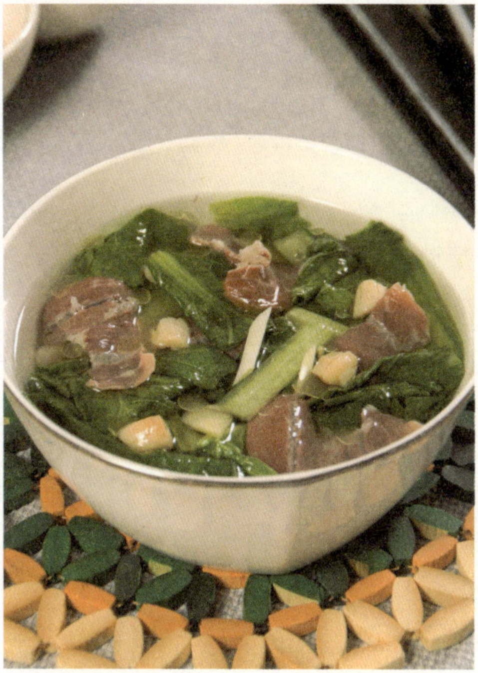

干贝小白菜汤*

材料

小白菜300克、干贝30克、火腿50克。

调料

清汤、葱段、姜片、料酒、盐、鸡精、胡椒粉、植物油各适量。

做法

1. 将小白菜择洗干净、逐片掰开，用沸水焯一下，过凉沥干；干贝洗净，用温水泡软，捞出沥水；火腿洗去油腻，切薄片备用。

2. 锅内倒入植物油烧至六成热，放入葱段、姜片煸出香味，放入干贝、火腿，烹入料酒煸炒片刻，倒入适量清汤，大火烧沸，放入小白菜，小火煮5分钟，加入适量盐、鸡精、胡椒粉即可。

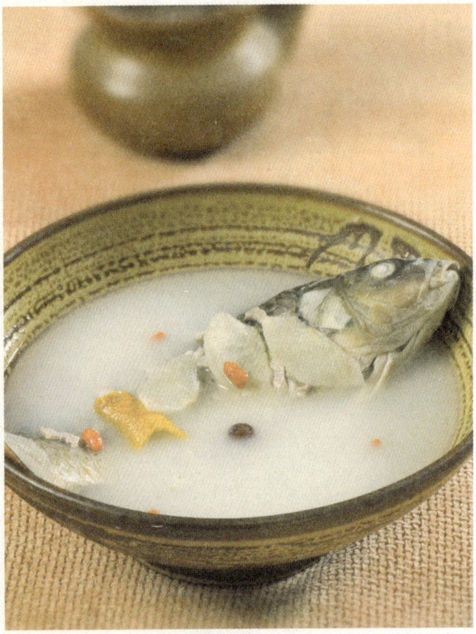

豆芽海带汤

材料

黄豆芽、水发海带各200克，香菜1根。

调料

植物油、葱段、姜片、料酒、清汤、盐、鸡精、胡椒粉各适量。

做法

1. 将黄豆芽择根，洗净，焯水，放凉；水发海带洗净切丝，煮熟放凉沥干；香菜洗净，切成小段备用。

2. 锅内倒油烧至六成热，放入葱段、姜片煸香，倒入清汤，大火烧沸后放入黄豆芽、海带丝、料酒，开锅后加入盐、鸡精和胡椒粉调味，撒上香菜段即可。

鲤鱼雪梨汤

材料

鲤鱼1条，雪梨300克，猪瘦肉250克，红枣10颗，陈皮、枸杞子各5克。

调料

盐、姜片各适量。

做法

1. 猪瘦肉洗净切丝，入沸水锅中稍汆后捞出；鲤鱼宰杀去鳞、鳃、内脏，洗净；红枣用沸水泡发；雪梨去皮，去核，切片；枸杞子洗净。

2. 锅置火上，倒入适量清水，放入鲤鱼，用大火炖5分钟，改用小火炖至汤色发白。

3. 放入猪瘦肉丝、红枣、陈皮、姜片、枸杞子，用小火煮熟，放入雪梨片、盐稍煮即可。

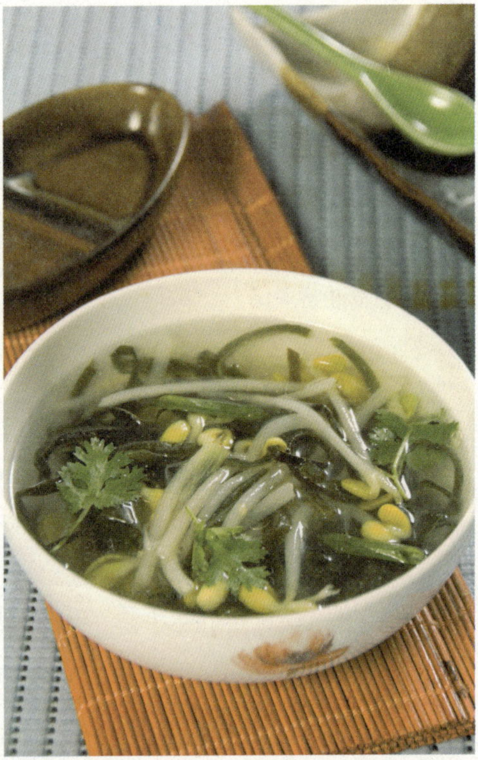

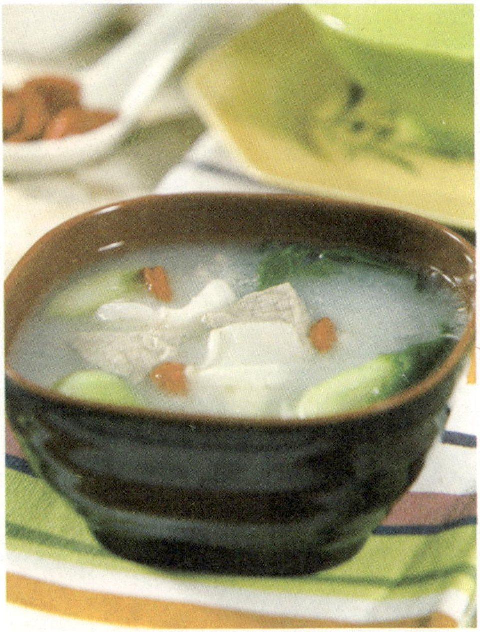

三鲜鱿鱼汤

材料

水发鱿鱼200克，油菜心100克，猪里脊肉、鲜笋各50克。

调料

盐、味精、料酒、胡椒粉、葱、姜、植物油各适量。

做法

1. 水发鱿鱼洗净，去皮，切成片；葱、姜洗净，切末。
2. 鲜笋去皮洗净，切片；油菜心洗净；猪里脊肉洗净，切片。
3. 油锅烧热，下葱末、姜末煸香，加适量清水煮沸后，放入水发鱿鱼片、鲜笋片、猪里脊肉片，加入料酒、盐烧煮熟，撇去浮沫，加入油菜心，以味精、胡椒粉调味即可。

奶汤海参

材料

水发海参300克，鸡蓉100克，熟火腿片、冬笋片、油菜心各30克，鸡蛋1个（取蛋清）。

调料

植物油、盐、味精、料酒、葱姜汁、鸡油、水淀粉、奶汤、清汤各适量。

做法

1. 将水发海参洗净，斜切成长片，入沸水锅中烫熟，捞出；将熟火腿片、冬笋片、油菜心放入沸水中略烫捞出；鸡蓉放入碗中，加入盐、味精、料酒、葱姜汁、鸡蛋清和少许清汤搅匀。
2. 取一只大碗，将海参摆入碗底，抹一层鸡油，如此反复摆放至碗口，加清汤、盐后入笼蒸熟，取出翻扣入汤盆内。
3. 炒锅倒油烧热，依次加入葱姜汁、料酒、盐、熟火腿片、冬笋、油菜心、已放入鸡蓉的清汤、奶汤，至汤沸后撇去浮沫，用水淀粉勾芡，倒入盛有海参的汤盆中，加入味精调味即可。

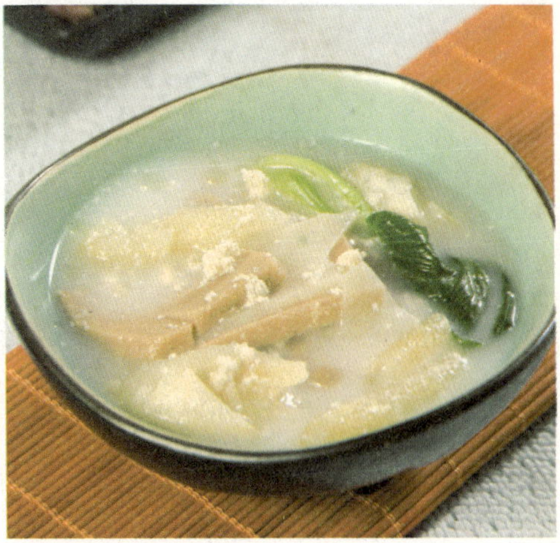

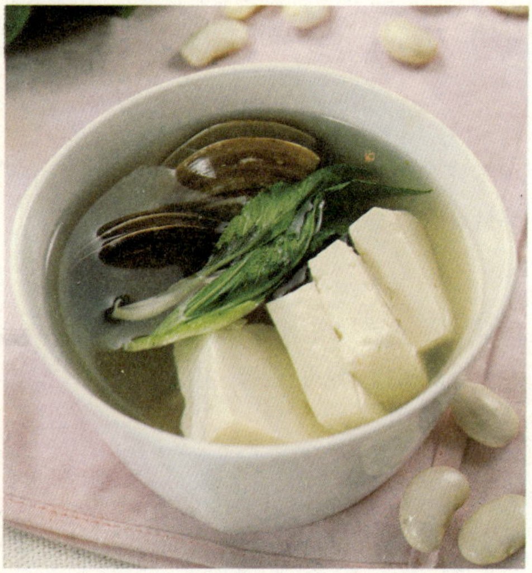

文蛤豆腐汤

材 料

文蛤400克、豆腐200克、油菜50克。

调 料

姜丝、盐、味精、胡椒粉、清汤各适量。

做法

1. 文蛤入清水中泡洗干净；豆腐洗净，入沸水锅中汆水，捞出待放凉后切厚片；油菜入清水中泡20分钟，洗净。
2. 锅中放入清汤，大火煮沸，放入豆腐片、文蛤、姜丝，煮沸后改小火继续熬半小时。
3. 放入油菜稍煮，加入盐、味精、胡椒粉调味即可。

名厨解析

↘文蛤有滋阴明目、软坚化痰的功效，可降低体内胆固醇含量；豆腐富含卵磷脂，可用于降血脂，预防心血管疾病，与文蛤一起煲汤，适合高血压、高脂血症患者日常辅助食疗。

蒜香牡蛎汤

材 料

牡蛎肉200克、豆腐250克。

调 料

盐、味精、葱末、蒜片、姜片、水淀粉、植物油各适量。

做法

1. 豆腐洗净切丁；牡蛎肉洗净，切成薄片，加水淀粉拌匀。
2. 锅中放入植物油烧至五成热，下蒜片、姜片煸香，倒入适量清水煮沸，加入豆腐丁、牡蛎肉大火煮约10分钟。
3. 加盐、味精调味，用水淀粉勾薄芡，撒上葱末即可。

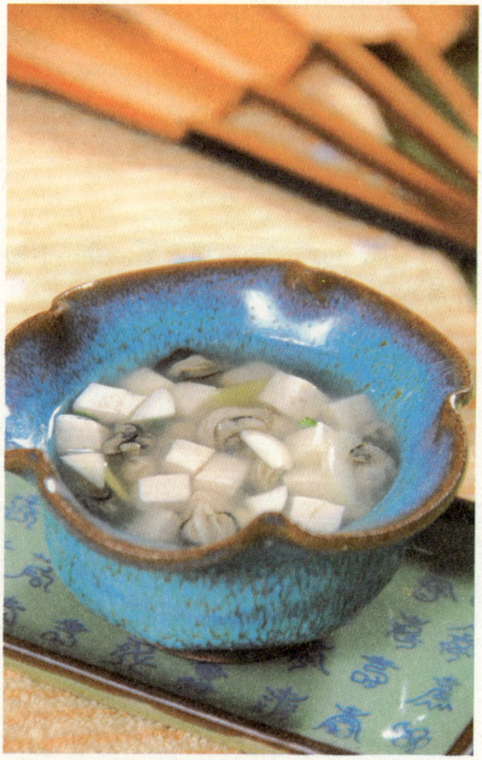

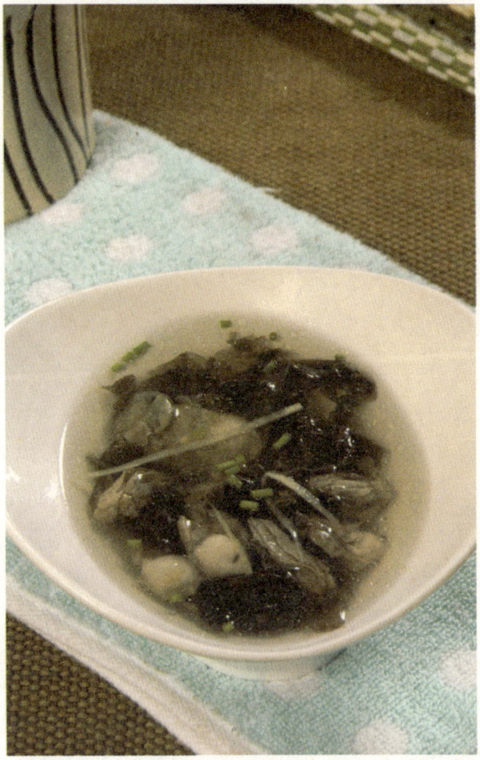

姜汁蚌肉汤*

材 料

蚌肉500克、枸杞子10克、山药100克。

调 料

姜汁、料酒、盐、清汤、香菜段各适量。

做法

1. 蚌肉洗净，切片，入沸水锅中稍汆，捞出沥水备用；枸杞子泡洗净；山药去皮洗净切片。

2. 汤锅置火上，倒入清汤大火煮沸，放入姜汁、蚌肉、山药片、料酒，继续大火煮沸后改小火煮至材料熟，加入枸杞子煮约10分钟，加盐调味，撒上香菜段即可。

生蚝清汤*

材 料

生蚝500克、紫菜1片。

调 料

葱花、姜丝、料酒、淀粉、盐、胡椒粉、香油、清汤各适量。

做法

1. 将生蚝洗净，开壳取出生蚝肉，用盐、淀粉抓匀揉搓，再用清水洗净，汆水捞出沥干；紫菜撕片备用。

2. 沙锅内倒入清汤，大火烧沸后放入生蚝、紫菜、料酒，继续大火烧开后放入葱花、盐、胡椒粉、姜丝，淋入香油即可。

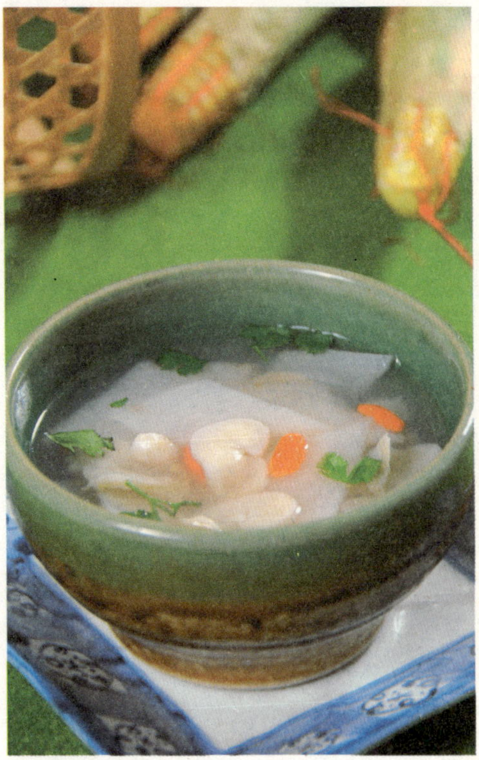

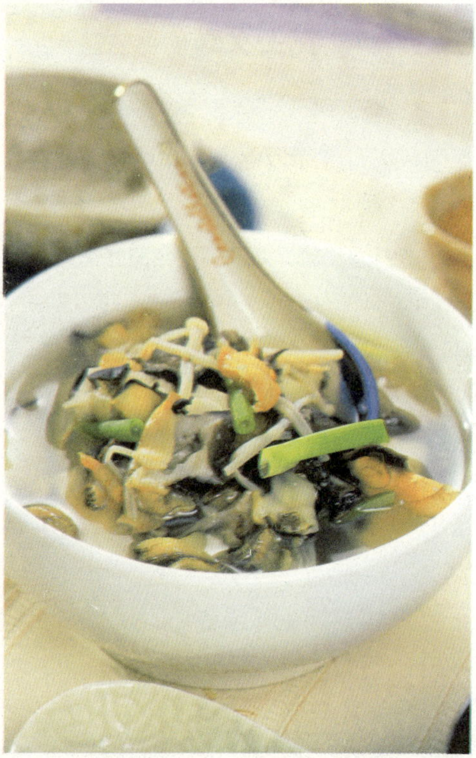

香菇栗子海蜇汤

材 料

鲜香菇50克、栗子100克、海蜇皮200克。

调 料

高汤、盐各适量。

做法

1. 栗子去壳及内皮，洗净；鲜香菇去蒂洗净；海蜇皮冲洗干净，切成块状。
2. 锅置火上，倒入适量清水煮沸，放入海蜇皮汆烫后捞起，迅速泡入凉水中，过一次凉水后捞起。
3. 煲锅中倒入高汤煮沸，放入海蜇皮、香菇、栗子，以小火煲约2小时，加入盐调味即可。

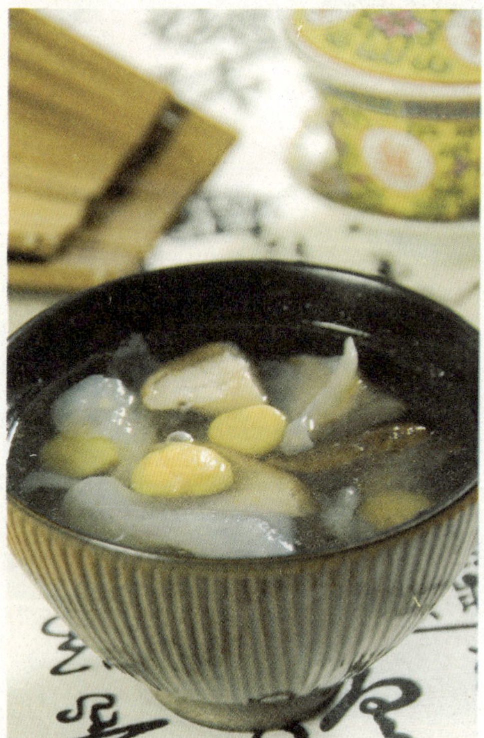

田螺汤

材 料

金针菇50克、罐装田螺肉1听、卤水豆腐300克。

调 料

香葱、胡椒粉、盐各适量。

做法

1. 金针菇切除根部后洗净，先用盐水汆烫，然后捞出；豆腐洗净，切成条状；香葱洗净切段。
2. 锅内加水烧沸，倒入半罐田螺肉汤，并放入田螺肉和豆腐同煮。
3. 加入金针菇、盐，煮沸后放入香葱，关火，最后撒上胡椒粉即可。

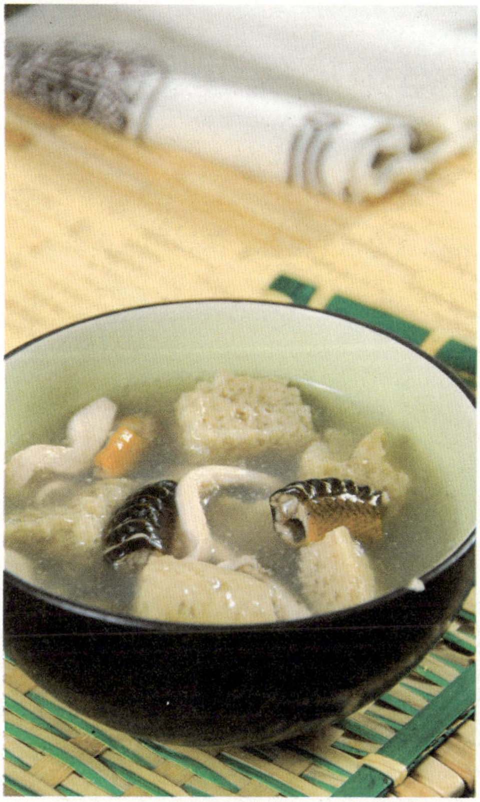

酸菜泥鳅汤

材料

泥鳅400克，酸菜100克，鸡蛋、红椒各1个，香菜段适量。

调料

味精、盐、植物油、姜片各适量。

做法

1. 泥鳅宰杀处理净，切段；酸菜入清水中泡洗净，捞出挤干水分切丝；鸡蛋打散；红椒去蒂及子洗净，切丝备用。
2. 姜片、红椒丝入热油锅中爆香，倒入适量清水大火煮沸，放入酸菜丝煮至出酸味，加入泥鳅段煮约5分钟至泥鳅熟，改小火，淋入蛋液，加入盐、味精调味，撒上香菜段即可。

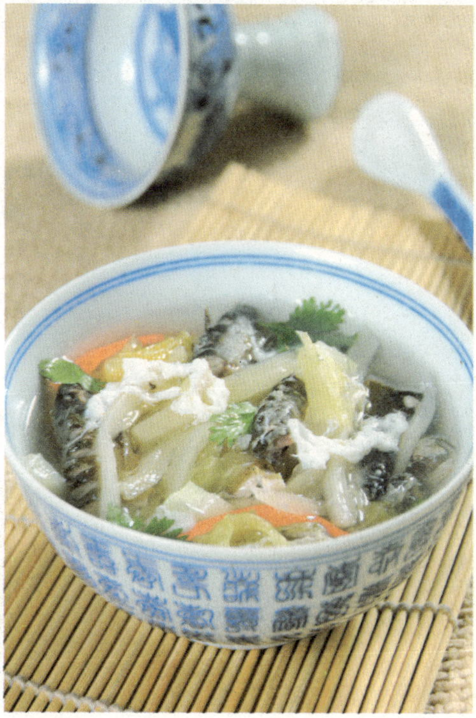

黄鳝鸡丝汤

材料

黄鳝100克、鸡脯肉80克、面筋50克。

调料

盐、味精、胡椒粉、水淀粉、鸡汤、姜丝各适量。

做法

1. 黄鳝宰杀后去内脏，洗净切段；鸡脯肉洗净切丝；面筋浸泡后切块。
2. 锅中放入鸡汤，放入黄鳝段、鸡脯肉丝、面筋块、姜丝，大火煮沸，改小火煮约20分钟，加盐、味精调味，用水淀粉勾芡，撒上胡椒粉即可。

菌、豆汤——增强免疫保健康

食用菌类的营养特点是高蛋白、无胆固醇、无淀粉、低脂肪、低糖、多膳食纤维、多氨基酸、多维生素、多矿物质，集中了食物的众多良好特性；豆类及其制品是优质蛋白质和卵磷脂的良好来源，能增强机体免疫力。菌类和豆类食物用于煲汤，能帮助人体更好地吸收营养，强壮身体。

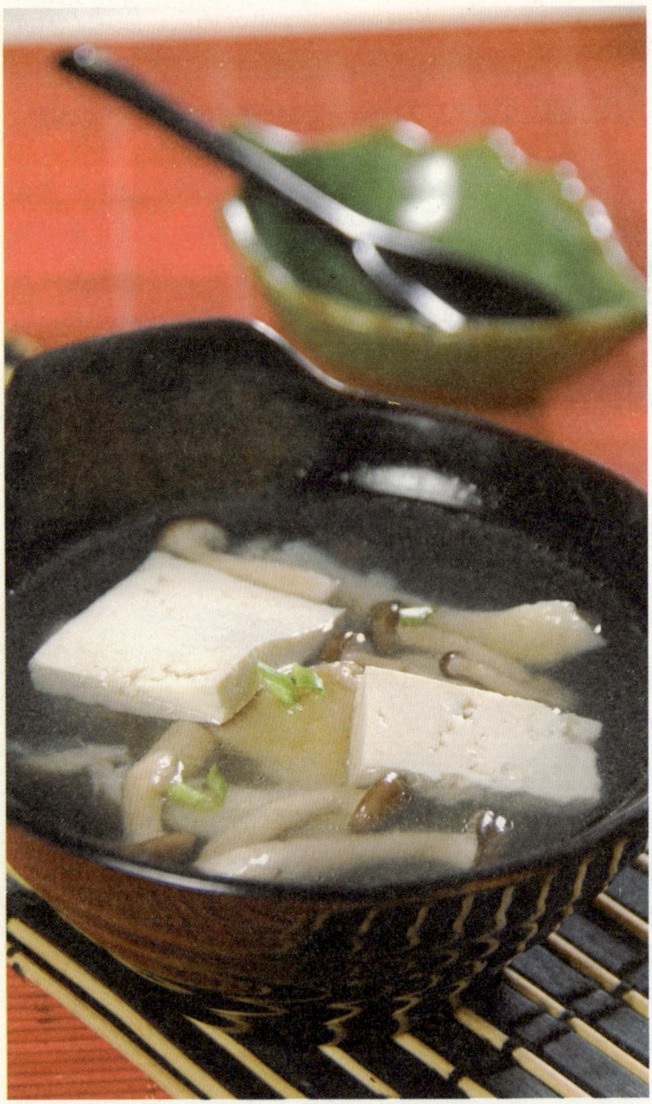

菌菇豆腐汤*

材料

嫩豆腐200克，蟹味菇、平菇各50克。

调料

葱花、香油、盐、鸡精、植物油各适量。

做法

1. 将嫩豆腐洗净，在沸水中汆烫片刻，然后取出放凉，切成薄片；蟹味菇、平菇洗净，把平菇用手撕成细条。
2. 炒锅倒植物油烧至六成热，下葱花爆香，加入蟹味菇、平菇翻炒几下，然后倒入适量清水，烧沸后，下入豆腐片，撒少许盐，放入鸡精调好味，撒上少许葱花，淋上香油即可。

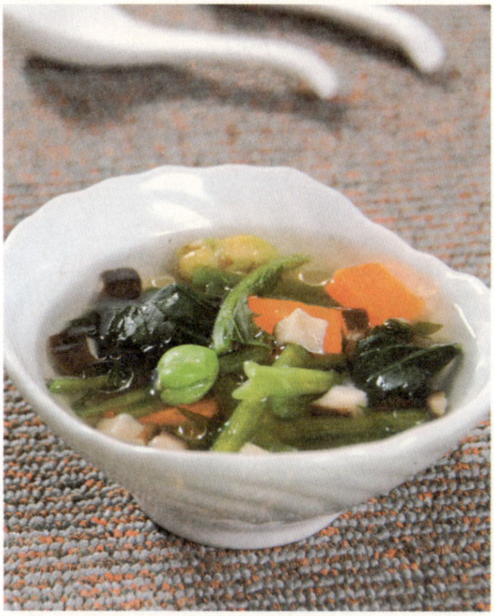

黄花菜豆腐汤*

材 料

黄花菜60克、豆腐150克。

调 料

植物油、盐、料酒、鸡精、水淀粉、胡椒粉各适量。

做法

1. 黄花菜用清水泡发，洗净，切碎；豆腐洗净，切小块。
2. 锅中倒入适量植物油烧至七成热时，加入黄花菜稍炒，加适量清水大火煮沸，放入豆腐块，再次煮沸后放盐、料酒稍煮。
3. 出锅前加鸡精、胡椒粉，用水淀粉勾芡即可。

蚕豆雪菜汤*

材 料

蚕豆250克、新鲜雪里红100克、胡萝卜1根、香菇5朵。

调 料

盐、味精、鸡汤各适量。

做法

1. 雪里红洗净，切段；胡萝卜洗净，切方块；香菇用清水浸软，切粗粒；蚕豆洗净。
2. 锅中倒入鸡汤煮沸，放入雪里红、胡萝卜、香菇、蚕豆，煮沸后改小火煲1小时，加盐、味精调味即可。

名厨解析

↘蚕豆和雪里蕻都是含钙较多的食物，二者煮汤，补钙效果更好。要注意的是蚕豆不可生吃，必须煮熟再吃。

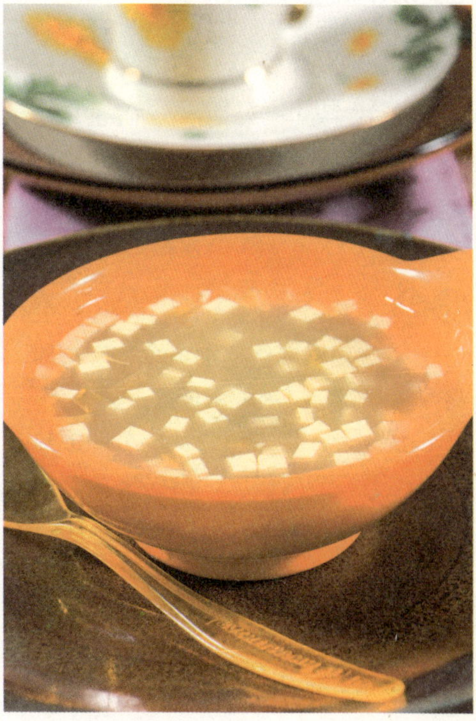

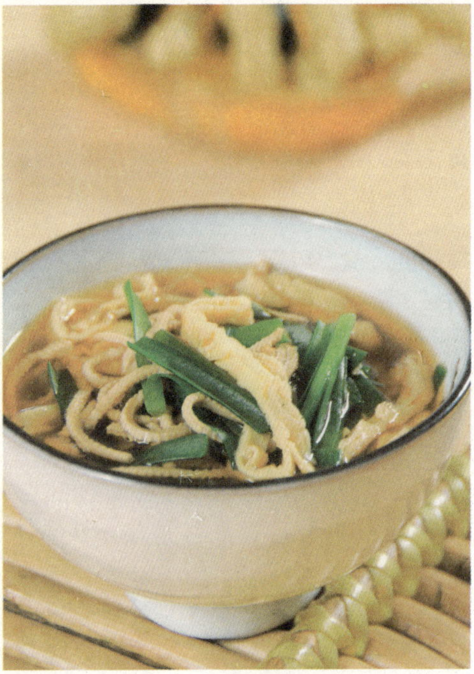

蘑菇瘦肉汤*

材 料

鲜蘑菇、猪瘦肉各100克。

调 料

香菜段、盐、料酒、植物油、鲜汤、葱段、姜丝各适量。

做法

1. 将猪瘦肉、鲜蘑菇分别洗净切成片。
2. 锅置火上，放油烧热，放入肉片煸炒至断生后放入葱段、姜丝、料酒和鲜汤，煮至汤浓味鲜、肉片较酥烂后捞出葱段、姜丝。
3. 加入鲜蘑菇继续煮，待肉片和蘑菇酥烂，加入盐调味，撒上香菜段即可。

豆腐丝韭菜汤*

材 料

韭菜80克、豆腐皮丝150克、鸡蛋2个。

调 料

素高汤、植物油、盐、白糖、酱油、味精各适量。

做法

1. 韭菜、豆腐皮丝分别洗净，切成段；鸡蛋磕入碗中打散成蛋液。
2. 锅置火上，倒入植物油烧至四成热，倒入鸡蛋液煎成蛋皮，出锅稍放凉切成蛋皮丝。
3. 锅置火上，倒入素高汤，大火煮沸，放入豆腐皮丝煮约5分钟，下入韭菜段、蛋皮丝稍煮。
4. 加盐、白糖、酱油、味精调味即可。

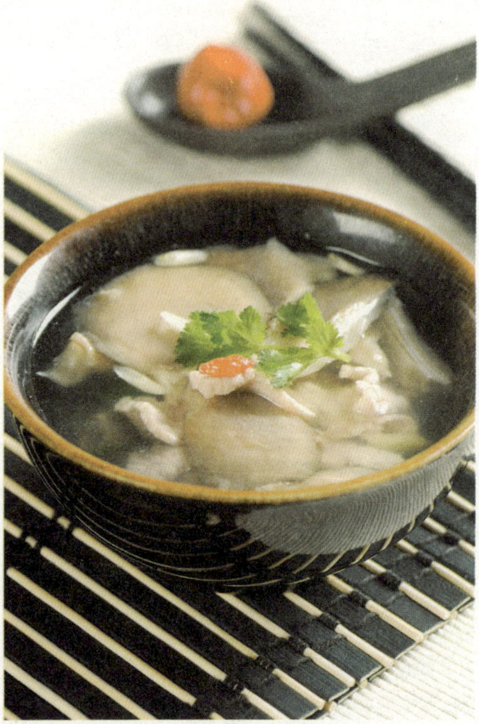

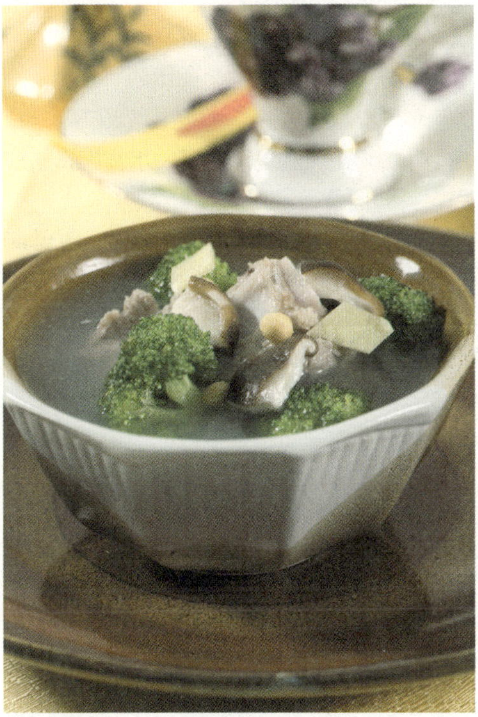

黄豆芽紫菜汤*

材 料

黄豆芽300克、紫菜30克、咸鸭蛋1个。

调 料

盐、味精、香油、清汤、葱末各适量。

做法

1. 紫菜用清水稍泡发，撕成小块；黄豆芽择去头尾，洗净。
2. 咸鸭蛋洗净，入沸水锅中煮熟，去壳，取蛋白，切小粒。
3. 锅置火上，倒入清汤大火煮沸，下入紫菜、黄豆芽、蛋白粒再次煮沸后改中火煮约10分钟。
4. 加盐、味精调味，淋入香油，撒上葱末即可。

黄豆排骨蔬菜汤*

材 料

黄豆、西蓝花各50克，猪排骨200克，香菇4朵。

调 料

盐、味精、姜片各适量。

做法

1. 黄豆洗净泡涨；排骨洗净剁成段，入沸水中氽去血水；香菇用温水泡发去蒂，洗净切两半；西蓝花洗净，掰成小朵备用。
2. 煲锅中倒入适量清水，放入黄豆、排骨、姜片大火煮沸，加入香菇转小火煲约2小时至黄豆、排骨熟烂，放入西蓝花煮约8分钟，加盐、味精调味即可。

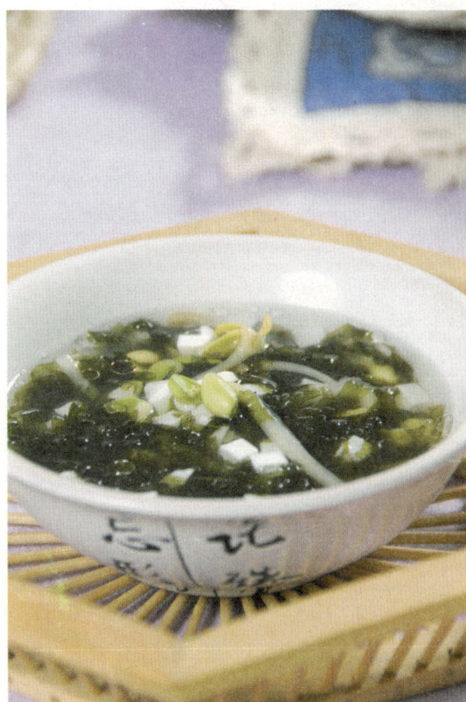

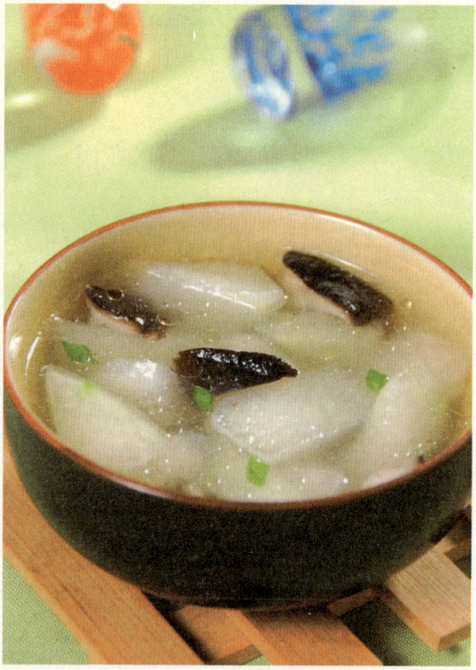

双耳萝卜汤

材 料

白萝卜200克，水发黑木耳、水发银耳各50克，青蒜适量。

调 料

葱段、盐、香油、胡椒粉、清汤、醋、植物油各适量。

做法

1. 白萝卜去皮洗净，切细丝；水发银耳、水发黑木耳分别去蒂洗净，撕小朵；青蒜洗净，切段。
2. 葱段入热植物油锅中爆香，加入白萝卜丝翻炒均匀，倒入清汤大火煮沸，加入银耳、黑木耳，改中火煮约半小时，加盐、胡椒粉、醋调味，淋入少许香油，放入青蒜段即可。

香菇冬瓜汤

材 料

冬瓜400克、干香菇50克。

调 料

高汤、盐、味精、葱末、植物油各适量。

做法

1. 冬瓜去皮及瓤，清洗干净，切块；干香菇用水泡发，洗净，去蒂，切小块。
2. 汤锅置大火上，放植物油烧热，加入葱末、香菇块炝出香味后，倒入高汤煮沸，加入冬瓜煮至材料熟。
3. 加盐、味精调味即可。

名厨解析

如果没有现成的高汤，也可以将泡香菇的水澄清后代替高汤，同样鲜美。

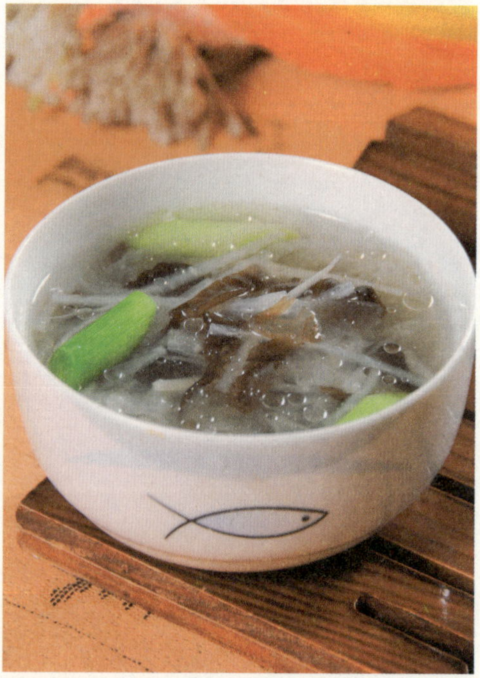

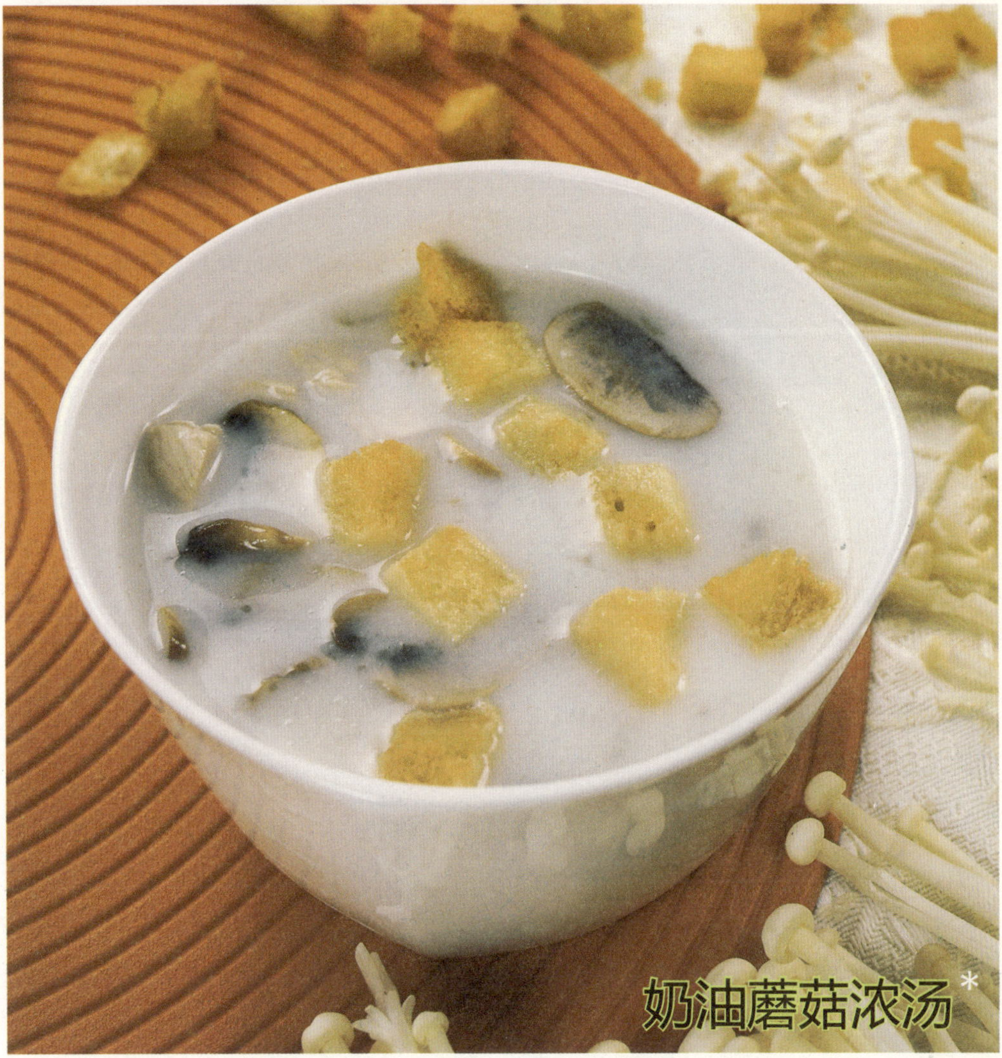

材料

牛奶500克、口蘑50克、火腿40克、面包片1片。

调料

盐、奶油、鸡精、植物油、面粉各适量。

做法

1. 口蘑洗净，切成薄片；火腿切成碎末；面包片切成方丁备用。
2. 锅置火上，倒入适量植物油烧至三成热，下入面粉翻炒至出香味，加适量清水调成糊。
3. 另取锅烧热，放入奶油化开，倒入牛奶，加入口蘑片、火腿末、面包丁、调好的面粉糊，小火煮至口蘑熟，加盐、鸡精调味即可。

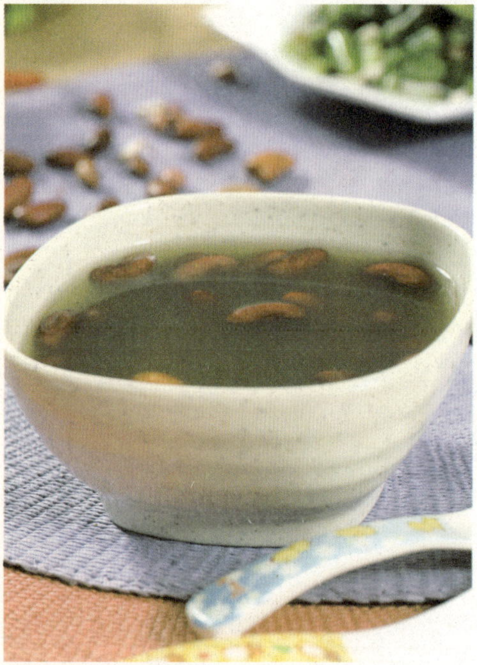

黑豆凤爪汤

材 料

鸡爪、黑豆各200克，油菜20克。

调 料

盐、味精、胡椒粉、香油、白糖、葱段、姜片、高汤各适量。

做 法

1. 将鸡爪洗净略剁，放入沸水锅中汆烫；黑豆洗净，泡2小时，入沸水锅中汆水去豆腥味；油菜择洗净，逐叶掰开备用。
2. 锅内加入高汤，倒入黑豆、鸡爪、葱段、姜片大火煮沸，加入盐、胡椒粉、白糖，小火焖至鸡爪、黑豆快熟时，加入油菜，焖至油菜色变深，鸡爪、黑豆熟烂时，加味精调味，淋香油即可。

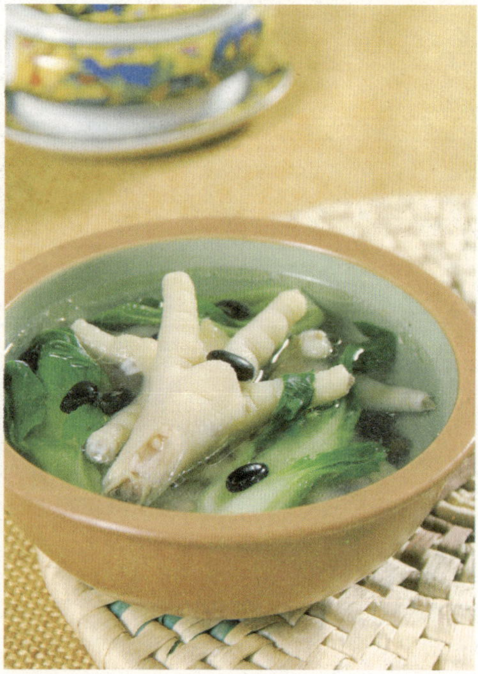

赤豆桂花汤

材 料

赤豆200克、豇豆100克、糖桂花30克。

调 料

白糖适量。

做 法

1. 将赤豆、豇豆粒除去杂质，洗净，放入清水中浸泡6小时。
2. 将赤豆、豇豆粒放在锅中，加适量清水，大火煮沸后，转小火焖3小时左右，焖至赤豆、豇豆粒酥烂时，加适量白糖，撒少许糖桂花调匀即可。

名厨解析

↘赤豆具有通便、降血压、降血脂、调节血糖、预防结石、健美减肥等功效。

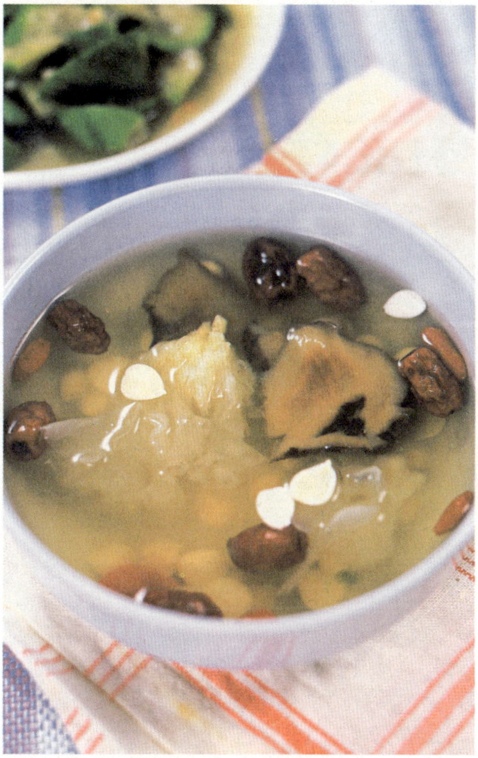

什锦鲜菇汤*

材料

香菇、芦笋、金针菇各100克，粉丝50克，熟扇贝丝20克。

调料

植物油、姜末、蒜蓉、盐、鸡精、清汤各适量。

做法

1. 将香菇、芦笋洗净，择去老根，从中间剖十字刀，汆水过凉；金针菇去根洗净汆水过凉；粉丝剪短，用温水泡软备用。
2. 锅内倒油烧至六成热，放入姜末、蒜蓉煸香，倒入适量清汤大火烧沸，放入粉丝；大火烧沸后放芦笋、香菇、金针菇，开锅后放入扇贝丝略煮片刻，加入适量盐和鸡精即可。

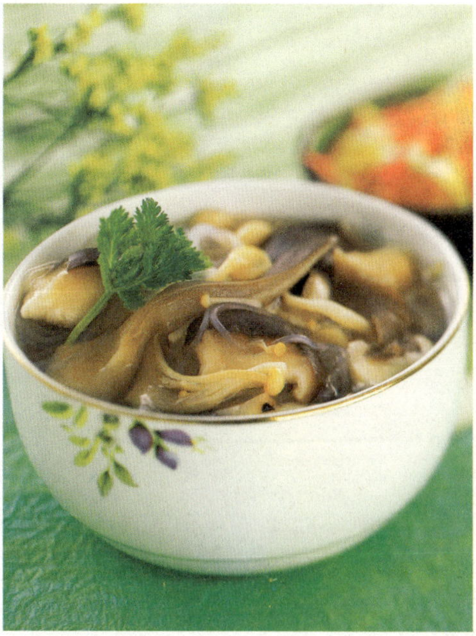

银耳香菇汤*

材料

香菇50克、水发银耳100克、杏仁20克、干红枣适量。

调料

姜片、盐各适量。

做法

1. 将香菇洗净，去蒂，用水泡发，切成片；水发银耳撕成小朵备用。
2. 干红枣洗净，去核；杏仁洗净备用。
3. 锅置火上，放入适量清水及泡香菇的水，大火烧沸，放入香菇、银耳、杏仁、红枣、姜片，转中火焖煮30分钟，加盐调味即可。

Part 6

应季喝汤最养生

提要

- ◆春季喝汤升补阳气
- ◆夏季喝汤生津固表
- ◆秋季喝汤滋阴润燥
- ◆冬季喝汤滋补暖身

人体健康与四季气候的变化是紧密相连的，春生、夏长、秋收、冬藏，这是四季交替的自然规律，也是人体的代谢规律，机体的新陈代谢若违反这一规律，四时之气便会伤及五脏。汤饮养生也要顺应气候变化的规律，选择相应的汤饮，才能做到科学养生。

●春季喝汤升补阳气

■春季煮汤的选料原则

春季是春光明媚、万物复苏的季节，但是冬季的寒气尚未完全散去，不宜多用寒凉食物制汤，而适宜升补。据《千金方·食治》记载："春七十二日，省酸增甘，养脾气；季月各十八日，省甘增咸，以养肾气。"所以春季宜选用性情温和的能补肝益气、补肺养胃、助肾养精的原料制汤。

春暖花开，过敏人群会不太适应，出现花粉过敏的状况。提高维生素C的供给可以有效地提高抗过敏能力。过了春季，人体逐渐适应了，夏季来临的时候花繁叶茂，过敏症状会减轻。

■春季喝汤宜温补

初春天气尚凉，但也不能过多地饮用补阳汤品。此时，人体不需要太多的温热食物原料来补充能量。若过多地饮用滋补、肥腻的汤品，加之运动量不足、新陈代谢减缓，会引起体内脂肪堆积。春末暖意融融时，人们往往早早换上夏装，但在饮食上却不可贪凉。春季往往温差较大，中午贪凉，饮用冷的汤品，会引起夜间胃肠不适的症状。

推荐汤品

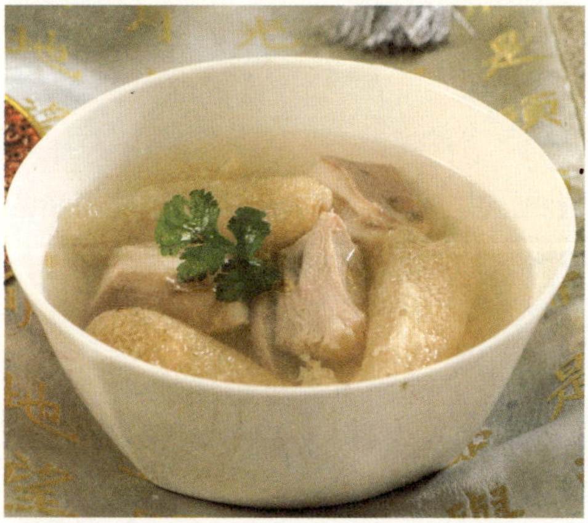

竹荪排骨汤

材料

猪排骨200克、竹荪（干）15克。

调料

姜片、白酒、盐、味精、胡椒粉、香菜段各适量。

做法

1. 竹荪用热水泡发，切段；猪排骨洗净剁段，放入沸水中汆水捞出，放凉。
2. 锅置火上，倒入适量清水煮沸，放入排骨、竹荪、姜片、白酒大火煮沸，改小火炖约1小时，放盐、味精、胡椒粉，撒上香菜段即可。

名厨解析

↘竹荪含有较多的氨基酸，还含有糖类、矿物质和维生素等营养物质。春季食之有滋补强身、养神健体的功效。竹荪也可与鸡一起炖汤，食疗效果更佳。

白菜豆腐汤

材料

白菜200克、豆腐100克、紫菜25克。

调料

味精、盐、高汤各适量。

做法

1. 豆腐洗净，切厚片，入沸水锅氽一下捞出；白菜去老帮，洗净切段；紫菜用清水稍泡洗，撕成条。
2. 汤锅置火上，倒入高汤，大火煮沸后放入豆腐片、白菜段、紫菜条，煮约5分钟。
3. 加盐、味精调味即可。

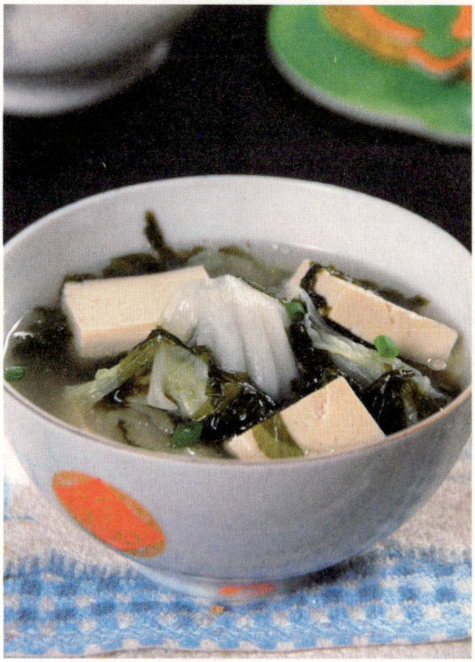

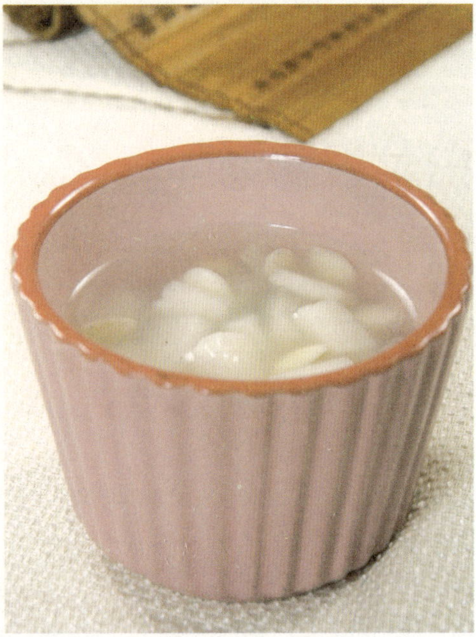

杏仁山药汤

材料

杏仁100克、山药250克。

调料

白糖适量。

做法

1. 杏仁反复用水冲洗干净；山药洗净，去皮，切菱形片。
2. 锅置火上，倒入适量清水煮沸，放入山药片、杏仁，小火煮至山药片、杏仁均熟。
3. 加白糖煮1分钟即可。

名厨解析

↘山药有健脾胃、补肺气、益肾精、滋养强壮的功效，与具有润肠通便、杀虫解毒功效的杏仁同煮，适合春季滋补。

木耳肉丝蛋汤

材料

猪瘦肉、菠菜各50克，鸡蛋1个，水发黑木耳50克。

调料

酱油、盐、味精、葱花、清汤、植物油各适量。

做法

1. 将猪瘦肉洗净切丝；鸡蛋磕入碗中打散；菠菜洗净，入沸水锅中氽水，捞出，切段备用；黑木耳洗净切丝。
2. 锅置火上，加植物油烧热，用葱花炝锅，加清汤煮沸，放肉丝、黑木耳丝煮3分钟，淋入鸡蛋液，下菠菜段煮沸。
3. 加盐、味精、酱油调味即可。

名厨解析

↘在氽菠菜的同时可滴上几滴香油，使菠菜不但颜色翠绿油亮，而且吃起来会带有淡淡的香味。

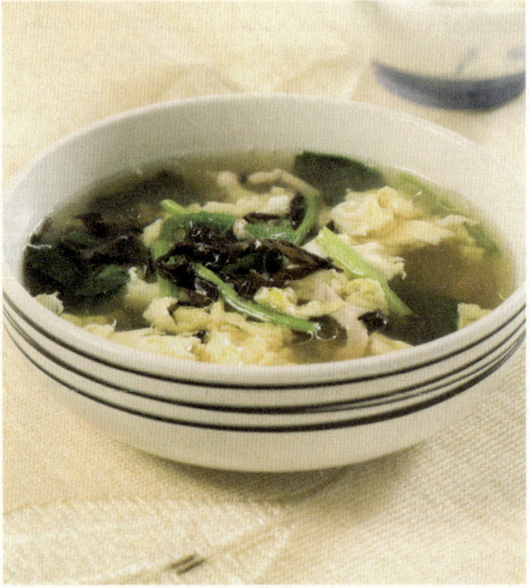

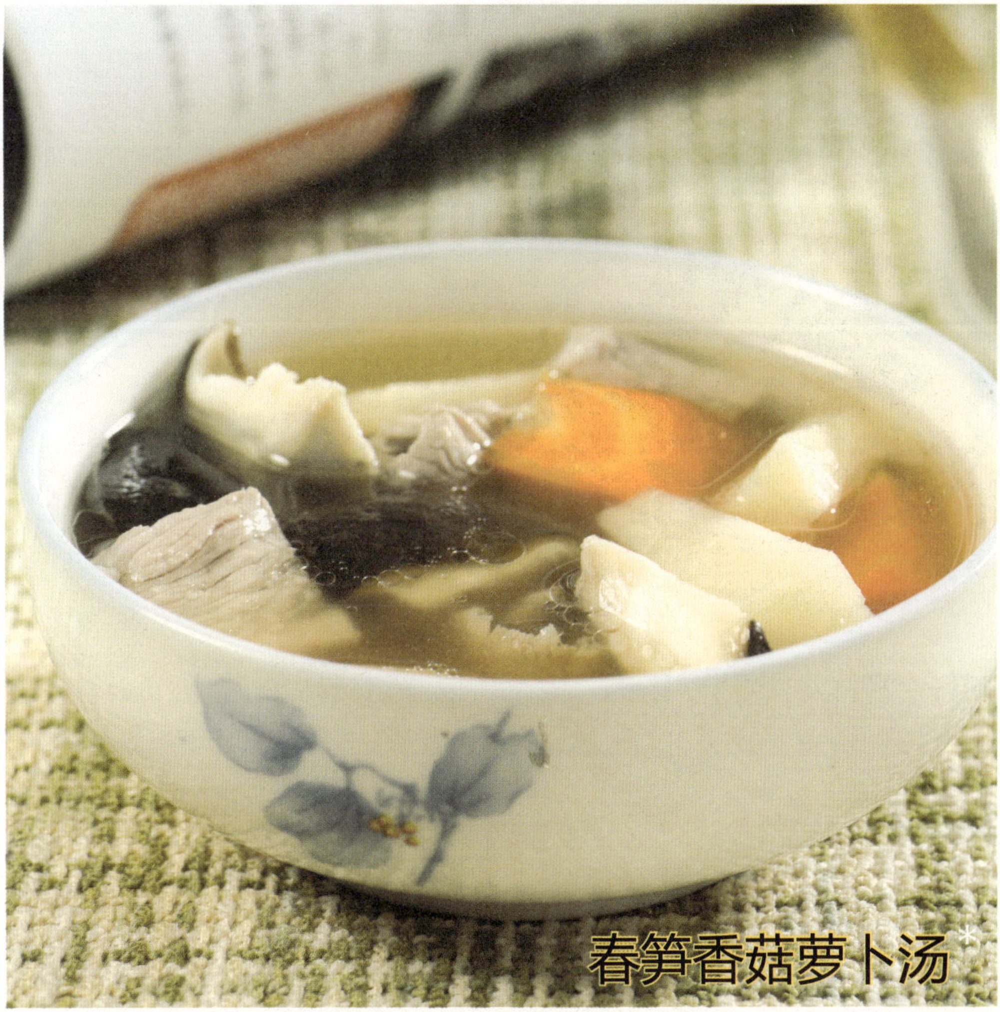

春笋香菇萝卜汤

材 料

鲜春笋100克，鲜香菇、猪瘦肉各50克，胡萝卜200克、清汤1000毫升。

调 料

盐、味精、胡椒粉、葱花、香油各适量。

做法

1. 鲜春笋去皮洗净，切片；鲜香菇洗净，挤去水分，切片；胡萝卜洗净，切菱形片；猪瘦肉洗净，切块。
2. 锅置火上，加清汤煮沸，下猪瘦肉块煮20分钟，下入胡萝卜片、香菇片、鲜春笋片，中火煮至所有材料熟。
3. 加盐、味精、胡椒粉调味，盛入碗中，撒葱花，淋香油即可。

名厨解析

春笋肉质脆嫩，营养丰富，是春季佳蔬，与香菇、胡萝卜一起煲汤，对高脂血症、高血压、冠心病、肥胖症均有较好的食疗功效。

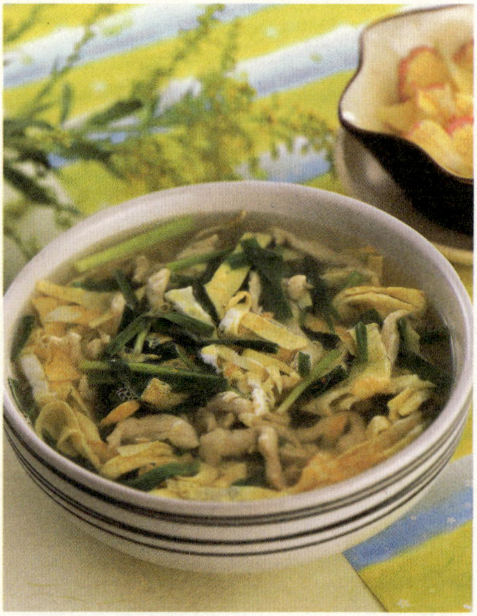

鸡丝蛋皮韭菜汤

材 料

鸡脯肉100克、韭菜50克、鸡蛋2个。

调 料

高汤、盐、鸡精、香油、植物油各适量。

做法

1. 将鸡脯肉洗净煮熟，放凉后撕成细丝；鸡蛋磕入碗中搅拌均匀，入植物油锅摊成蛋皮，放凉后切成丝；韭菜择洗净，切成寸段备用。

2. 锅内倒入高汤，大火烧沸，放入鸡丝、蛋皮丝，开锅后入韭菜，再加入盐和鸡精，淋入香油即可。

名厨解析

摊蛋皮时，锅里不要放太多油，否则蛋液无法摊成薄皮。如果有电饼铛，用来摊蛋皮效果更佳。

菌子韭黄汤

材 料

蘑菇、香菇、草菇、金针菇各50克，韭黄60克。

调 料

鸡汤、盐、香油、胡椒粉、味精、水淀粉各适量。

做法

1. 将蘑菇、香菇、草菇分别洗净，入沸水锅中汆水，捞出切片；金针菇去根，洗净汆水后捞出切成段；韭黄洗净切段备用。

2. 锅置火上，倒入鸡汤大火煮沸，放入蘑菇片、香菇片、草菇片、金针菇段，大火煮约5分钟，下入韭黄段稍煮。

3. 加盐、味精、胡椒粉调味，用水淀粉勾芡，淋入香油即可。

名厨解析

菌类含有大量的维生素及多种氨基酸，有抑制癌细胞生长的作用。

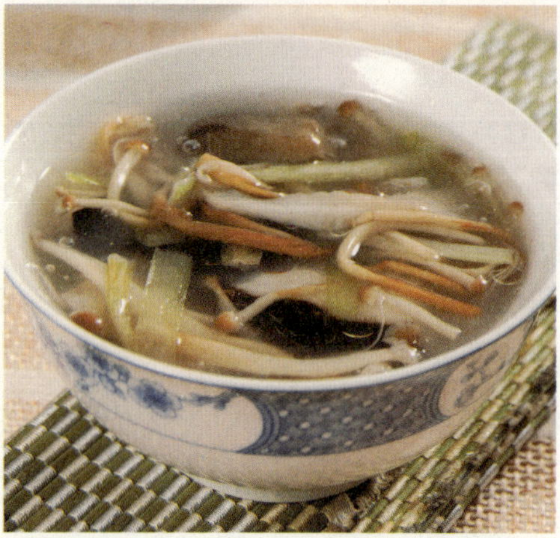

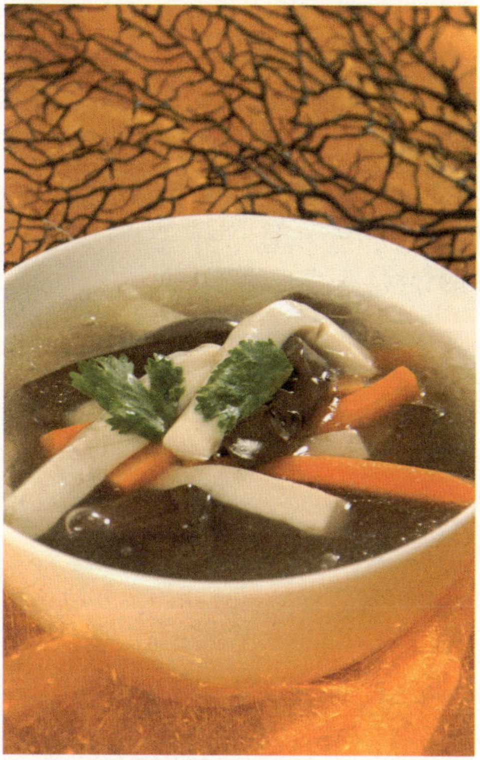

鸡毛菜土豆汤

材 料

鸡毛菜、土豆各100克，猪肉末20克，奶油5克。

调 料

植物油、盐、葱末、姜末、红葡萄酒、香菜末各适量。

做法

1. 鸡毛菜洗净后，切段；土豆去皮，洗净后，切成小块；肉末与葱末、姜末以及盐拌均匀。
2. 炒锅内加植物油烧热后，下入猪肉末炒散，加入少许红葡萄酒，下入土豆块，混炒5分钟成土豆肉末盛出。
3. 汤锅内加入奶油，融化后下入土豆肉末，倒入适量水，煮沸后，转小火慢煮10分钟，然后放入鸡毛菜段，加盐调味，出锅前撒香菜末即可。

鸭血豆腐汤

材 料

熟鸭血、豆腐各200克，胡萝卜半根。

调 料

植物油、香菜叶、葱丝、姜丝、高汤、盐、水淀粉、胡椒粉、醋各适量。

做法

1. 胡萝卜去皮，与鸭血、豆腐洗净，切条，胡萝卜、豆腐汆水过凉。
2. 锅内倒油烧至六成热，放姜丝、葱丝煸香，加高汤，大火烧沸后放入鸭血、豆腐、胡萝卜，大火再次烧沸后转小火，加盐，用水淀粉勾薄芡，撒香菜叶、胡椒粉，加醋即可。

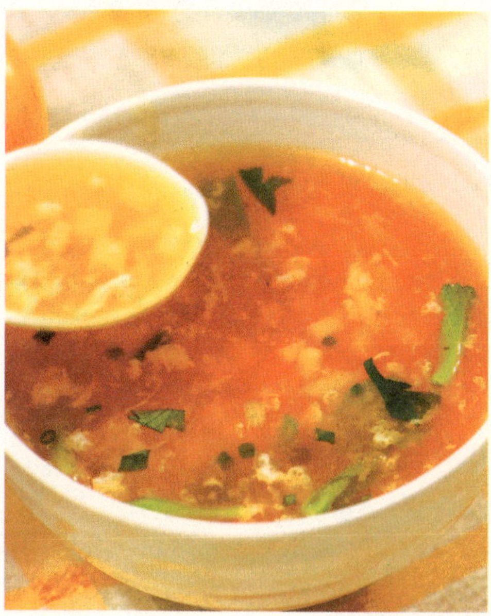

夏季喝汤生津固表

长夏暑邪最易损伤脾胃阳气，因其性重浊黏滞，易阻遏气机，病多缠绵难愈。脾性喜燥而恶湿，一旦脾阳为湿邪所遏，则可能导致脾气不能正常运化而气机不畅，脾虚湿困，导致消化吸收功能低下。尤其是脾气升降失和后，水液随之滞留，常见水肿形成，目下呈卧蚕状。因此，暑湿季节应适当选用一些健脾燥湿的食物，以调理脾胃功能。

夏季煮汤的选料原则

夏季炎热，人体多汗，盐分会随汗液流失，若心肌缺盐，心脏搏动就会出现失常。中医认为夏季宜多食酸味以固表，多食咸味以补心。夏天闷热、潮湿的气候容易使人体的消化吸收功能相对减弱。此时宜选用清淡原料制汤，不宜肥甘厚味。

夏季煮汤可以比其他季节的汤适当多添加一些咸味，午餐前趁热喝下，在潮湿闷热的天气，可以起到发汗并补充体内盐分的作用。有些人一到夏季就会出现食欲不振、厌食、寡言等状态。此时就适宜选择助消化、可解暑、水溶性维生素丰富的原料制作汤羹。例如以禽类、鱼类为主料，配以菌类、果蔬等煮制，适当添加大蒜、洋葱等属辛配料。另外适当提高原料中B族维生素的供给，可减少各类炎症的发生概率。夏季日照充足，紫外线强烈，适当补充维生素E，可以减低阳光对皮肤加速衰老的伤害。适合在夏季制汤的原料有：禽类以鸭肉为佳，鸭肉有滋阴养胃、健脾补虚、利湿的作用。蔬菜有番茄、苦瓜、莴苣、芹菜、莲子、百合、冬瓜等。

夏季喝汤忌冰冷、寒凉

夏季虽天气炎热，但不能以“冰”解热。例如绿豆汤、酸梅汤、广东凉茶等消暑解渴佳品，冰镇后虽然解暑，但凉气极易刺激胃肠，会引起腹泻、头晕等症，天气越热，这种状况就越明显。若要饮冰汤，可以将汤品送入口后，徐徐咽下，以减少对胃肠道的刺激。切不可贪凉、贪多，虚型体质人群不可冰镇饮用。不能将冰镇消暑汤品代替饮水。

在夏季尤其要注意喝汤还要吃掉主料。餐前连汤带料一并吃掉，可以补充人体必需的营养，对“苦夏”人群极为有利。

推荐汤品

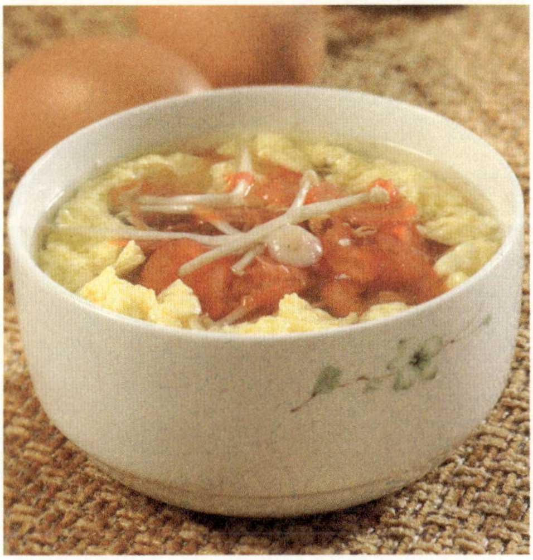

番茄金针菇蛋汤*

材 料

金针菇80克、番茄1个（约120克）、鸡蛋2个、鸡汤600毫升。

调 料

盐、香油各适量。

做法

1. 金针菇择洗干净，去根，切段；番茄洗净，去皮切片；鸡蛋磕入碗中打散。
2. 锅置火上，加鸡汤煮沸，放金针菇、番茄煮2分钟，改小火淋入鸡蛋液。
3. 加盐调味，盛入碗内，淋香油即可。

名厨解析

↘番茄是酸味食物，能弥补夏季因出汗过多丢失的津液，与金针菇、鸡蛋一起煮汤，有清热解暑、养心安神的功效。

清凉瓜块鱼丸汤*

材 料

黄瓜、香菜各1根，鱼肉200克。

调 料

葱花、水淀粉、料酒、盐、鸡精、香油、植物油、清汤各适量。

做法

1. 将黄瓜洗净切成斜片；鱼肉剔除刺，用刀背斩成蓉，装入容器，加水淀粉、料酒、盐顺着一个方向搅至上劲；香菜择洗净，切成1.5厘米长的段备用。
2. 锅内倒植物油烧至六成热，放入葱花煸香，倒入清汤，大火烧开后转小火，把鱼蓉挤成小丸子下锅氽熟后，放入黄瓜片，大火滚开后，放盐、鸡精调味，撒上香菜段，淋香油即可。

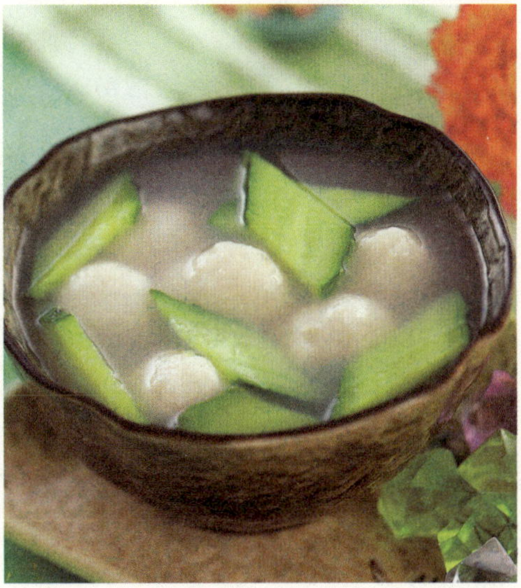

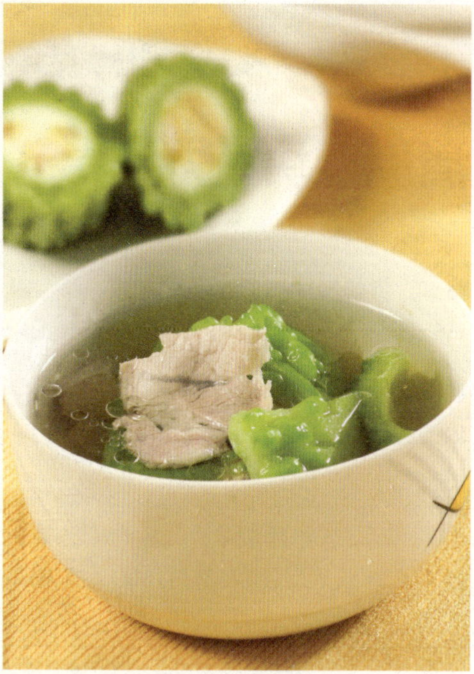

莲子豆腐汤*

材 料

盒装鸡蛋豆腐1盒，莲子20克，水发银耳、枸杞子各10克。

调 料

冰糖适量。

做法

1. 将鸡蛋豆腐从盒中取出，切块；莲子泡发，洗净；银耳洗去杂质，撕成小朵；枸杞子洗净。
2. 锅中加入适量清水，放入莲子煮沸，待莲子将熟时，放入豆腐、银耳、枸杞子、冰糖煮沸即可。

名厨解析

夏季是莲子成熟的季节，与豆腐一同煲汤，不仅清热解暑，还能补充多种矿物质。

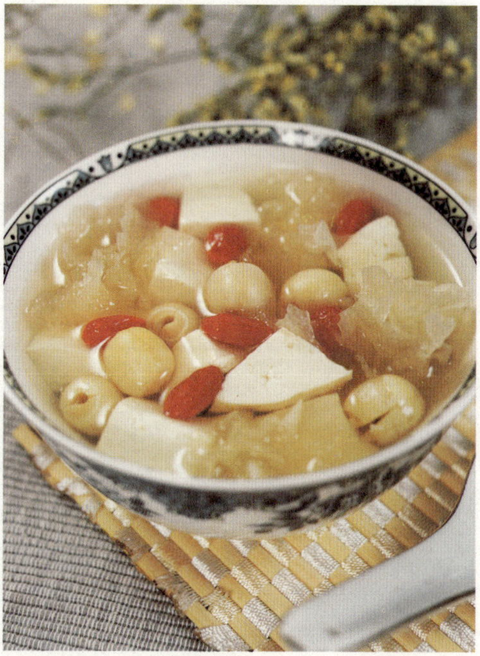

苦瓜瘦肉汤*

材 料

苦瓜100克、猪瘦肉300克、清汤1000毫升。

调 料

盐、味精、香油、葱花、胡椒粉、姜各适量。

做法

1. 将苦瓜洗净，对剖两半，去瓤，切块；猪瘦肉洗净切片；姜洗净切片。
2. 把苦瓜块放沸水中氽水捞出冲凉。
3. 锅置火上，倒入清汤煮沸，放入猪瘦肉片、姜片煮20分钟，再放苦瓜、盐煮15分钟。
4. 加味精、胡椒粉调味，撒上葱花，淋入香油即可。

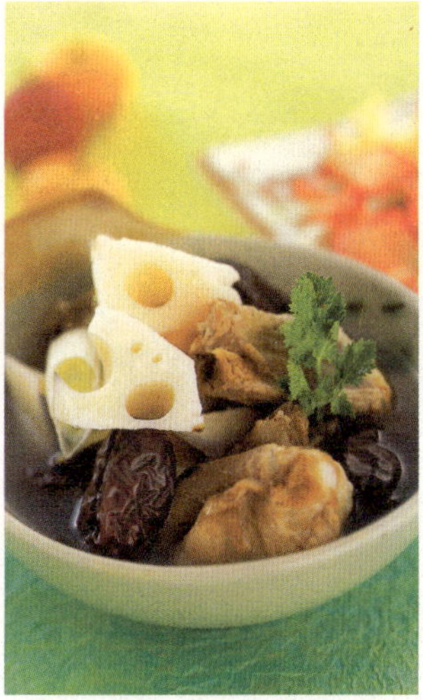

丝瓜面筋汤

材料

丝瓜2根、油面筋100克、粉丝50克。

调料

葱花、盐、味精、胡椒粉、香油、植物油、清汤各适量。

做法

1. 将丝瓜洗净刮皮，切滚刀块；油面筋逐一切成块；粉丝洗净剪段。

2. 锅内倒植物油烧至六成热，放入葱花煸香，放丝瓜翻炒片刻，倒清汤，大火烧开后放入油面筋、粉丝中火煮5分钟，放盐、味精、胡椒粉调味，淋香油即可。

名厨解析

丝瓜是夏季盛产的补水清热的好食材，用于煮汤，不仅清热消炎，还能补充多种维生素。

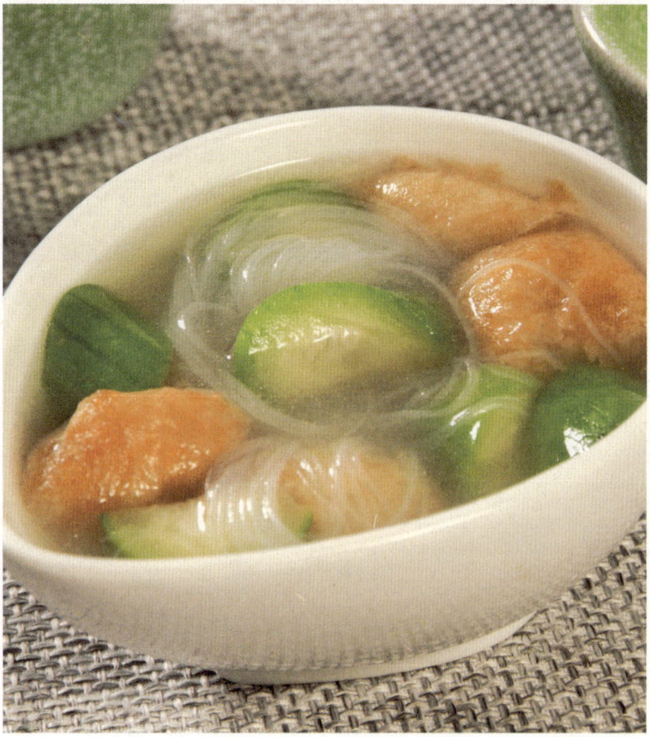

排骨莲藕汤

材料

猪肋排、莲藕各300克，红枣5颗。

调料

姜片、葱段、料酒、盐、香菜段各适量。

做法

1. 猪肋排洗净顺骨缝切成单根，斩成段，汆水捞出，洗去血沫；莲藕洗净去皮，切块备用。

2. 锅内放入适量清水，放入汆好的排骨、姜片、葱段、料酒，大火烧开后转小火炖1小时，放入切好的藕块、红枣；大火烧开后再改小火焖煮半小时，加入适量盐调味，撒香菜段即可。

秋季喝汤滋阴润燥

关于秋季养生，《黄帝内经》有“秋冬养阴”之说，这是因为人体经春夏发萌长足之后，将进入收藏之时，此时对阴精一类物质的需要量增加。如果阴精能够充足，则能为入冬后的潜藏提供良好的物质基础。

中医学认为，春夏属阳，秋冬属阴。秋风渐来，天气渐凉，各种植物自然成熟，是由“长”转向“收”的收敛过程。《管子》指出：“秋者阴气始下，故万物收。”这里的阴气始下，是说在秋天由于阳气渐收，而阴气逐渐生长起来；万物收，是指万物成熟，到了收获之时。秋季是一个由热转寒，即“阳消阴长”的过渡阶段，人体的生理活动也要适应自然的改变，随“长夏”到“秋收”而相应改变。因此，秋季养生不能离开“收、养”这一原则，也就是说，秋季养生一定要把保养体内的阴气作为首要任务，以适应自然界阴气渐生而旺的规律，从而为来年阳气生发打基础，而不应因耗精而伤阴气。具体来说就是要早睡早起、安神宁志，以顺应秋令的特点，减轻秋季肃杀之气对人体的影响。

秋季煮汤的选料原则

金秋时节，果蔬最为丰富，适宜调养脾胃、助气补筋、益肾养元气。据《千金方·食治》记载：“秋七十二日，省辛增酸，以养肝气；季月各十八日，省甘增咸，以养肾气。”我国秋季有“贴秋膘”的习俗，那是因为古时前有苦夏后有冬季食物匮乏的情况，而今切不可贪多。制作汤羹时不可肥腻，不可脂肪、热能含量过高。尽量少选用辛辣刺激的原料制汤，应借助秋季瓜果丰盛时，多添加果蔬在汤羹里，以解“贴秋膘”时造成的油腻，以避免湿热之气的堆积。入汤原料以平补为佳，不宜选用大补的原料。

秋季喝汤滋阴润燥

进入秋季，不可饮用冰饮，以避免消化吸收功能疾病。进入秋季后，空气会相对干燥，敏感者皮肤会有瘙痒感。秋季宜常饮用以植物性原料为主料、添加适量动物性辅料的汤品，亦宜养阴滋燥、宜肝补气的汤品，不宜过于油腻。秋季汤饮要以清汤类为主，一来滋润脾胃，二来补充水分，缓解干燥。

推荐汤品

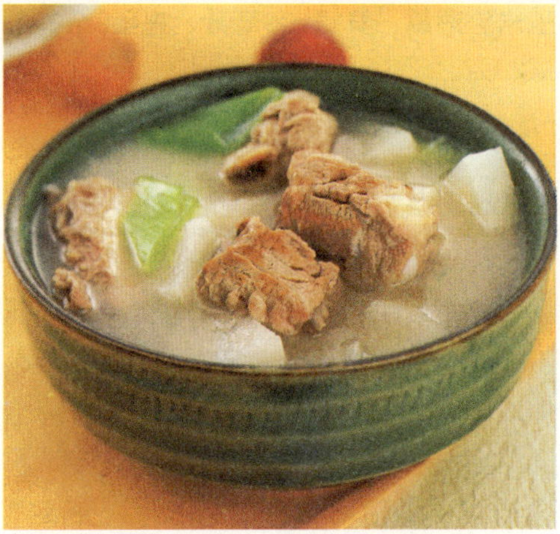

排骨萝卜顺气汤*

材料

猪肋排300克、白萝卜500克。

调料

姜片、葱段、料酒、盐各适量。

做法

1. 猪肋排洗净，斩成寸段，放入沸水锅中汆水捞出，洗去血沫；白萝卜洗净去根须，切块汆熟过凉备用。
2. 锅内放入适量凉水，放入汆好的排骨、姜片、葱段、料酒，大火烧开后改小火煲1小时；放入萝卜块，大火烧开后改小火慢炖30分钟，加盐调味即可。

名厨解析

↘萝卜有清热化痰、生津止咳、益胃消食的功效，是秋季养肺佳蔬，与排骨一起煲汤，不仅有滋补的功效，而且补而不腻。

参麦黑枣乌鸡汤*

材料

西洋参10克，麦冬、黑枣各20克，乌鸡1只。

调料

姜、盐各适量。

做法

1. 西洋参洗净，切片；麦冬、黑枣分别洗净；姜洗净切片。
2. 乌鸡宰杀，去毛、头、内脏，洗净，入沸水锅中汆去血水后捞出，用清水冲洗干净。
3. 煲锅中倒入适量清水煮沸，放入西洋参片、麦冬、黑枣、乌鸡、姜片，大火煲沸后转小火煲3小时，加入适量盐调味即可。

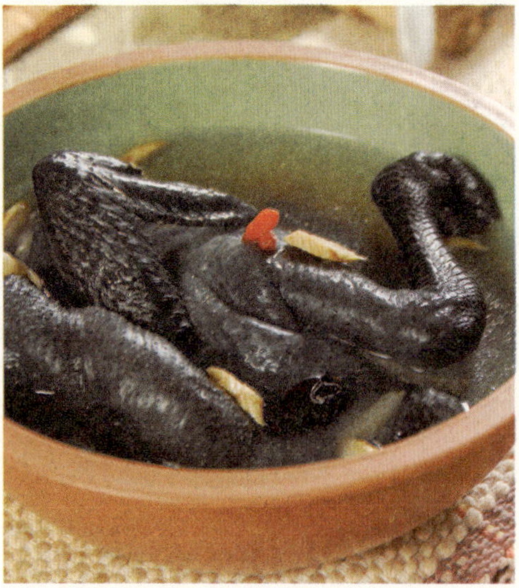

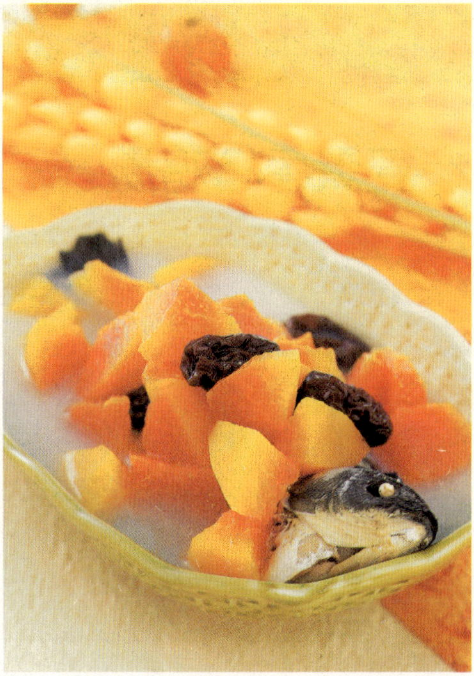

香浓玉米汤*

材料

玉米碎适量、鲜奶200毫升、鸡蛋2个、香菜20克。

调料

水淀粉、白糖、盐、鸡精各适量。

做法

1. 将香菜择洗干净，切末；鸡蛋磕入碗中，打散。
2. 锅中加水，放入玉米碎，煮沸后转小火熬煮30分钟，加入鲜奶，将水淀粉沿锅边淋入锅中勾芡，搅动汤汁，使汤汁煮至呈黏稠状。
3. 把打散的蛋液倒入锅中，最后放入白糖、盐、鸡精调味，撒上些香菜末再次煮沸即可。

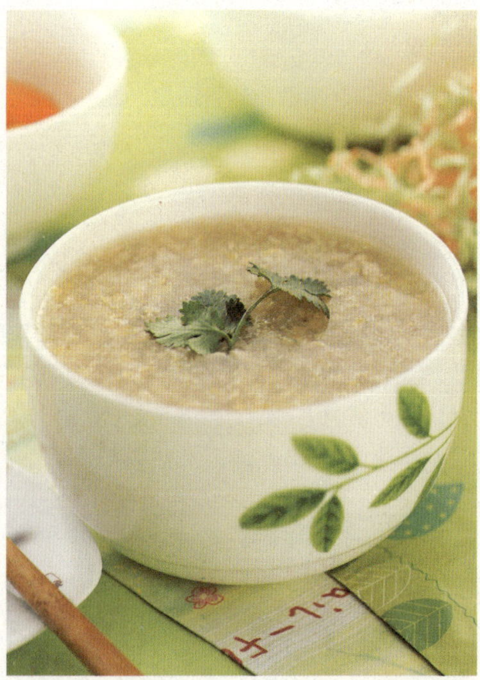

木瓜鲤鱼汤*

材料

鲤鱼1条（约500克）、木瓜300克、红枣6颗。

调料

植物油、姜片、料酒、盐、鸡精、清汤各适量。

做法

1. 将鲤鱼刮鳞、去鳃、开膛去内脏洗净，沥干水分；木瓜洗净去皮、子，切成滚刀块；红枣洗净去核备用。
2. 锅内倒油烧至六成热，放入姜片煸香，放入鲤鱼煎至两面微黄断火。
3. 沙锅内放入清汤，大火烧开，放入鲤鱼、木瓜、红枣、料酒，开锅后转小火煲2小时，加入盐和鸡精调味即可。

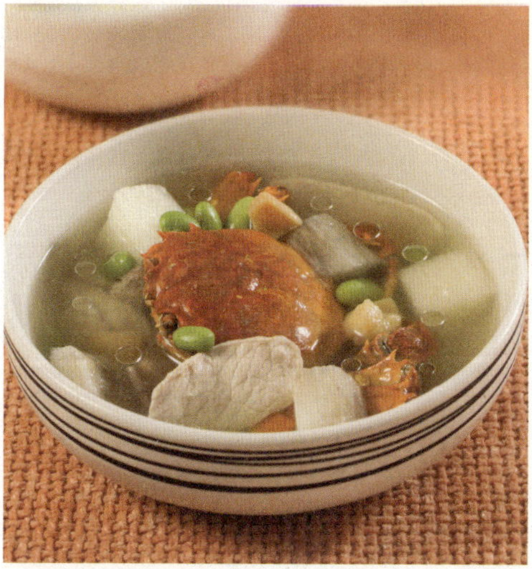

蟧蟹瘦肉汤

材料

蟧蟹200克，猪瘦肉80克，鲜贝、山药、青豆各50克。

调料

盐适量。

做法

1. 猪瘦肉洗净切块，放入沸水中汆水捞出；蟧蟹洗净，放沸水中略汆后捞出。
2. 山药去皮洗净，切块；青豆、鲜贝分别洗净。
3. 煲锅置火上，倒入适量清水，煮沸，放入猪瘦肉块、蟧蟹、鲜贝、山药，大火煲5分钟，加入青豆，改小火煲35分钟，加盐调味即可。

名厨解析

↘秋季是吃蟧蟹的大好时机，这时的蟧蟹不仅个大，体肥，而且肉脂丰盈，但是在烹制前一定要刷洗干净，而且彻底熟后才能食用。

香芋鸡汤

材料

土鸡半只、芋头100克、枸杞子10粒。

调料

植物油、姜片、葱段、料酒、盐、清汤各适量。

做法

1. 将土鸡洗净，斩成大块，汆水捞出，洗去血沫沥干；芋头剥皮洗净，切成块，汆水过凉；枸杞子洗净用温水泡软备用。
2. 锅内倒油烧至六成热，放入姜片、葱段煸香，放入鸡块，煸炒片刻。
3. 沙锅内倒入清汤，大火烧开后放入鸡块、葱段、姜片、料酒，开锅后小火焖煮1小时，放入芋头、枸杞子，大火烧开后转小火继续焖煮1小时，放入盐调味即可。

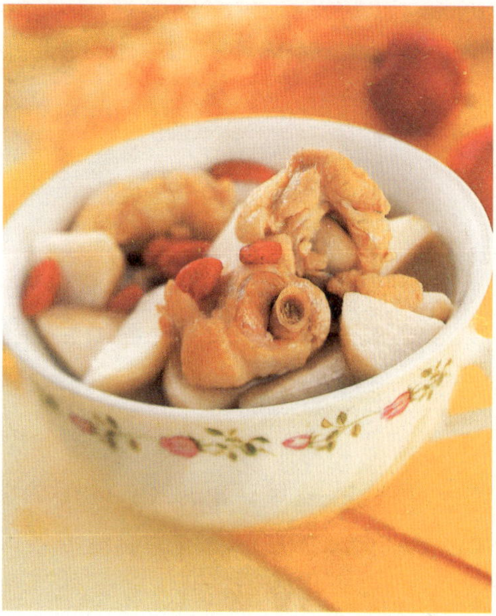

冬季喝汤滋补暖身

在寒气笼罩的冬季，阴气盛极，阳气潜藏，大地冰封，万物闭藏，此时调神，当以收谧、封藏为好，以保护人体阳气，使其闭藏、内养而不被打扰；神气不外露，如有隐私之状，以蓄养精锐，来年方能体态安康；要做到早睡晚起，等到日光出现时起床才好，不要让皮肤开泄出汗，汗出过多会耗伤阳气。因此在一年中最寒冷的季节讲究养生保健是很重要的。

冬季煮汤的选料原则

冬季是最适宜滋补的季节，应养肾助筋、调理肾旺，煮汤时适宜以沙锅为煮汤工具。此时适当添加果蔬，调节油腻，增加B族维生素的供给，可以减少各类炎症的发生概率。冬季身体畏冷，除了体质虚寒外，还有可能会机体缺铁。所以冬季适当饮用富含铁的滋补汤品，可以缓解人体对于寒冷的畏惧，比如富含丰富钙、铁的海带，可提高机体御寒能力。适当饮用富含维生素C的汤品，可以有效地提高抵抗力，预防感冒。冬季气温的下降，使人体交感神经兴奋，小血管收缩，血压升高，心率加快；并使血中纤维蛋白增加，易形成动脉血栓。此时煲汤，可适当选用富含蛋白质的制汤原料，如猪、牛、鸡、兔以及富含植物性蛋白的原料。适合冬季煮汤的原料还包括：羊肉、红薯、胡萝卜、藕、土豆、辣椒、枣、核桃、海带等。

冬季不宜盲目喝汤进补

冬季喝汤不宜无病进补。冬季适宜选用温和的食物滋补，但不宜盲目进补。滋补汤品不宜每日连续饮用，间隔期间适宜以清淡汤品缓解。

冬季不宜慕名进补，如人参、冬虫夏草一类，并不适合所有人，应慎选制汤原料，因为滋补不当会适得其反。在冬季中国北方地区因供暖，空气较干燥，南方会因湿而有冷感，因此饮汤要随地域、情况的不同而不同。

若是家里潮冷，除了利用空调之类的电器除湿外，还适宜升补。适量添加去湿功效的制汤原料，能缓解机体的不适感。适合冬季升补之药包括红参、当归、红枣、桂圆、核桃、板栗、杜仲等。

推荐汤品

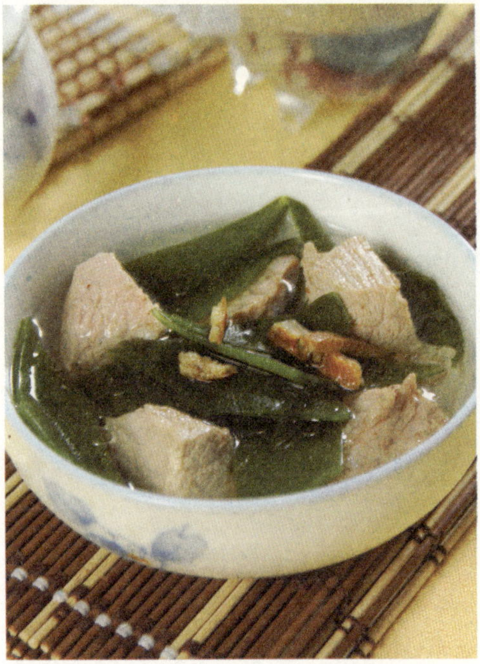

当归黄芪乌鸡汤*

材料

乌鸡肉250克、黄芪20克、当归15克、枸杞子5克。

调料

料酒、味精、盐各适量。

做法

1. 乌鸡肉洗净，切块，加适量料酒、盐，腌渍5分钟。
2. 把鸡肉块、当归、黄芪置于沙锅内，加入适量水，将沙锅置大火上煮沸，再转小火煮30分钟，加入枸杞子稍煮，加入盐、味精调味即可。

海带猪肉汤*

材料

水发海带200克、陈皮2块、猪瘦肉500克。

调料

盐、料酒、胡椒粉、姜、葱、香菜各适量。

做法

1. 水发海带清洗干净，切成菱形片；猪瘦肉洗净切块；姜洗净拍破；小葱洗净打成结；香菜洗净切段。
2. 煲锅置火上，倒入适量清水，放入海带、陈皮、猪瘦肉、姜、葱结，用大火煮沸，烹入料酒，改用小火煲1小时，加盐、胡椒粉调味，撒上香菜段即可。

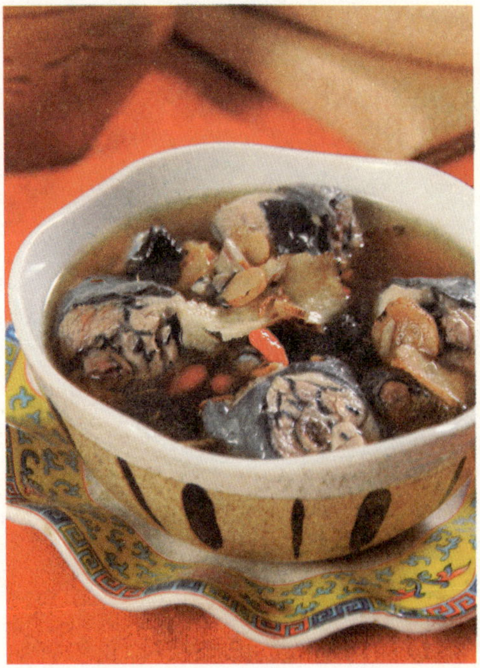

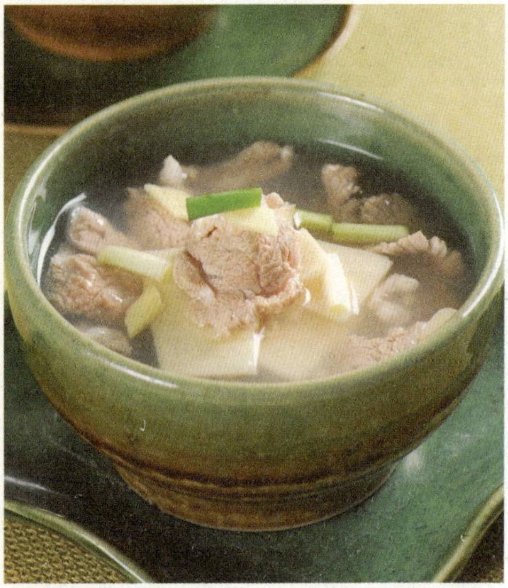

羊肉清汤

材料

羊肉600克、冬笋3个。

调料

香葱、姜、盐、料酒各适量。

做法

1. 羊肉洗净切块，汆水，捞出沥干；冬笋洗净去壳，取笋肉切滚刀块；葱洗净，打结；姜洗净拍碎。
2. 用直身瓦煲烧滚清水，把羊肉、冬笋及料酒、姜、葱结加入锅中，盖上盖大火烧约15分钟，改中火煲约30分钟，再用小火煲至羊肉和笋块均酥软，加盐调味，拣去姜、葱结即可。

名厨解析

羊肉是传统冬令进补佳品，能补中益气、开胃健力，还能驱寒生暖、补气旺血，增强抗寒能力。

咖喱牛肉汤

材料

牛腩、土豆各300克。

调料

植物油、葱段、姜片、油咖喱、料酒、盐、清汤各适量。

做法

1. 将牛腩洗净切块，汆水，捞出，沥干；土豆削皮、洗净，切成滚刀块备用。
2. 锅内倒油烧至六成热，放入土豆块，煸成金黄色出锅沥油。
3. 沙锅放入适量清汤，大火烧开后放入牛肉、葱段、姜片、油咖喱、料酒，大火煮沸后改小火焖煮2小时，放入土豆块，大火开锅后小火焖煮30分钟，放入适量盐调味即可。

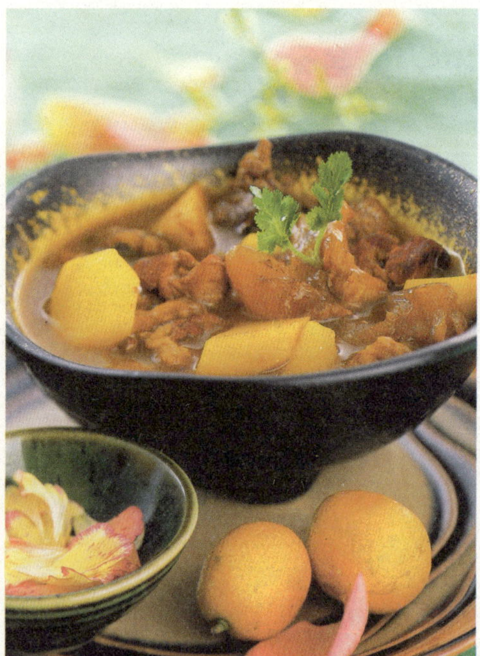

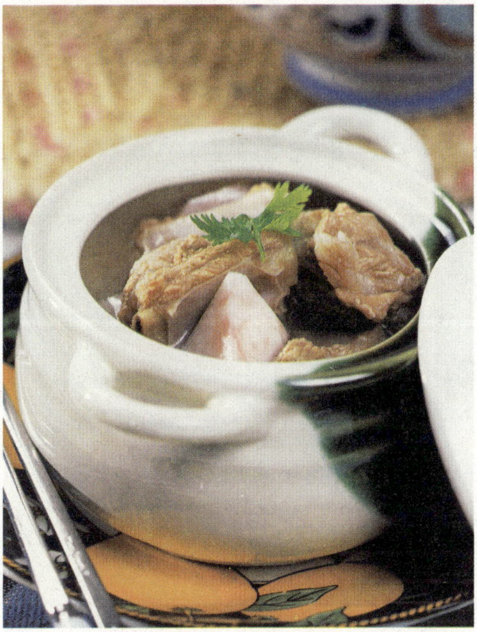

八宝滋补鸡汤*

材料

三黄鸡1只，山药、胡萝卜、荸荠各100克，玉米笋50克，薏米20克，红枣10克，陈皮5克。

调料

盐、味精、胡椒粉、清汤各适量。

做法

1. 薏米洗净，用温水浸泡2小时；三黄鸡宰杀洗净，切大块，放入沸水锅中汆去血水后捞出；山药、胡萝卜、荸荠分别去皮，洗净，切块；玉米笋、红枣、陈皮洗净备用。
2. 煲锅置火上，倒入清汤，放入鸡块、山药块、胡萝卜块、荸荠块、玉米笋、薏米、红枣、陈皮，大火煮沸后改小火煲1小时。
3. 加盐、味精、胡椒粉调味即可。

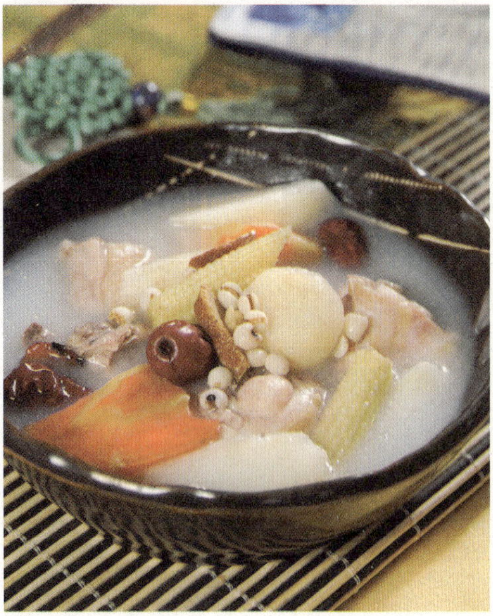

芋头排骨汤*

材料

猪小排1000克、芋头100克。

调料

植物油、酱油、料酒、白糖、淀粉、蒜末、盐、香菜末各适量。

做法

1. 猪小排洗净，放酱油、淀粉腌一下，然后放入热油中炸至黄色，捞出备用。
2. 芋头去皮，洗净，切块，入热油锅炸至外皮发黄，捞出备用。
3. 另取锅倒油烧热后放入蒜末，炒出香味，再放入炸好的排骨、芋头，加入料酒、白糖、盐，加水烧开后改小火煮至芋头熟软，放入沙锅中再煲15分钟。
4. 等汤汁再烧开时，撒上些香菜末稍煮即可。

Part

7 认清体质喝对汤

提要

- 不同体质的表现
- 不同体质的营养需求
- 不同体质的汤饮养生

医学上讲究对症下药，饮食养生也应根据个人的体质不同而有所区别。食物有五性五味，不同性味的食物有不同的养生功效，适合于不同的体质，汤饮养生也是如此。只有根据个人的状况对症喝汤，才能起到养生保健的作用。

热性体质——汤品宜以清淡鲜香为主

热性体质特征

热性体质日常表现为：经常口渴，喜喝冷饮，便秘，尿量少且黄，多有炎症、充血症，易紧张、兴奋。

热性体质的营养需求

热性体质人群大多因为肉类、牛奶、奶酪等摄入较多。食用过多的热性食品会引起各类炎症，严重者会诱发高血压。热性体质人群体内并不会缺乏脂肪、糖类，但维生素、矿物质及水会较其他人群摄入或吸收较少。所以，应适当丰富膳食中维生素、矿物质的供给，多食用富含膳食纤维的食物，这样可以改善肠道吸收消化功能。

热性体质怎样以汤调养

热性体质者宜多食用偏寒凉的食品，少食温热的食物；宜多食用瓜果蔬菜，汤品以清淡鲜香为主，原料以鸭、海鱼及寒凉食物为佳，不宜选用辛辣类、牛羊等畜类以及其他温热助火的原料。体质仅偏热时，会伴有湿性、虚性等特征，寒凉性食物的摄入应适可而止，否则易造成胃肠功能紊乱。

推荐汤品

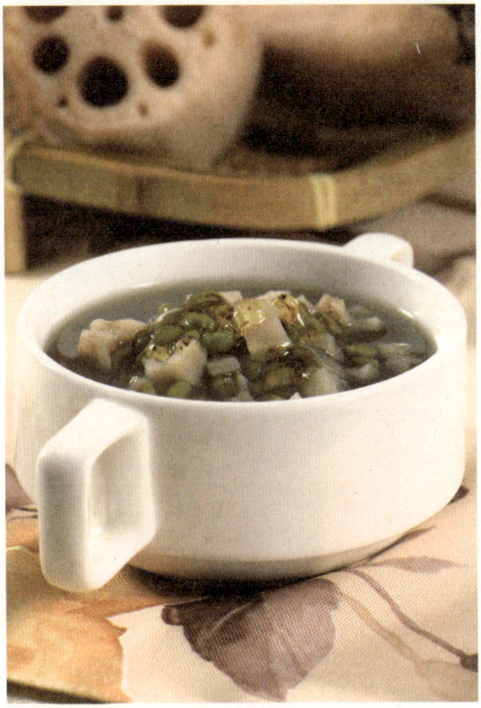

冬瓜薏米瘦肉汤

材料

猪瘦肉100克、冬瓜200克、薏米150克。

调料

盐、味精、香油、高汤各适量。

做法

1. 猪瘦肉洗净，切末备用；薏米洗净，用水浸泡2小时；冬瓜洗净，去皮去瓤，切成象眼片。
2. 沙锅置火上，倒入高汤，下入薏米，大火煮沸，转小火煮30分钟至米熟烂，倒入冬瓜煮至入味，放入猪肉末稍煮，加盐、味精调味，淋入香油即可。

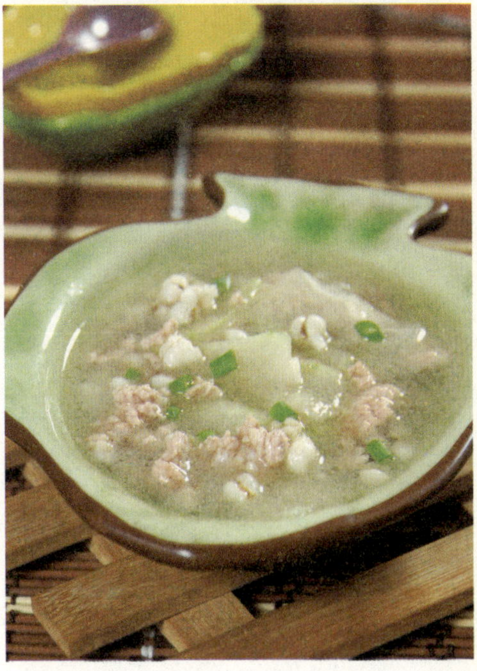

绿豆莲藕汤

材料

绿豆150克、莲藕100克。

调料

桂花酱、冰糖各适量。

做法

1. 绿豆洗净，放入锅内加水，大火煮沸，转小火熬煮；莲藕洗净，切成丁。
2. 待绿豆煮至开花，放入藕丁，搅拌一下，继续煮10分钟。
3. 放入桂花酱、少许冰糖，搅匀关火，即可盛汤。

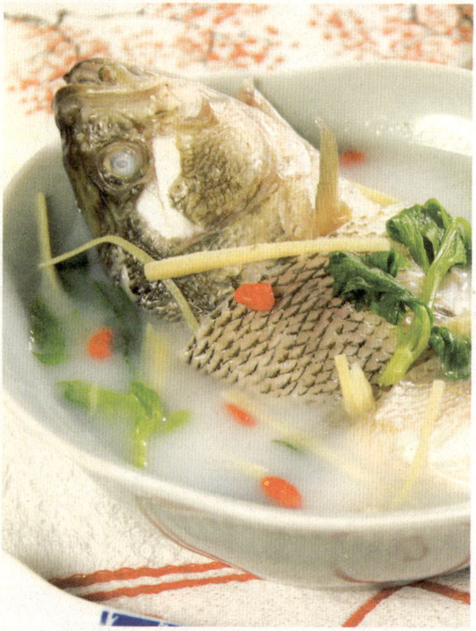

姜丝鲈鱼汤*

材 料

鲈鱼250克、豆腐100克、枸杞子20克、鲜姜10克。

调 料

高汤、盐、胡椒粉、香芹叶各适量。

做 法

1. 鲈鱼处理干净，入沸水锅中汆去血沫；豆腐洗净，切成2厘米宽、3厘米长的厚片，汆水，捞出；鲜姜洗净，去皮切成细丝；枸杞子洗净，用温水泡一会儿。
2. 汤锅加高汤煮沸，倒入豆腐煮10分钟，再放入鲈鱼、姜丝和枸杞子同煮10分钟。
3. 开锅后加入盐和胡椒粉调味，撒上香芹叶即可。

鱼丸清汤*

材 料

鱼丸200克、菜心50克。

调 料

高汤、胡椒粉、味精、盐、酱油各适量。

做 法

1. 菜心洗净，切段。
2. 锅内入高汤煮沸，放入鱼丸煮至浮起，熄火，加菜心、胡椒粉、味精、盐、酱油调味即可。

名厨解析

↘鱼丸也可以自制：将葱、姜、蒜剁碎浸泡在适量清水中备用；鱼肉剔去刺，用刀背剁成鱼泥，放入大碗中，加入料酒、蛋清、葱姜蒜水、盐，顺着一个方向搅打至上劲。左手抓鱼泥，挤成丸状，右手拿勺将鱼丸放入锅内清水中，中火煮至鱼丸浮起即可。

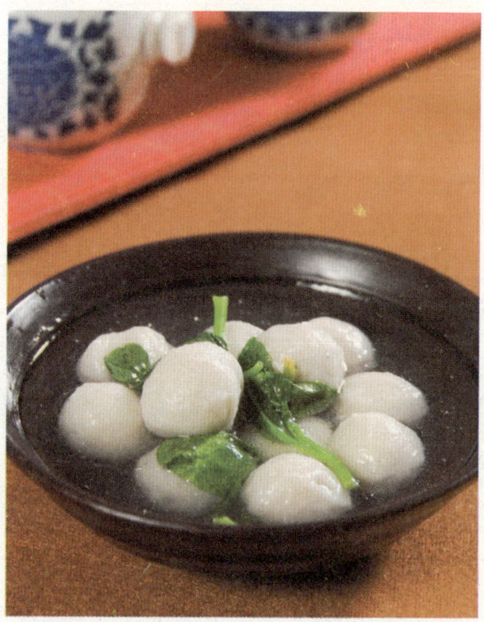

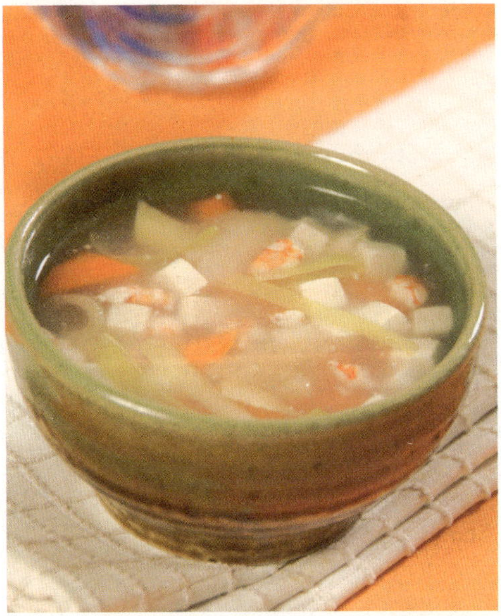

荸荠海蜇汤

材 料

荸荠、海蜇头各80克。

调 料

姜适量。

做法

1. 荸荠洗净，去皮，切片。
2. 海蜇头洗净，漂去咸味；姜洗净切成细丝。
3. 锅置火上，倒入适量清水煮沸，放入荸荠片、海蜇头、姜丝，大火煮沸。
4. 改小火再煮5分钟即可。

名厨解析

↘荸荠是冬季盛产的果品，肉质洁白，味甜多汁，清脆可口，既可作为水果，又能当蔬菜，自古有"地下雪梨"之美誉。汤中加入荸荠有清热降火、清口解腻，适合热性体质者食用。

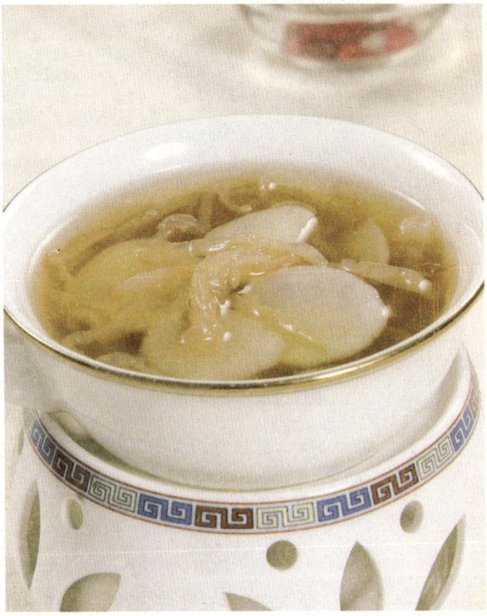

三鲜豆腐汤

材 料

嫩豆腐300克，胡萝卜、鲜虾仁、水发海参各50克，清汤800毫升，韭黄适量。

调 料

盐、味精、料酒、胡椒粉、香油、植物油、姜片、水淀粉各适量。

做法

1. 嫩豆腐洗净上锅蒸透，除去外层硬皮后切小丁；虾仁、海参洗净切成丁，加少许盐、料酒、水淀粉搅匀上浆；胡萝卜洗净切成丁；韭黄洗净，切成3厘米长的段。
2. 锅内入植物油烧至五成热，下姜片炝锅，加清汤、豆腐、虾仁、海参、胡萝卜，沸后撇浮沫，再加盐、味精、料酒、胡椒粉调味，水淀粉勾芡，撒韭黄段，淋入香油即可。

寒性体质——汤品宜以温热原料为主

寒性体质特征

寒性体质表现为：可长时间不饮水，喜喝热水，尿量多、色淡，贫血，乏力，生理周期较迟。寒性体质在女性中比较常见，常伴有虚性体质。

寒性体质的营养需求

寒性体质者食用过多寒凉食物时会造成末梢血液循环不良，会出现畏冷症状，严重者会手足麻木。除加强锻炼、保证生活规律外，寒性体质者可适当增加蛋白质、维生素A、维生素B_1、维生素B_2、维生素B_5、维生素C等营养素，以及铁、锌等矿物质的摄入。寒性体质缺乏维生素C更易造成机体疾病，但食补要从温性原料（如枣、桃等）中摄取。

寒性体质怎样以汤调养

饮食煮汤以温热类原料为主，忌食寒凉、辛辣刺激的食物。可选用牛、羊等温热性畜类，配平性辅料为佳。调味适合清淡、咸鲜、酸甜等口味。寒性体质者制汤最宜用沙锅，饮汤时宜拌食主料，饮汤后可食用清淡菜点。沙锅暖汤最宜调养胃肠，若饮汤后食用口味过重的菜，则降低了暖汤温胃的功效，且容易食用过量，造成消化不良。

推荐汤品

萝卜羊排骨汤*

材料

鲜羊排骨500克、白萝卜400克。

调料

葱、姜、盐、香葱花各适量。

做法

1. 羊排骨洗净，剁成大块，入凉水锅中煮沸，捞出用水冲净备用；白萝卜去皮洗净，切厚片；葱洗净切段；姜洗净切片。
2. 煲锅中倒入适量清水，放入葱段、姜片、羊排骨，大火煮沸后改用小火炖约1小时，加入白萝卜片继续炖煮约45分钟，加盐调味，撒上香葱花即可。

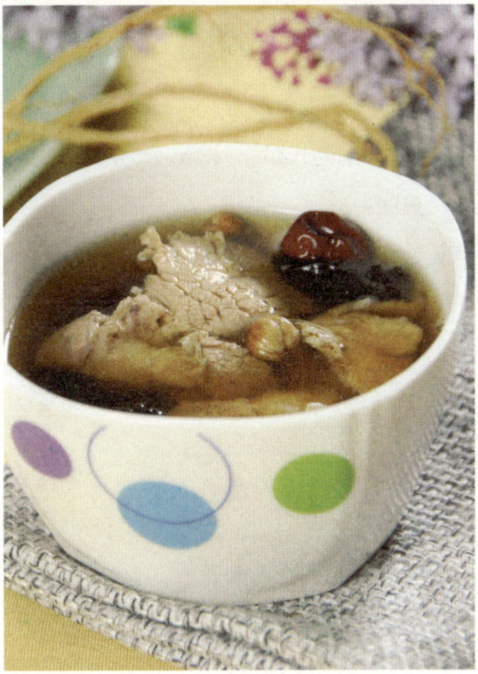

胡椒猪肚汤*

材 料

白胡椒30克、猪肚1副。

调 料

盐、料酒、味精、姜、葱花各适量。

做法

1. 姜洗净切成片；猪肚洗净，放入沸水锅中氽烫片刻，撇去浮沫，捞出稍放凉，切丝。

2. 煲锅内倒入适量清水煮沸，放入氽好的猪肚丝、白胡椒、姜片，大火煲沸后转小火煲约2小时，待汤稠肚烂时，加入盐、料酒、味精调味，撒上少许葱花即可。

名厨解析

↘白胡椒有除胃寒、消寒痰、化积食的功效；猪肚性温，有补胃健脾的作用，与胡椒一起煲汤，适合寒性体质者食用。

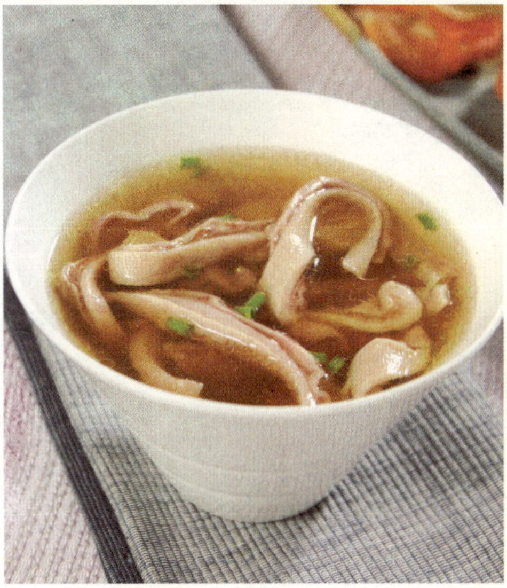

黄精猪肘煲*

材 料

猪肘500克、黄精20克、党参10克、白蔻2克、红枣10颗。

调 料

葱、姜、料酒、盐、味精、清汤各适量。

做法

1. 黄精、党参、白蔻、红枣分别洗净；葱洗净切段；姜洗净切片。

2. 将猪肘洗净，剔去大骨，刮去杂毛，剁块，入沸水锅中氽去血水，捞出用清水冲洗干净。

3. 煲锅内倒入清汤，放入黄精、党参、白蔻、红枣、葱段、姜片、猪肘块、料酒，大火煮沸，改小火煲3小时，放入盐、味精调味即可。

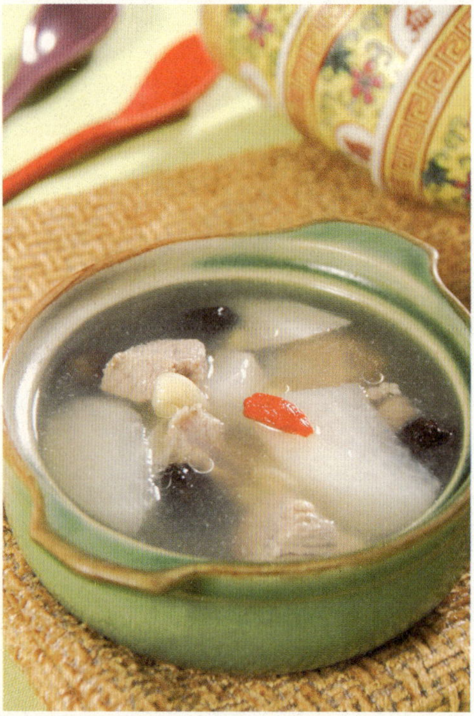

山药乌鸡汤*

材 料

乌鸡1只、山药100克、枸杞子5克。

调 料

葱、姜、盐各适量。

做法

1. 山药去皮，洗净，切片；葱洗净，切长段；姜洗净，切成片；乌鸡宰杀去内脏洗净。
2. 锅置火上，倒入适量清水煮沸，放入乌鸡汆烫后捞出，用清水冲洗干净。
3. 煲锅内加适量清水煮沸，放入乌鸡、山药、姜片、葱段，大火煮沸后改小火煲约2小时，加枸杞子煲10分钟，加盐调味即可。

白萝卜煲牛肉*

材 料

白萝卜150克、牛肉300克、蜜枣30克、杏仁15克。

调 料

盐、姜各适量。

做法

1. 白萝卜洗净，去皮，切块；蜜枣去核洗净；杏仁洗净；姜洗净切片。
2. 牛肉洗净，放入沸水中汆去血水，捞出沥干，切块备用。
3. 煲锅置火上，倒入适量清水，放入牛肉块，大火煮沸后加入白萝卜块、蜜枣、杏仁、姜片，转小火煲1.5小时，加盐调味即可。

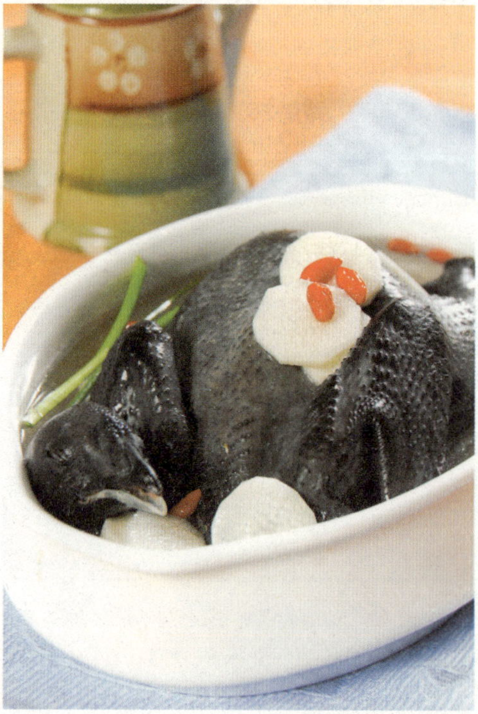

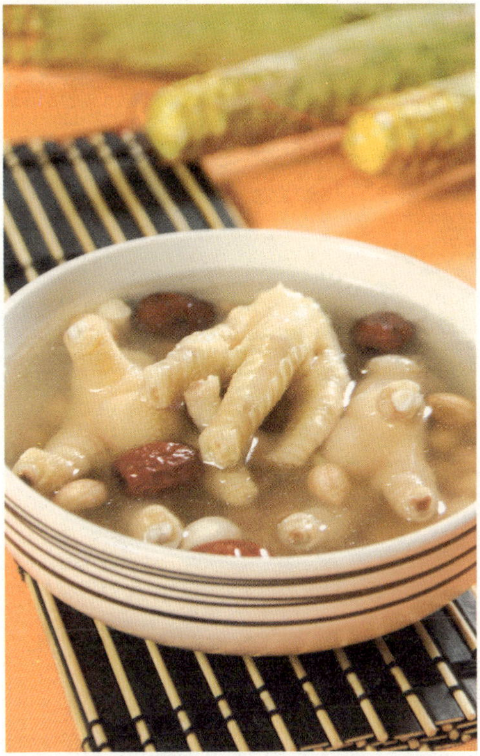

花生红枣鸡爪汤*

材 料

鸡爪5只、花生仁100克、红枣50克。

调 料

盐适量。

做法

1. 鸡爪洗净，切去爪尖，入沸水锅中汆烫后捞出用清水冲净；花生仁、红枣洗净，入清水中浸泡。
2. 煲锅置火上，倒入适量清水，将花生仁、红枣放入锅中，大火煮沸后转小火煲约1小时。
3. 放入鸡爪，继续用小火煲约1小时，加盐调味即可。

黄芪羊肉煲*

材 料

羊肉500克，老姜50克，当归、黄芪各15克。

调 料

料酒、盐、味精、清汤、老姜各适量。

做法

1. 将羊肉洗净，切成大块，用沸水汆一下，捞出，用温水洗去浮沫；老姜洗净，用刀拍松；当归、黄芪洗净备用。
2. 锅内倒入清汤，放入料酒、老姜、当归、黄芪、羊肉，大火烧开后，改小火煲3小时，加盐、味精调味即可。

名厨解析

↘羊肉性温，尤适宜寒性体质者进食，当归、黄芪都是温性药材，与羊肉一起煲汤，适合寒性体质者日常滋补。

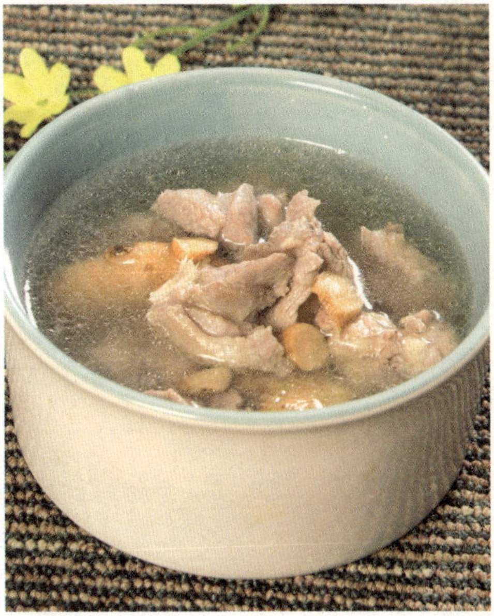

实性体质——汤品宜以平性、温性原料为主

实性体质特征

实性体质日常表现为：体力充沛，言语行动力充足，少汗，多便秘。

实性体质的营养需求

一般实性体质者饮食过于精细，虽体内主要营养素并不缺乏，但是需要提高微量元素、膳食纤维的供给，加强机体的排毒能力。除了生活要有规律、加强锻炼外，适时适量地补充水分很重要。选用果蔬、鱼类等营养丰富的原料制汤，能增加各类营养素及膳食纤维的摄入。

实性体质怎样以汤调养

实性体质者制汤原料宜丰富，平性、温性均可。适当选用寒凉的制汤原料，能减少体内的燥热感，但要适可而止。少食或不食过于火热的食物，如辣椒、羊肉等。制汤宜添加润肠、除湿的原料，如萝卜、白菜、冬瓜等。煮汤宜多用植物性原料、水生动物性原料，不适宜添加温补类滋补品。调味以清淡、咸鲜、甜酸等为好，可稍食微辣。

推荐汤品

培根白菜汤*

材料

白菜心250克、培根50克、水发香菇4朵。

调料

高汤、鸡油、盐、味精各适量。

做法

1. 将白菜心洗净，切成3厘米长、1厘米宽的条，用沸水稍烫，捞出沥净水；培根切片；香菇洗净，挤干水分，一切两半。
2. 锅内加入高汤煮沸，加培根、香菇、白菜条、盐烧开，撇去浮沫，待白菜软时加入味精、盐，淋上鸡油，盛入汤碗即可。

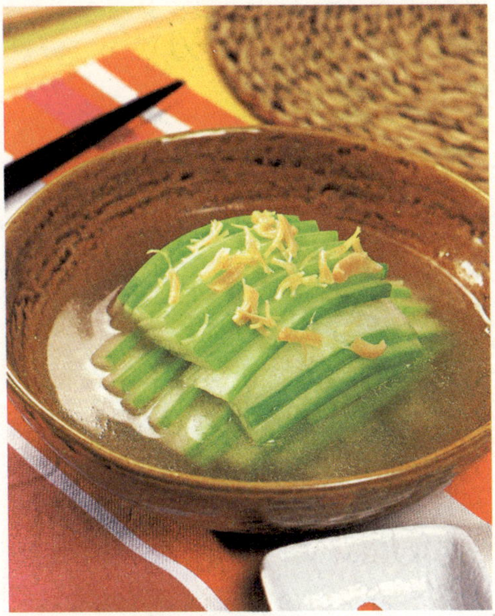

干贝冬瓜汤*

材 料

冬瓜200克、干贝50克。

调 料

姜片、盐各适量。

做法

1. 将冬瓜削皮，去子，切片；干贝用温水浸泡4小时后捞出，洗净备用。
2. 将干贝、姜片、热水加入容器，加盖，用大火加热至滚沸。
3. 加入冬瓜，待冬瓜熟烂后加适量盐调味即可。

名厨解析

↘干贝有降脂、降胆固醇、破坏癌细胞生长的作用；冬瓜清热利水，可用于小便不利者的食疗，与干贝一起煲汤，可用于实性体质者的日常调理。

牡蛎白菜汤*

材 料

牡蛎100克、白菜200克、水发香菇3朵、粉丝20克、鸡蛋1个、枸杞子适量。

调 料

清汤、胡椒粉、酱油、盐、葱各适量。

做法

1. 用盐水洗净牡蛎，捞出沥干水分。
2. 粉丝用热水泡软，过凉，捞出，沥水，切成约5厘米长的段；水发香菇洗净，去蒂，切片；葱洗净，切成细丝；鸡蛋磕入碗中并搅匀，将牡蛎放入蛋液中搅匀；白菜洗净，撕成小块备用。
3. 清汤入锅煮沸，放入香菇，待汤再次煮沸后，转小火，将牡蛎蛋液一勺一勺地舀入汤中。
4. 在煮沸的牡蛎汤中放入粉丝、白菜，然后再放盐、胡椒粉、酱油调味，放入枸杞子、葱丝，煮沸即可。

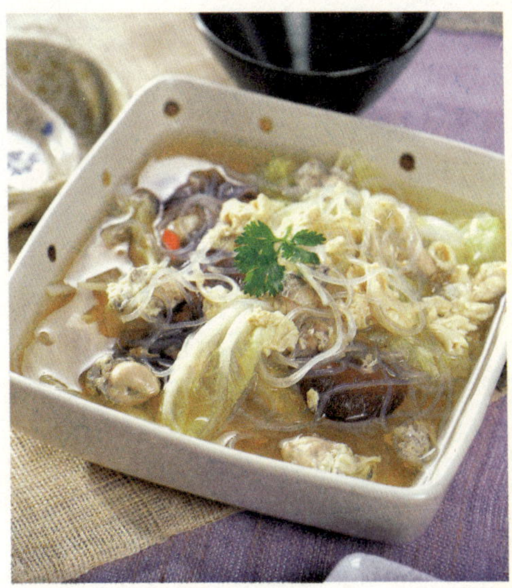

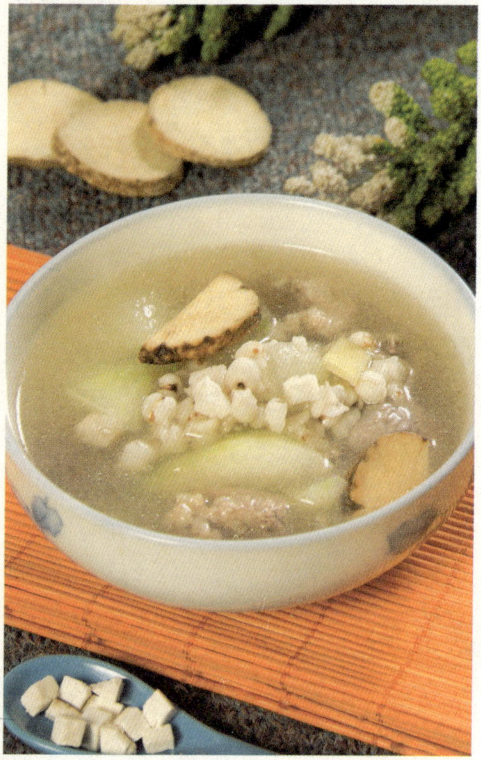

胡萝卜海带汤*

材 料

胡萝卜、水发海带丝各100克，葱50克。

调 料

植物油、盐、鸡精、香油、清汤各适量。

做法

1. 将胡萝卜洗净去皮，切成细丝；海带丝反复清洗干净，用沸水煮软后捞出沥干；葱洗净，切成长丝备用。
2. 锅内倒植物油烧至六成热，放入胡萝卜煸炒片刻，倒入清汤，放入海带丝大火煮沸后撒葱丝，加入适量盐和鸡精调味，淋入香油即可。

名厨解析

胡萝卜有健脾消积、下气定喘的功效，可用于保护视力、预防眼病；海带可降低血压、防止血管硬化、维持血液酸碱的平衡，与胡萝卜搭配煮汤，营养互补，且能促进机体对营养素的吸收。

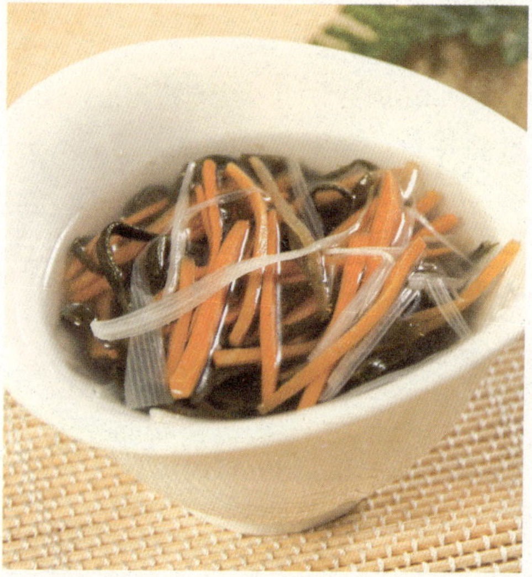

冬瓜瘦肉煲*

材 料

冬瓜300克，猪瘦肉200克，薏米20克，茯苓、泽泻各6克。

调 料

姜片、盐、鸡精、香油、清汤各适量。

做法

1. 将猪瘦肉洗净，切成块，用沸水汆烫后捞出沥干；冬瓜去皮、瓤，洗净，切块；薏米、茯苓、泽泻洗净备用。
2. 锅内倒入清汤，放瘦肉、薏米、茯苓、泽泻、姜片，大火烧开，改小火煲2小时，放入冬瓜煲20分钟，加盐、鸡精调味，淋香油即可。

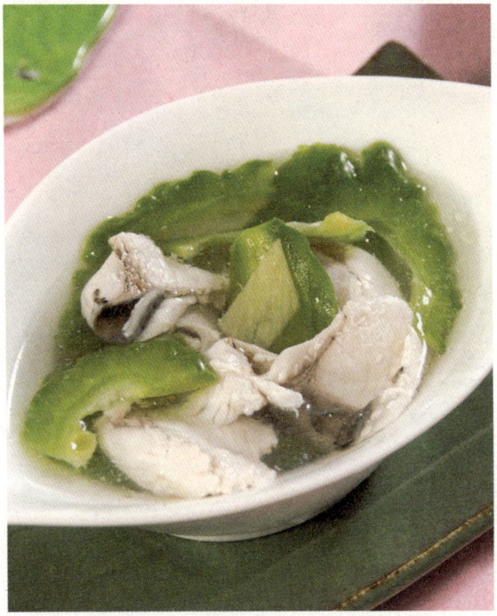

苦瓜鱼片汤*

材 料

鲤鱼1条、苦瓜1根。

调 料

姜片、盐各适量。

做法

1. 鲤鱼处理干净，剁去鱼头，取鱼肉，清洗干净，切成片；苦瓜剖开，去瓤、子，用清水洗净，切成片。
2. 沙锅内放入清水和姜片，先用大火将水煮沸，放入苦瓜片略煮片刻，再放入鲤鱼肉片、盐，煮至鱼片熟透即可。

名厨解析

鲤鱼有益气健脾的功效，可增进食欲、缓解压力、保护视力，苦瓜有明目清心的功效，可提高机体免疫力，与鲤鱼一起煮汤，适宜实性体质者补充水分。

白菜紫菜汤*

材 料

小白菜70克，干紫菜50克，豆腐干、水发香菇、竹笋各40克。

调 料

植物油、香油、酱油、盐、味精、姜末、鲜汤各适量。

做法

1. 紫菜洗净杂质，撕成碎块；小白菜洗净，修齐备用；水发香菇去蒂，与豆腐干均洗净，切成细丝；竹笋洗净，去硬皮，煮熟，切成细丝。
2. 炒锅内倒入植物油烧热，下香菇丝、竹笋丝、豆腐干丝略煸一下，倒入鲜汤、加紫菜碎块烧沸，倒入沙锅内。
3. 加入酱油、盐、姜末，当汤汁沸时，放入小白菜，调入味精，淋上少许香油即可。

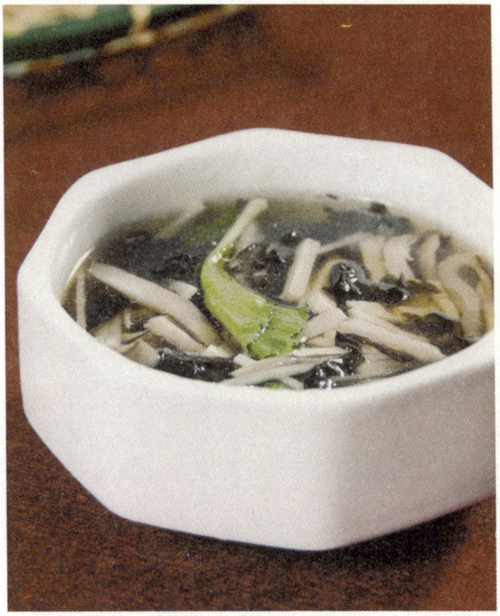

虚性体质——宜选用补气血的温性食物入汤

虚性体质特征

虚性体质日常表现为：体力虚弱，面色苍白瘦弱，会自汗，常下痢。

虚性体质包括：气虚、阳虚、血虚和阴虚四类。

◆【气虚表现为】自汗懒言，语声低微，倦怠乏力，面色苍白，舌淡苔少，脉弱、无力等。

◆【阳虚表现为】畏寒近暖，喜热，手足冷，舌淡胖水滑，脉弱等。

◆【血虚表现为】面白无华，甲色淡，脉况细等。

◆【阴虚表现为】潮热盗汗，口干咽燥，颧红，五心烦热，舌红干少，苔脉细数等。

虚性体质的营养需求

虚性体质是因为机体内蛋白质、维生素A、维生素B_1、维生素B_6、维生素C、维生素K及矿物质等营养物质吸收或摄入不足，尤其是蛋白质中提供人体的8种必需氨基酸摄入量缺乏，所以虚性体质人群应适当增加此类营养物质的供给。适合煮汤的原料包括：畜肉类、禽类、蛋类、果蔬、淡水鱼类等。

虚性体质怎样以汤调养

谨慎地选用寒凉性食物，气虚、脾虚者少食或不食寒凉性食物。阳虚有时会有热型体质的假象，如胸闷、咳喘时易贪凉。制汤原料应丰富，不可偏寒凉，注重荤素搭配。可以适当选用补气血的温性食物入汤。若感到体力极度虚弱时，避免阳气过盛、过于火热的食物，以免造成虚不受补。

健康关照

人体的气、血、津液和阳气不调会导致问题体质

人体的气、血、津液以及阳气是人体维持生理活动必不可少的物质，如果气血津液出现不调和，即便没有患病，也会出现容易患病的体质，诸如容易感冒、容易水肿等。

推荐汤品

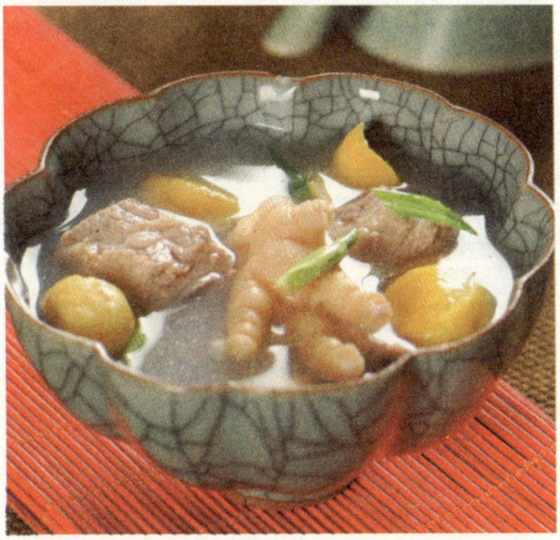

排骨栗子汤*

材料

猪排骨、鸡爪各150克，去皮板栗100克。

调料

葱段、姜片、料酒、盐各适量。

做法

1. 把猪排骨洗净，剁成段；鸡爪剁去趾甲，分别汆水，去除血水备用。
2. 锅置火上，倒入适量清水烧开，放入猪排骨、鸡爪，煮沸，再加入板栗、葱段、姜片，大火煮沸后转小火煮1小时，加入盐、料酒调味即可。

名厨解析

炖排骨汤时不宜中途加凉水，否则会造成汤汁温度急剧下降，使肉、骨所含的蛋白质和脂肪迅速凝固及肉、骨腔空隙收缩，造成排骨难以煮烂，并影响肉、骨本身的鲜美味道。

羊肉白萝卜汤*

材料

羊腿肉、白萝卜各300克。

调料

葱段、姜片、料酒、盐、鸡精、植物油、清汤各适量。

做法

1. 羊肉洗净、沥干血水，切块，放入料酒、姜片抓匀，腌渍半小时；萝卜洗净，切成滚刀块，汆水过凉备用。
2. 锅内倒油烧至六成热，放入葱段煸香，放入腌渍好的羊肉，用大火翻炒。
3. 沙锅内放入适量清汤，大火烧开后放入羊肉，开锅后改小火焖煮2小时，放入萝卜继续焖煮1小时，再加入适量盐和鸡精煮5分钟即可。

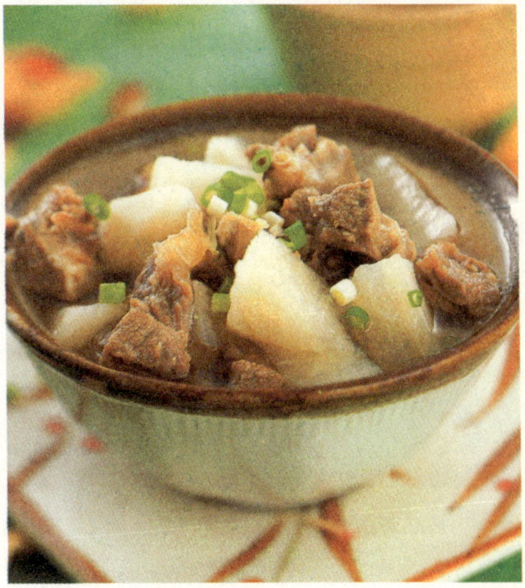

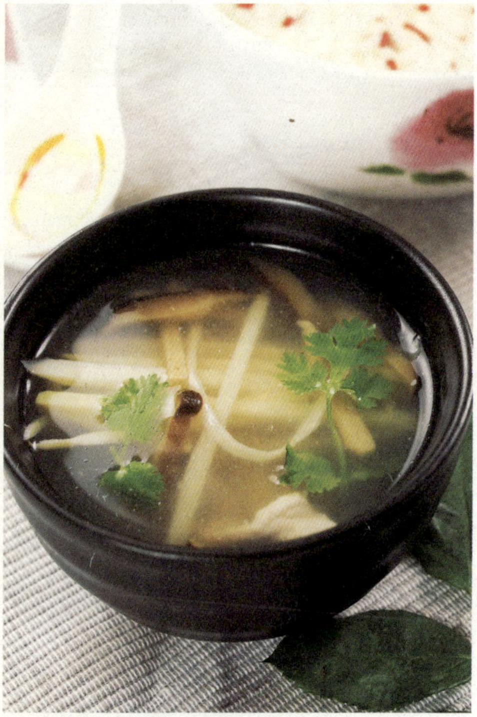

芦笋玉米番茄汤

材 料

芦笋5根、鲜玉米1根、番茄1个、猪瘦肉150克。

调 料

姜片、盐各适量。

做法

1. 将芦笋洗净，切段；玉米剥去外皮，洗净，剁成小段；番茄洗净，切块；猪瘦肉洗净，放入沸水锅中氽一下，捞出冲洗干净，切片备用。
2. 锅中放适量清水煮沸，放入芦笋、玉米段、番茄、肉片、姜片，煮沸后再用小火慢煮1小时左右，出锅前放盐调味即可。

名厨解析

↘此汤用料丰富，芦笋、玉米、番茄能提供多种维生素和膳食纤维，猪瘦肉能提供优质蛋白质，符合虚性体质者的营养需求，可用于虚性体质者提高机体免疫力。

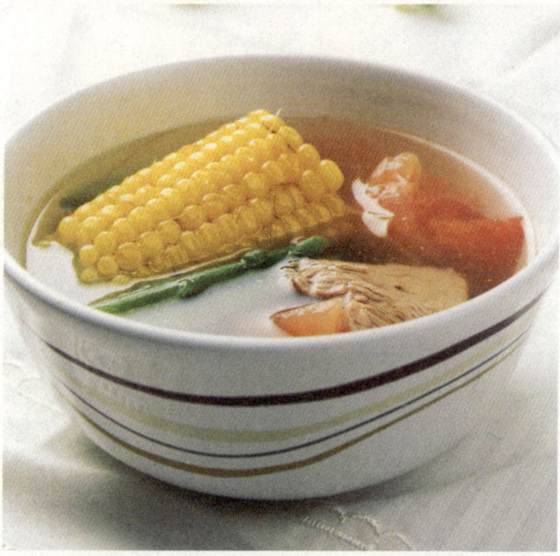

肉片茭白汤

材 料

猪肉100克、茭白1根、香菇2朵、香菜少许。

调 料

盐、味精各适量。

做法

1. 猪肉洗净，切片；茭白去头尾，洗净，切长条；香菇洗净泡好后，去蒂，切丝；香菜择洗干净后切段。
2. 锅中放入适量水烧开，放入肉片氽至断生，捞出。
3. 锅置火上，倒入适量水烧开，放入香菇煮沸，放入茭白、肉片煮至熟，加入盐、味精调味，出锅前撒香菜段即可。

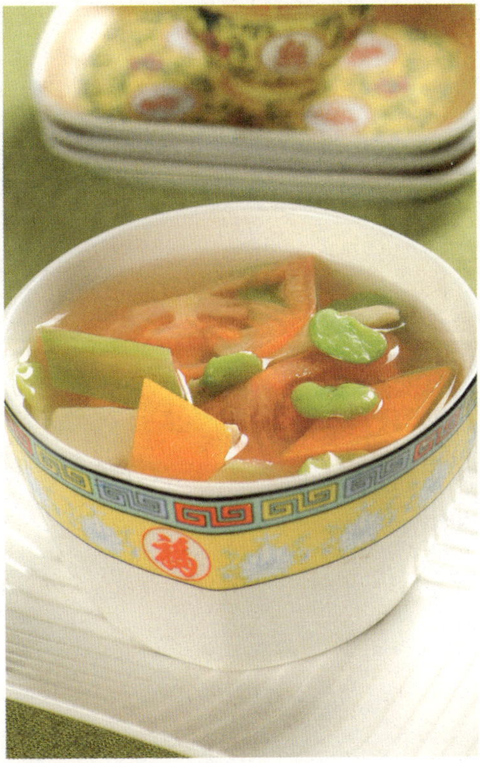

南瓜牛肉汤*

材料

南瓜500克、牛肉250克。

调料

葱花、姜丝、盐、胡椒粉、牛肉汤各适量。

做法

1. 南瓜削去表皮，冲洗干净，切成约3厘米见方的块，放在盆内备用。
2. 牛肉剔去筋膜，洗净切成约2厘米见方的块，先在沸水锅内略氽一下捞出，冲去浮沫。
3. 牛肉放入锅内，加入牛肉汤，大火烧沸转小火煮40分钟；再加入南瓜、姜丝、葱花同煮，待牛肉熟透、南瓜软烂，用胡椒粉、盐调味即可。

五色蔬菜汤*

材料

南瓜片、春笋片、番茄片、蚕豆瓣、莴苣片各50克。

调料

葱段、姜片、料酒、盐、味精、清汤、植物油各适量。

做法

1. 锅置火上，放入植物油烧热后，放入葱段、姜片煸香。
2. 加入清汤、料酒、南瓜片、春笋片、番茄片、蚕豆瓣烧沸后，撇去浮沫，加入莴苣片稍煮，再加入盐、味精，拣去葱段、姜片，起锅即可。

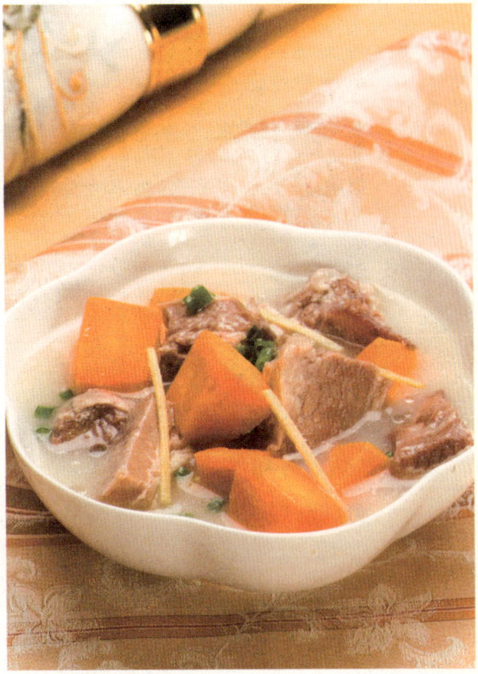

燥性体质——汤品宜以清淡原料为主

燥性体质特征

燥性体质日常表现为：身体燥热，常口渴、便秘，空咳无痰，体内水分不足，月经量少。

燥性体质的营养需求

燥性体质者谨慎食用热能过高的食物，食用过多高热能食物会诱发各类炎症。燥性体质易与热性体质混淆。其显著区别是燥性体质人群自身会有明显的缺水感，较常人瘦弱，皮肤与同龄的人相比缺乏弹性。燥性体质者适合选用富含维生素A、B族维生素、维生素E以及铁等物质的制汤原料。体质燥热则需要多选用寒凉食物制汤，以适当补充水分。

燥性体质怎样以汤调养

燥性体质者宜多饮用以寒凉食物为主料的汤品。适当补充体内水分，能在一定程度上缓解咳嗽、便秘等症。汤品宜以清淡为主，多用果蔬、鱼类等。尽量不要食用辛辣刺激的汤品，否则会加剧机体的不适感。适合选用润燥、静心、养肺、润肠的制汤原料，如鸭肉、冬瓜、苦瓜、萝卜、莴苣、梨、百合等。

推荐汤品

荸荠玉米老鸭汤*

材料

鸭肉400克、荸荠100克、鲜玉米1根。

调料

盐、味精、胡椒粉、香葱段、姜块各适量。

做法

1. 荸荠去皮洗净；玉米洗净，剁成段；将鸭肉剁成块，放入沸水中汆去血水后捞出沥水。
2. 煲锅置火上，加入适量清水，放入鸭肉块、姜块，大火煮沸后改小火煲40分钟，放入玉米段、荸荠一同煲至熟。
3. 加盐、味精、胡椒粉调味，撒上香葱段即可。

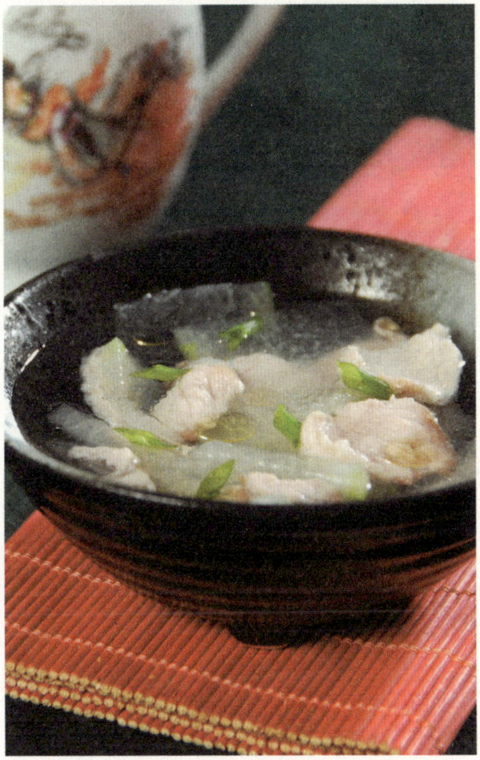

番茄枸杞玉米羹

材料

嫩玉米400克、番茄50克、枸杞子15克、鸡蛋1个（取蛋清）。

调料

料酒、清汤、盐、味精、白糖、香油、水淀粉各适量。

做法

1. 嫩玉米洗净，加白糖煮熟，取出，待稍凉后，取下玉米粒；番茄洗净，去蒂，切块；枸杞子洗净；鸡蛋清打匀。
2. 汤锅置火上，放入清汤、料酒、盐、玉米粒、番茄块、枸杞子，大火烧沸，调入味精，水淀粉勾芡，加入鸡蛋清，淋入香油即可。

肉片冬瓜汤

材料

冬瓜300克、猪瘦肉150克。

调料

葱花、盐、清汤、淀粉、酱油、香油各适量。

做法

1. 冬瓜去皮、瓤，洗净，切成小薄片。
2. 猪瘦肉洗净，切成薄片，用淀粉、酱油、香油抓拌均匀，腌渍片刻。
3. 锅中倒入清汤，放入冬瓜片，大火煮沸后，加盐调味。
4. 冬瓜片煮熟后，将抓拌好的肉片下锅，见熟起锅，放香油、葱花即可。

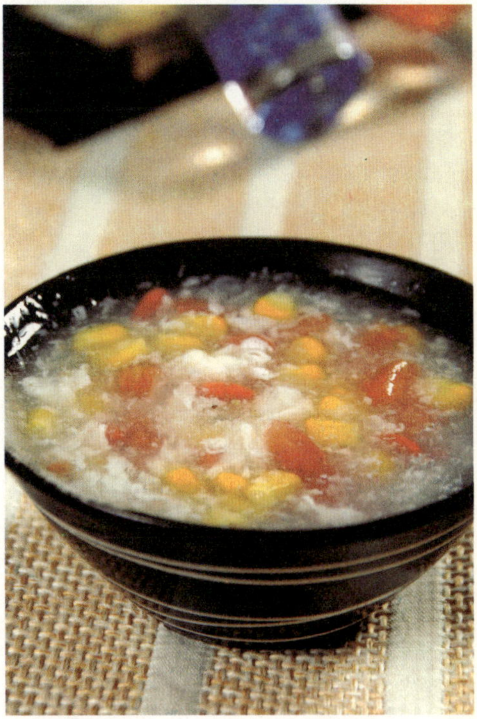

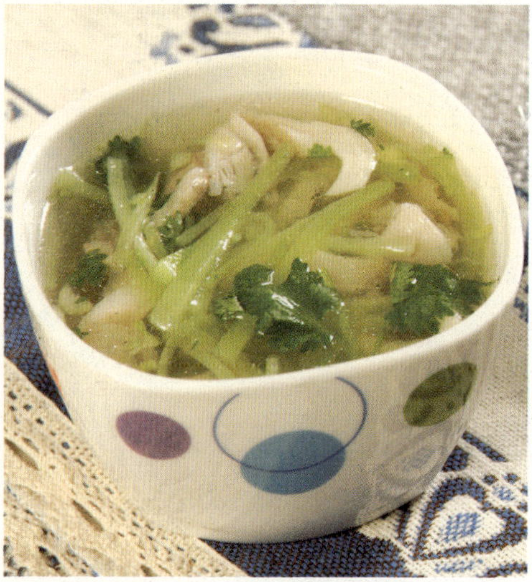

莴苣凤尾菇汤

材料

莴苣200克、凤尾菇100克。

调料

盐、胡椒粉、葱花、香菜、香油各适量。

做法

1. 将莴苣去皮，洗净，切成丝；凤尾菇洗净，用手撕成小块；香菜择洗干净，切末。
2. 锅中放适量水煮沸，加入莴苣丝，煮沸后加入凤尾菇再煮15分钟。
3. 加入盐、胡椒粉、香油调味，将葱花、香菜末均匀地撒入汤中即可。

名厨解析

↘莴苣性凉，有增进食欲、镇静安神、促进睡眠的功效；凤尾菇富含多种氨基酸和生理活性物质，能诱发干扰素的合成，提高人体免疫功能，与莴苣一起煲汤，适合于燥性体质者日常调养。

毛豆丝瓜汤

材料

毛豆、丝瓜各300克。

调料

姜片、盐、料酒、香油、味精、香菜、清汤各适量。

做法

1. 毛豆去外壳洗净，入沸水锅中焯去豆腥味，捞出沥水；丝瓜去皮，洗净，切块；香菜洗净，切段。
2. 锅置火上，加入清汤，大火煮沸后加入毛豆、姜片、料酒，再次煮沸后改小火煮10分钟，加入丝瓜块煮至熟。
3. 加盐、味精调味，淋入香油，撒上香菜段即可。

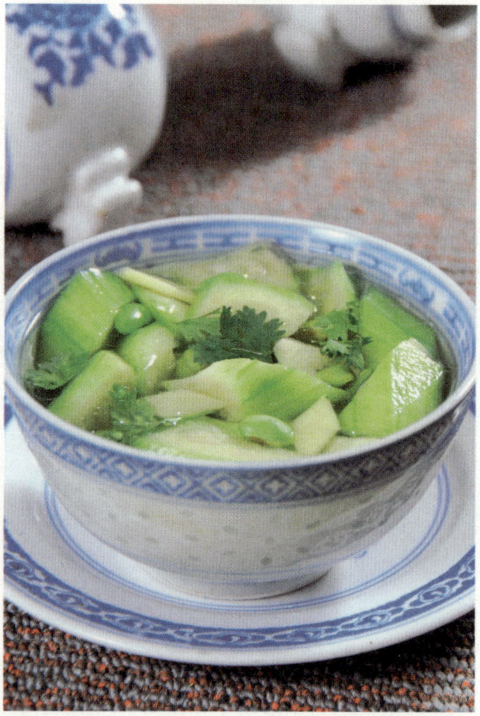

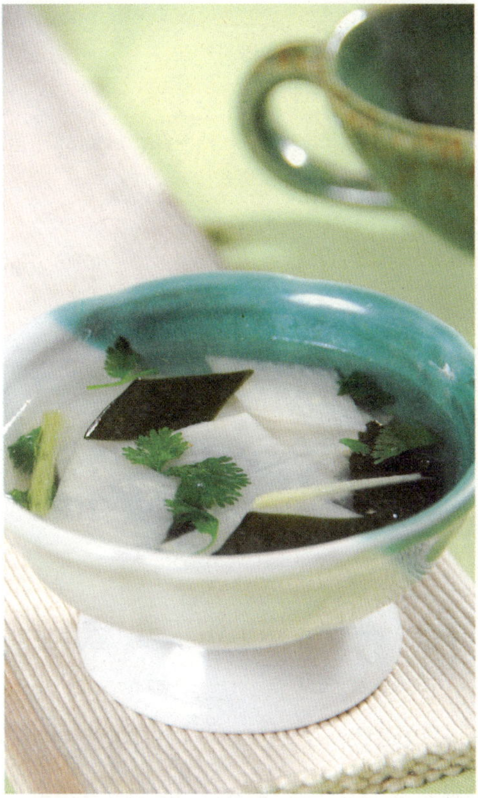

百梨生津汤

材料

鲜百合20克、鸭梨2个。

调料

白糖10克。

做法

1. 将鲜百合洗净，逐瓣掰开；鸭梨洗净，去皮，去核，切片。
2. 锅置火上，倒入适量清水煮沸，放入百合、鸭梨煮至八成熟，加入白糖，继续煮至百合、鸭梨熟透即可。

名厨解析

↘百合具有养心安神、润肺止咳的功效，对秋季气候干燥和身体燥热有一定的防治作用；鸭梨有清热生津、润燥止咳的功效，可预防便秘、结肠及直肠癌，适宜热病后期津伤引起的口干烦渴、口鼻干燥、皮肤瘙痒者食用。

白萝卜海带汤

材料

白萝卜300克、海带100克。

调料

盐、味精、清汤、香菜、姜各适量。

做法

1. 白萝卜洗净，切片；海带用清水洗净，入水浸泡5小时，切菱形块；香菜洗净切段；姜洗净切丝。
2. 锅置火上，倒入清汤大火煮沸，放入白萝卜片、海带块、姜丝，继续大火煮沸后改小火煮约1小时至海带熟烂。
3. 加盐、味精调味，撒入香菜段即可。

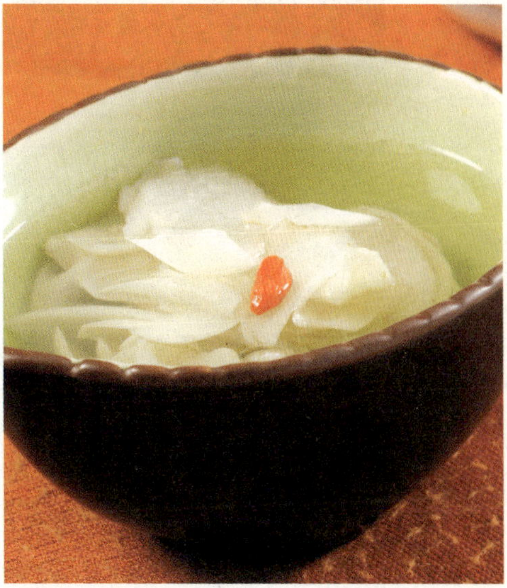

湿性体质——汤品宜以祛湿原料为主

湿性体质特征

湿性体质日常表现为：血压较高，水肿，痰多，常下痢，体内局部水分过剩。湿热体质：小便浑浊色黄，腰部酸痛，舌红、苔黄。

湿性体质的营养需求

湿性体质者宜适当选用富含维生素K、B族维生素及矿物质的原料制汤。适当补肾、脾，能缓解表面症状。湿性体质者慎选寒凉食物，汤品不宜过于寒凉、辛辣。多选用健脾利湿、祛湿的食品入汤，如茯苓、薏米、车前子、山药、豆类等。配料中花椒（麻椒）具有除湿功效。湿热体质者可适当食用微寒、祛湿的食物，如芹菜、荠菜、马兰头、藕等。

湿性体质怎样以汤调养

湿性体质者适宜饮用沙锅暖汤，不宜饮用冰冷汤品，忌过量。因为冰冷汤品会加重身体的不适感，汤品过量会造成体内湿气积聚不散，引起如脚气等病症。湿性体质汤品宜选用植物性祛湿原料配以畜类、陆地禽类等动物性辅料饮用。此种体质忌饭后饮汤水，否则易造成腹痛。

推荐汤品

茯苓豆腐汤*

材料

豆腐500克，茯苓粉、松子、胡萝卜、水发香菇、蛋清各30克。

调料

清汤、盐、料酒、水淀粉各适量。

做法

1. 豆腐洗净，切成小方块；水发香菇洗净，去蒂，切成丁；胡萝卜洗净，切成丁。
2. 豆腐块入碗中，撒入茯苓粉、盐，抹上蛋清，摆上香菇丁、胡萝卜丁、松仁，入蒸锅内用大火蒸10分钟，倒入汤锅中，加上清汤煮沸，加盐、料酒调味，用水淀粉勾薄芡即可。

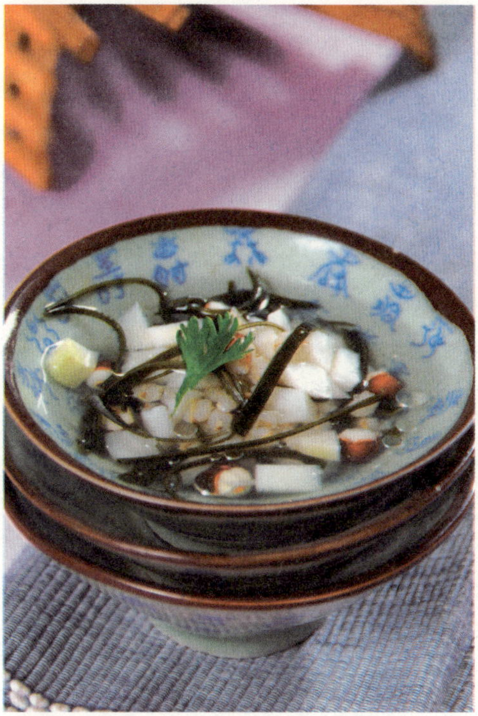

苦瓜山药干贝汤*

材 料

苦瓜300克、山药100克、水发干贝20克。

调 料

鲜汤、盐、味精、姜各适量。

做 法

1. 苦瓜洗净，去瓤，切厚片，入沸水锅中氽去苦味，捞出沥水；山药洗净去皮，切成片；水发干贝洗净；姜洗净切成片。
2. 锅置火上，倒入鲜汤大火煮沸，放入苦瓜片、山药片、水发干贝、姜片，中火煮约半小时。
3. 加盐、味精调味即可。

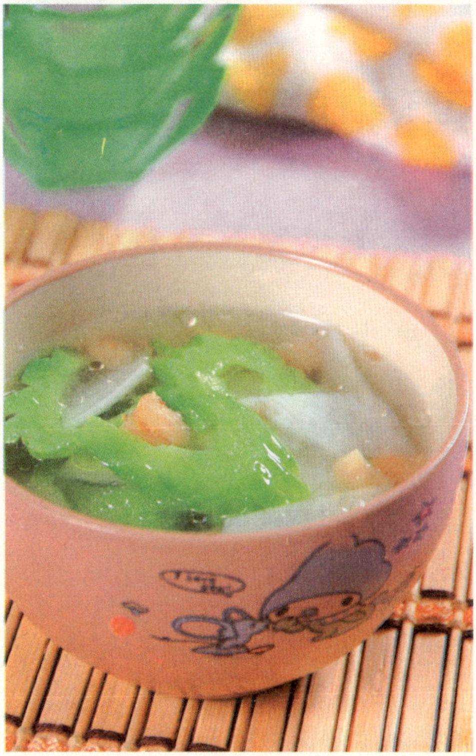

香芋芡实薏米汤*

材 料

薏米80克，水发海带、香芋各20克，芡实10克。

调 料

盐、味精、清汤、香菜各适量。

做 法

1. 薏米洗净，入清水中浸泡2小时；香芋去皮洗净，切块；芡实淘洗干净；水发海带洗净切丝；香菜洗净切段。
2. 锅置火上，倒入清汤大火煮沸，放入薏米、芡实，用中火煮至薏米开花，加入香芋、海带丝煮约30分钟。
3. 加入少许盐、味精调味，撒上香菜段即可。

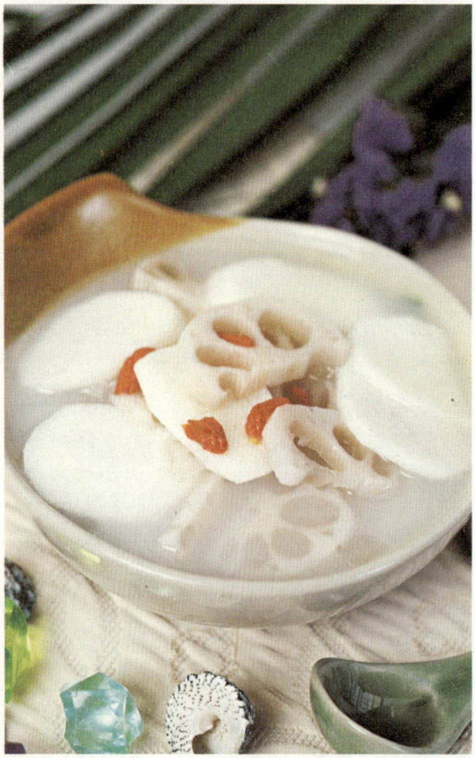

百合赤豆汤

材 料

赤豆500克、莲子30克、百合10克、陈皮2克。

调 料

冰糖适量。

做法

1. 将赤豆、莲子分别洗净，用清水浸泡2小时；百合入清水泡发，洗净，捞出沥水；陈皮洗净去白瓤。

2. 锅置火上，倒入适量清水，放入赤豆、陈皮、莲子，大火煮沸后改小火煮约90分钟，加入百合继续煮约10分钟，加冰糖煮至溶化，拌匀即可。

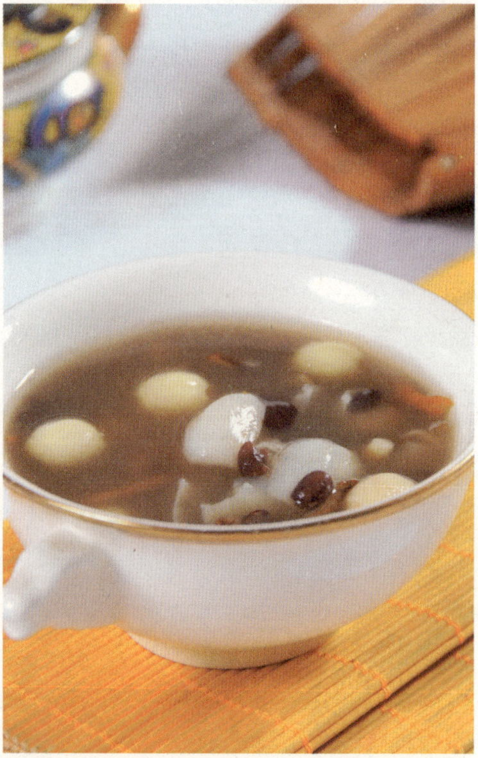

莲藕山药汤

材 料

莲藕100克、山药50克、清汤500毫升、枸杞子适量。

调 料

植物油、盐、味精、白糖、姜丝各适量。

做法

1. 莲藕去皮洗净，切厚片；山药去皮洗净，切厚片；枸杞子洗净，略泡。

2. 锅内放油烧热，放入姜丝爆香，倒入清汤煮沸。

3. 放入莲藕、山药，用中火煮至熟透，加入枸杞子煮5分钟，加盐、味精、白糖调味，盛入碗中即可。

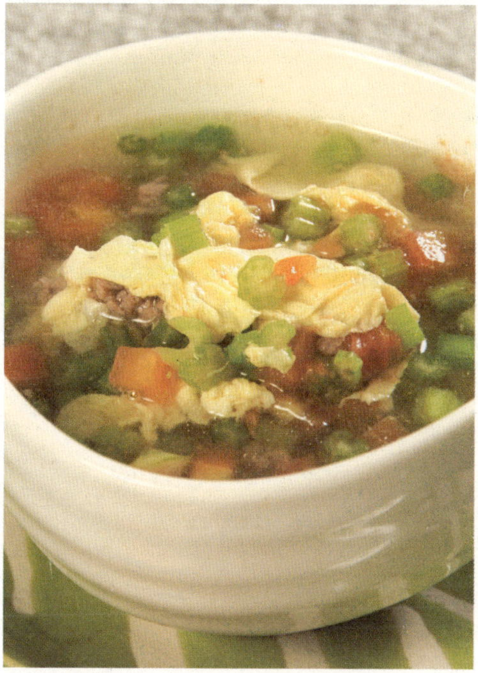

牛肉芹菜鸡蛋汤*

材料

牛肉300克、芹菜100克、鸡蛋1个、番茄50克。

调料

料酒、盐、味精、胡椒粉、清汤各适量。

做法

1. 牛肉洗净，剁碎；芹菜择洗干净后，切成小丁；番茄洗净，切成小丁；鸡蛋打入碗内搅散备用。
2. 锅内放入适量清汤，把碎牛肉放入汤中用大火煮沸后，撇去浮沫，改小火炖40分钟，加入芹菜丁、番茄丁、料酒继续炖30分钟。
3. 将鸡蛋液淋入汤内，加入盐、胡椒粉、味精即可。

赤豆鲫鱼汤*

材料

鲫鱼400克、赤豆50克。

调料

料酒、姜片、葱段、盐、味精各适量。

做法

1. 将鲫鱼去鳞、去内脏，撕下颌下硬皮后清洗干净，加入料酒腌渍片刻；赤豆洗净。
2. 煲锅中放入赤豆和适量清水，小火煮至六成熟，放入鲫鱼、姜片、葱段，煮至赤豆熟烂，放入盐、味精调味即可。

名厨解析

↘鲫鱼肉质细嫩，肉味甜美，营养价值很高，含蛋白质、脂肪、钙、磷、铁等矿物质。其性味甘、平、温，入胃、肾经，具有和中补虚、除湿利水、补虚羸、温胃进食、补中益气等功效。

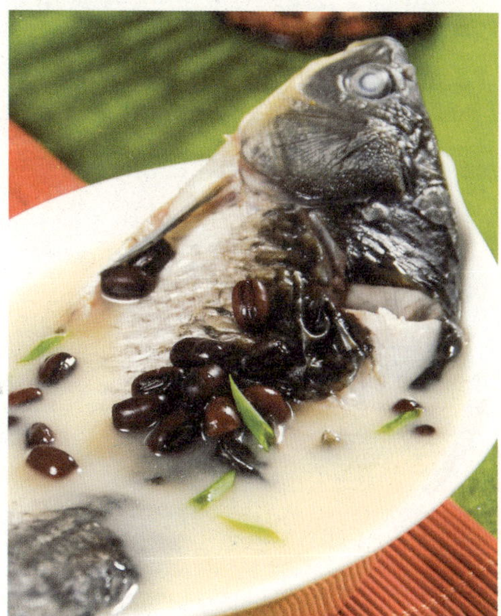

Part

8 量身煲制养生汤

提要

- 不同时期的营养需求
- 不同疾病的营养需求
- 不同人群的汤饮养生

人的一生有不同的生理时期，也可能受到各种疾病的侵扰，不同时期和不同疾患的营养需求不尽相同，但有一点是相通的，那就是需要特殊护理的时期采取流质和半流质饮食是较好的调养方式，汤饮养生也因此受到推崇。

孕产妇——正确喝汤补充孕期营养

对于准备孕育后代的新婚夫妇和准妈妈来说，每餐能先喝上一碗营养美味的汤品，那是再好不过了。如果一般汤品口味较菜品清淡，再加入具有食疗功能的原料入汤，比起入菜更容易被人体吸收，也更能增加营养、提高免疫力。故此，汤品原料应尽可能多样化，但还是要少选用辛辣、寒凉的原料入汤。

准妈妈在妊娠初期的3～4周内胎儿生长缓慢，此间孕妇对营养的需求较妊娠中后期要少。但在早期妊娠反应的情况下，孕妇会出现身体不适、食欲缺乏，对某些食物反感，极喜爱某种食物的状况，此时就要确保食品的多样性，将一些孕妇不爱吃但有营养的食物入汤就是不错的方法。尤其是把一些溶于水的营养物质入汤，既能保证妊娠期的营养素，又能防止妊娠反应带来的不适。适当增加叶酸、蛋白质及微量元素的摄入，也能帮助妊娠早期的孕妇安全度过反应期。

而妊娠后期对营养需求会陡然增加，此阶段保证每餐前有一碗汤品，既有利于孕妇对营养素的吸收，又可以降低餐中食用过多的热量、糖类，以免自己胖了或胎儿过大，增加孕妇心肺负担。

推荐汤品

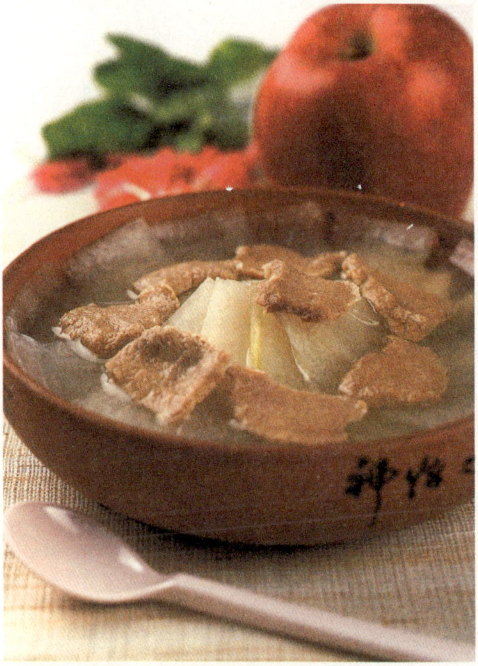

金针菇油菜猪心汤*

材料

干金针菇20克、猪心1个、小油菜50克。

调料

盐适量。

做法

1. 猪心洗净对剖；小油菜洗净；金针菇泡发。
2. 将猪心放入沸水中汆烫，去血水，捞出洗净，沥干。
3. 将猪心放入清水锅中，大火煮沸后转小火煮约25分钟，取出切成薄片。
4. 锅中加水，放入猪心片、金针菇、小油菜煮沸，加盐调味即可。

羊肉冬瓜汤*

材料

羊肉片100克、冬瓜300克。

调料

植物油、香油、葱末、姜末、盐、味精各适量。

做法

1. 冬瓜去皮、瓤，洗净，切成薄片。
2. 羊肉片用盐、味精、葱末、香油、姜末拌匀后，腌渍5分钟。
3. 锅内倒植物油烧热，放入冬瓜略炒，加适量清水烧沸。
4. 加入已腌好的羊肉片，煮熟即可。

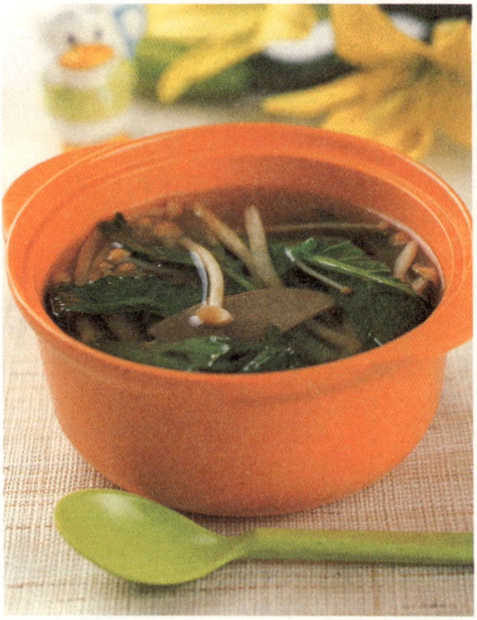

婴幼儿——选择好汤为宝宝成长助力

孩子在出生时主要营养来源是母乳，此时选用富含蛋白质的原料制作汤品来滋养乳母是必要的。在宝宝长到一定阶段时，可以让他来认识酸甜苦辣咸等味道，此时可以制作一些口味独特的汤，只要宝宝抿上几口即可。这样既可以丰富宝宝的味觉，又不会因味道过重而吓到他。

在孩子可以食用成人的食物时，就可以为他准备汤品了。一般太小的孩子是不知饥饱的，在每餐前先喝汤温暖一下胃肠，可以起到开胃的作用。最适宜选用性情温和的原料制汤。孩子一天天长大，所需营养物质也不断增加。家长一般会多注意维生素和钙质的供给，但铁、锌、硒、镁、碘、烟酸、胆碱等微量元素同样不可缺少，要注意尝试不同的原材料入汤，以确保儿童的营养需求。为儿童准备的汤品不宜口味过重，选料应以应季食物为主。孩子的发育尚未完全，用性寒食物制作汤品时要配以温和属性的原料，以缓解寒凉食物对胃肠道的刺激。

推荐汤品

胡萝卜玉米浓汤*

材料

胡萝卜1根、玉米粒50克、红肠30克、黄油5克、面粉少许。

调料

盐、胡椒粉各适量。

做法

1. 胡萝卜洗净，煮熟，去皮，切成小丁；玉米粒洗净，红肠切片。
2. 取一个干净炒锅，放入黄油烧至融化时，下入面粉，炒至变色，加一勺温水慢慢搅开。
3. 将奶油面粉糊放入汤锅再加适量水搅开，下入玉米粒、胡萝卜丁和红肠，慢慢搅拌煮沸后，再焖煮3分钟，加盐和胡椒粉调味即可。

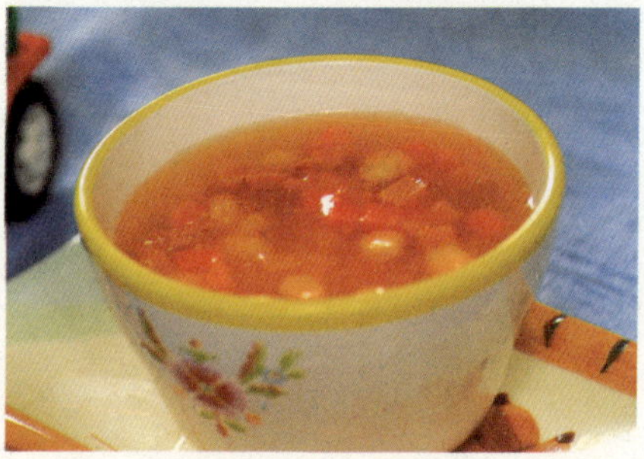

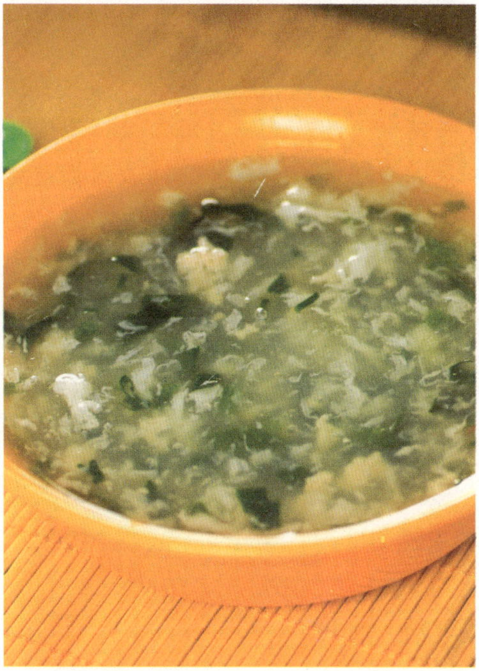

虾仁豆花羹*

材 料

虾仁4只、豆花100克、鸡蛋 1 个。

调 料

香菜末、盐、高汤、水淀粉各适量。

做法

1. 鸡蛋打成蛋液；虾仁洗净后，在背部划一刀，裹上蛋液。
2. 高汤倒入锅中烧开后，放入虾仁煮沸，放入豆花略煮，加盐调味后，加水淀粉勾芡，撒入香菜末即可。

名厨解析

↘豆花滑嫩的口感不同于豆腐的味道，比较嫩，不宜久煮也不能过于翻动以免碎散。也可以用南豆腐来代替豆花。

翡翠蛋羹*

材 料

鸡脯肉50克、鸡蛋2个、菠菜1棵。

调 料

植物油、盐、料酒、水淀粉各适量。

做法

1. 鸡脯肉用刀背拍松后，切碎，剁成泥状；鸡蛋打到碗里，使劲朝一个方向搅拌出气泡；菠菜洗净，用沸水汆过后，沥干水分，切碎。
2. 将鸡肉泥与蛋液混合，加入盐和料酒调味，再朝一个方向使劲搅拌，至两者紧密融合成蓉状。
3. 起油锅烧热后，倒入鸡肉蓉，炒香后，加入适量开水，煮沸后放入菠菜碎稍煮，加盐调味，用水淀粉勾芡即可。

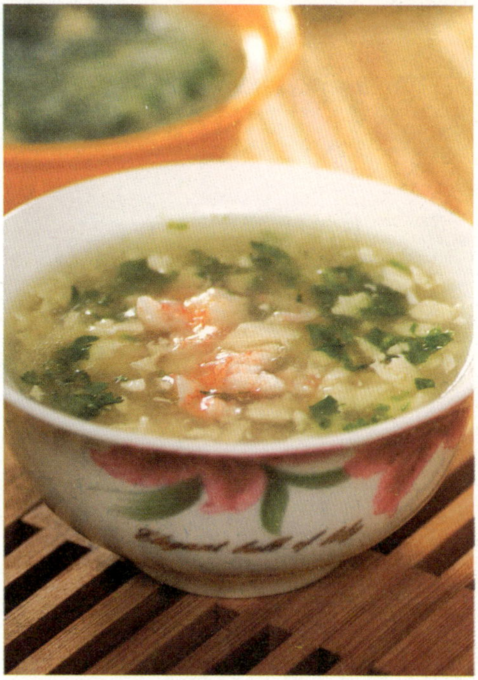

中青年——多以能增强活力的食物入汤

青年是人体体力、精力、耐力最为持久的时期，是人一生的黄金时期。合理利用药膳汤品足以延长这段黄金时期。青年人胃口较其他年龄段好，大量的肉食、油脂对于胃肠是不小的伤害，此时，若充分利用清汤，能够有效地减少人体对于油脂的吸收。晚餐前，可适当选用苦瓜、芹菜、菠菜、绿豆、番茄等润肠润燥的原料为主料，搭配水产品、禽类、蛋类、肉类等为辅料制汤，来调节一天不均衡的营养。

人到中年，到了人体的转型期，从青年的盛期逐渐转向老年衰退期。合理膳食配合适当锻炼，可以延缓衰老的进程。人到中年每日膳食中，鱼和肉的摄入量比例应为2：1，蔬菜的摄入量应是鱼、肉总和的3倍。也就是说如果每天鱼类摄入50～100克的话，肉只要25～50克就可以了，而蔬菜则需要225～450克。当然，这个用量还不包括水果。

中年人适宜经常饮用以鱼类、果蔬、菌类、豆类为主料的汤品。尤其是鱼类和果蔬，鱼类的动物脂肪含有较多的不饱和脂肪酸，对预防动脉硬化有着一定的作用。果蔬中含有大量的维生素、矿物质，有利于人体的健康。每日午餐或晚餐坚持饮汤对于提高抵抗力有明显的作用。

推荐汤品

黑木耳猪肝汤*

材料

黑木耳25克、鲜猪肝300克、红枣20克。

调料

姜片、盐各适量。

做法

1. 将黑木耳用清水泡发，拣去杂质，清洗干净，去蒂，撕小朵。
2. 猪肝洗净，切成片；红枣洗净，去核。
3. 汤锅内加入适量清水，大火烧沸后，放入黑木耳、红枣和姜片，转用中火煲1小时左右，加入猪肝片，待猪肝片熟透，加入盐调味即可。

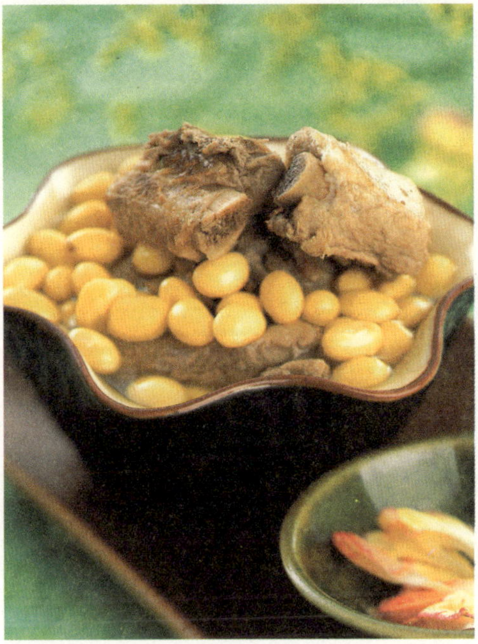

山药羊肉汤*

材料

羊肉200克、山药50克、枸杞子10克、红枣20克。

调料

姜片、葱段、盐、料酒各适量。

做法

1. 羊肉洗净，切块，放入沸水中，加葱段、姜片、料酒汆烫去膻味；山药洗净，去皮，切块；枸杞子洗净；红枣洗净，泡涨，去核。
2. 锅置火上，倒入适量清水，放入羊肉块、红枣大火烧开，转小火煮40分钟，加入山药、枸杞子、盐煮至熟即可。

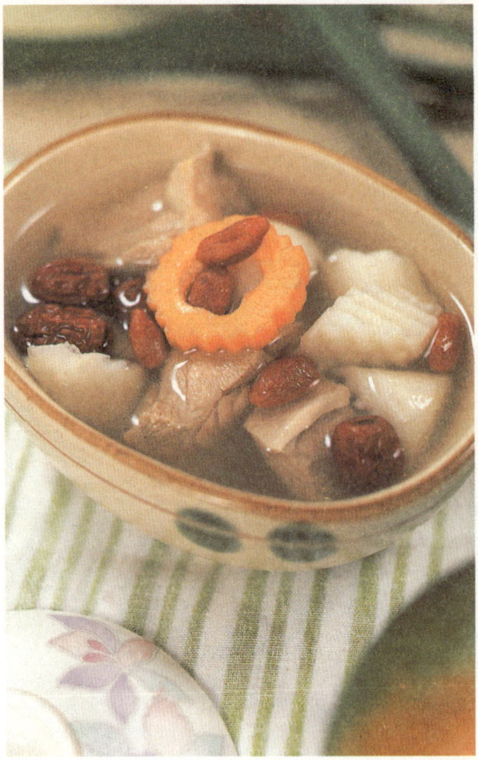

黄豆排骨汤*

材料

黄豆100克、排骨300克。

调料

清汤、姜片、料酒、盐、鸡精各适量。

做法

1. 将黄豆洗净，用温水泡发；排骨洗净斩成段，用沸水汆去血沫，冲净备用。
2. 锅内倒入清汤，放入黄豆、排骨、姜片、料酒，大火烧开后转小火慢煲1小时，加入盐和鸡精调味即可。

名厨解析

↘黄豆有补肝养胃、滋润强壮、长筋骨、悦容颜、乌发明目的功效，与排骨一起煲汤，更能促进营养素的吸收和利用，可强身健体、增强记忆力。

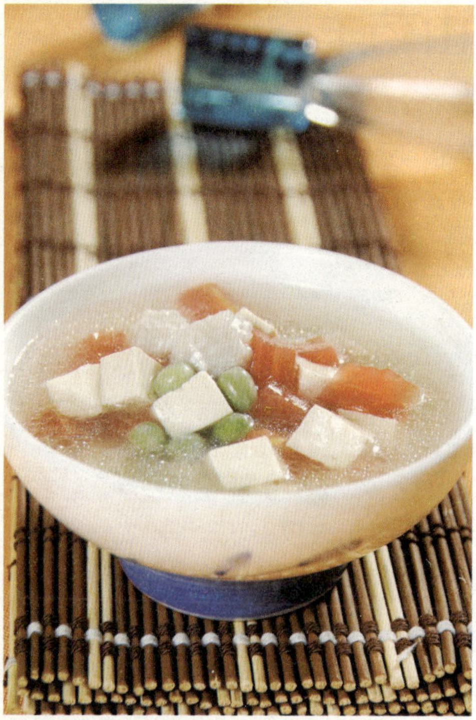

南瓜牛肉汤

材料

南瓜500克、牛肉250克。

调料

葱花、姜丝、味精、盐、胡椒粉、牛肉汤各适量。

做法

1. 南瓜去皮，冲洗干净，去瓤，切成方块，放在盆内。
2. 牛肉剔去筋膜，洗净切成块，先在沸水锅内汆烫一下捞出，冲去浮沫。
3. 牛肉放锅内，加适量牛肉汤，放置大火上烧沸；再加入南瓜、姜丝、葱花同煮，待牛肉熟透，用胡椒粉、盐、味精调味即可。

豆腐三鲜汤

材料

豆腐100克，豌豆25克，鸡脯肉泥、番茄各50克，牛奶15克，鸡蛋1个（取蛋清）。

调料

盐、香油、干淀粉、水淀粉、高汤、味精各适量。

做法

1. 番茄洗净，去皮、蒂、子，切丁；豆腐洗净，切丁；豌豆洗净；牛奶加干淀粉、鸡肉泥、蛋清调匀。
2. 锅中倒入高汤烧沸，加豆腐丁、番茄丁、豌豆，用筷子将鸡肉泥逐块放入锅里，大火烧沸，然后用水淀粉勾薄芡，放入味精、盐、香油调匀即可。

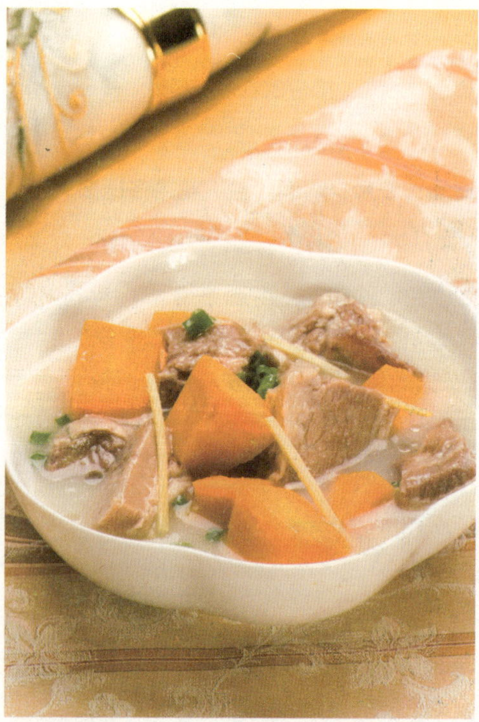

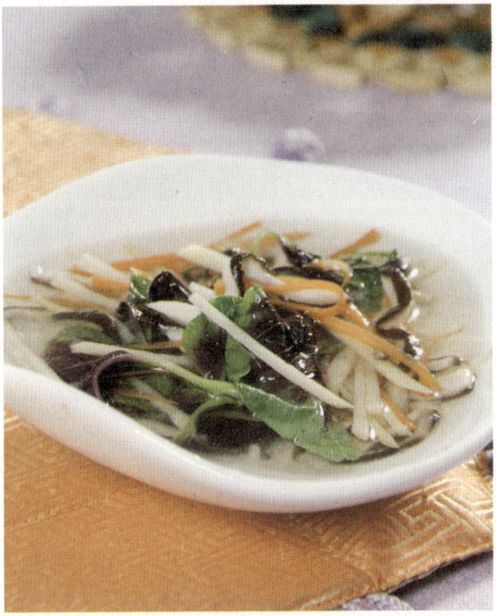

莲藕黑豆汤*

材料

莲藕400克，黑豆、腐竹各80克，黑枣10克。

调料

陈皮、姜片、盐各适量。

做法

1. 莲藕去皮，洗净，切厚片；陈皮浸软洗净；黑枣洗净，去子。
2. 腐竹入清水中泡软切段；黑豆洗净，入干锅中炒至豆壳裂开。
3. 锅置火上，倒入适量清水大火煮沸，放入莲藕片、黑枣、黑豆、陈皮、姜片，大火煮沸后改小火煮2小时，下腐竹段稍煮，加盐调味即可。

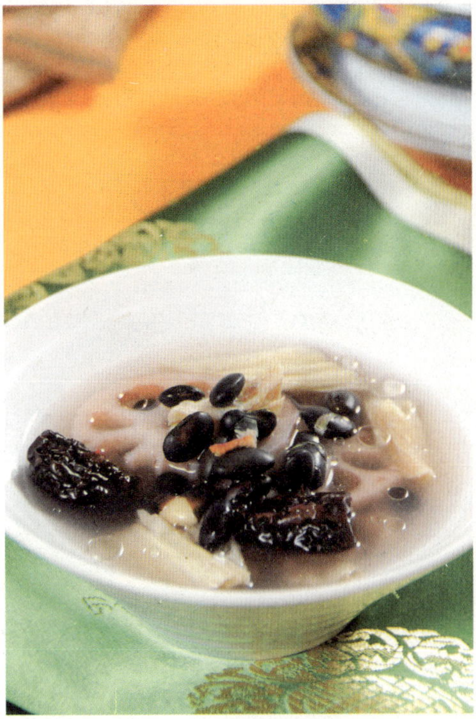

苋菜笋丝汤*

材料

苋菜150克、鲜冬笋70克、胡萝卜40克、香菇20克。

调料

植物油、姜末、料酒、清汤、盐、鸡精、香油各适量。

做法

1. 苋菜择洗净，汆水；冬笋洗净，去皮，切丝，汆水。
2. 香菇清水泡发后，去蒂洗净，切丝；胡萝卜洗净，去皮，切丝。
3. 锅内倒植物油烧热，下姜末、胡萝卜丝煸炒，烹入料酒炒匀，盛出。
4. 汤锅内放入清汤，大火烧沸后放入冬笋丝、香菇丝、苋菜和胡萝卜丝煮3分钟，加入盐和鸡精调味，淋入少许香油即可。

中老年——健康汤品让营养吸收更均衡

随着年龄的增长，逐渐步入老年，机体会出现不同程度的衰退现象。如腺体分泌功能减退、新陈代谢减缓、咀嚼和消化吸收功能下降、免疫力低下等。老年人饮食更应注意合理搭配，以营养、清淡、品种丰富为特点。汤品不宜过咸，否则体内钠离子过剩，加之年龄大、活动量小，会造成血压升高，甚至会造成脑血管功能障碍。不宜吃过多甜食，否则体内糖类的代谢能力逐渐降低，易引起中间产物如蔗糖的积累，导致高脂血症和高胆固醇症，严重者还可诱发糖尿病。老年人尤其是空巢老人，如果每餐饭菜品种很少，而且长期饮食单一，会造成营养不良。

原料丰富的汤品，可以帮助老年人解决上述问题，提高老人的膳食质量。老人消化吸收功能减退，利用汤品多营养、易吸收的特点，适宜餐前、餐后饮用。老年人饮食上应选用富含蛋白质、糖类、脂肪、各类维生素以及各类矿物质的食物。适当食用杂粮、鱼类、蛋类、禽类、海产品、果蔬等，少食用油炸食品、含糖高的食物、辛辣刺激的食品等。

推荐汤品

苹果瘦肉汤*

材料

猪瘦肉、红苹果、玉米笋各100克。

调料

盐、料酒、葱段、姜片各适量。

做法

1. 猪瘦肉洗净，切成厚片，汆水备用；苹果洗净，去核，连皮切成月牙块，备用；玉米笋洗净，斜刀切成段。
2. 汤锅加清水，放入瘦肉片、料酒、葱段和姜片煮沸，小火炖30分钟至瘦肉酥烂。
3. 放入苹果块和玉米笋，炖至熟透，加入盐调味即可。

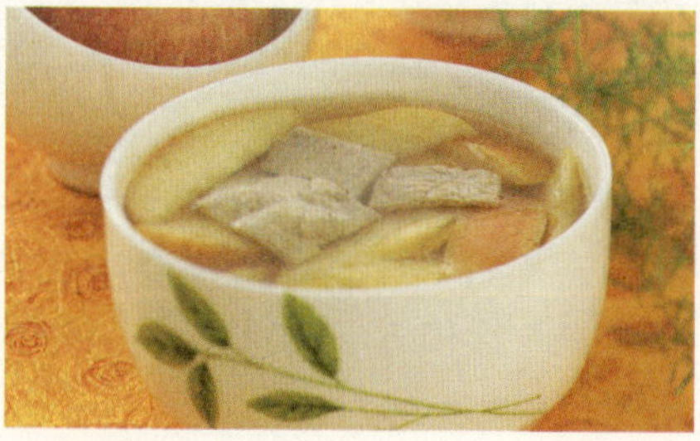

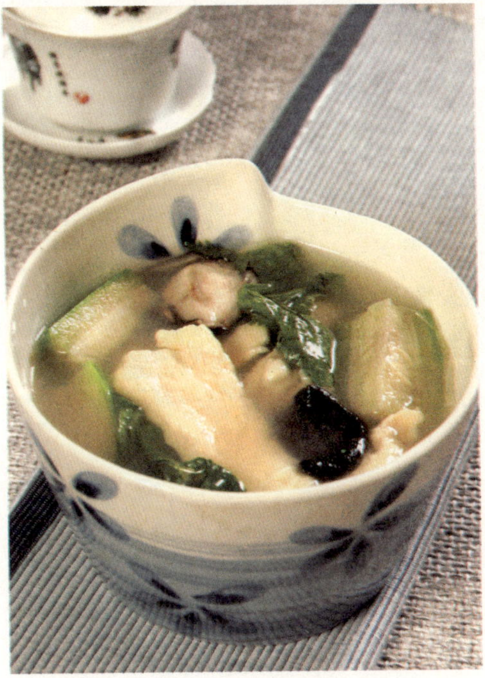

青菜豆腐茄片汤

材料

小白菜、豆腐各300克，番茄200克。

调料

盐、味精、香油各适量。

做法

1. 小白菜切除根部后洗净，切段；豆腐清洗干净后切成小块；番茄在表面划几刀，入沸水中烫至外皮翻起，捞出后去皮，切片。
2. 锅中加入适量清水煮沸，放入番茄、豆腐，待汤再次沸腾时将小白菜放入锅内，煮5分钟加入盐、味精，淋入香油即可。

名厨解析

油菜与番茄中富含维生素C和胡萝卜素，与豆腐同食，能健脾开胃、润肠通便，还能很好地预防疾病。

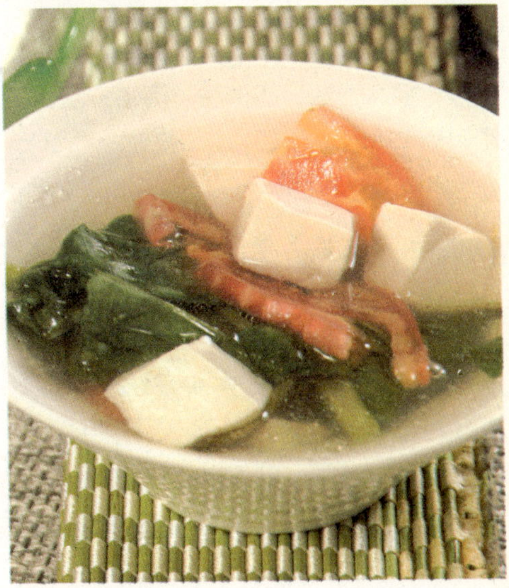

滑鸡片丝瓜汤

材料

鸡脯肉200克、丝瓜100克、鲜香菇50克。

调料

盐、鸡精、淀粉、蛋清、水淀粉、高汤、胡椒粉、嫩姜丝、香芹叶各适量。

做法

1. 鸡脯肉洗净，切片后用盐、鸡精、淀粉和蛋清抓匀腌渍；丝瓜洗净去皮，对半剖开后切成3厘米长的段；鲜香菇洗净后切丝。
2. 汤锅加入高汤，煮沸后倒入滑鸡片、丝瓜和香菇，加适量胡椒粉、嫩姜丝同煮10分钟。
3. 开锅后撇去浮沫，用水淀粉勾芡，撒上香芹叶，出锅即可。

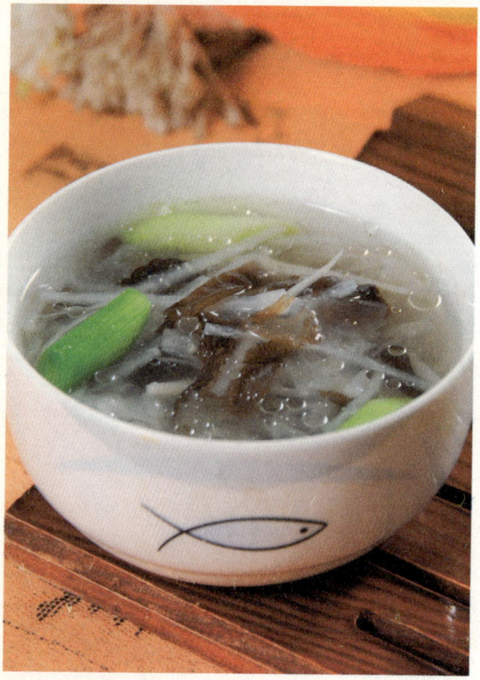

番茄皮蛋汤*

材料

番茄300克、松花蛋200克、油菜100克、清汤1000毫升。

调料

盐、姜末、植物油各适量。

做法

1. 将番茄洗净，放入沸水中氽烫后，撕去皮，去蒂，切成片；松花蛋洗净，剥去壳，切成薄片；油菜择洗干净。
2. 汤锅内注入植物油烧至六成热，下入皮蛋片，炸酥起泡，加入鲜汤、姜末，烧至汤色微白，放入油菜煮熟，加入盐、番茄片，烧沸即可。

名厨解析

↘此汤好喝的秘诀在于用了清汤，要用猪骨汤或鸡汤，用清水就会稍逊色。

双耳萝卜汤*

材料

白萝卜200克，水发黑木耳、水发银耳各50克，青蒜适量。

调料

葱段、盐、香油、胡椒粉、清汤、醋、植物油各适量。

做法

1. 白萝卜去皮洗净，切细丝；水发银耳、黑木耳分别去蒂洗净，撕小朵；青蒜洗净，切段。
2. 葱段入热植物油锅中爆香，加入白萝卜丝翻炒均匀，倒入清汤大火煮沸，加入银耳、黑木耳，改中火煮约30分钟，加盐、胡椒粉、醋调味，淋入少许香油，放入青蒜段即可。

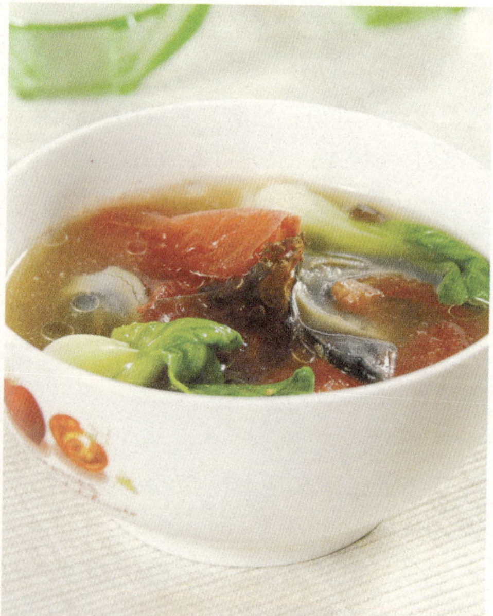

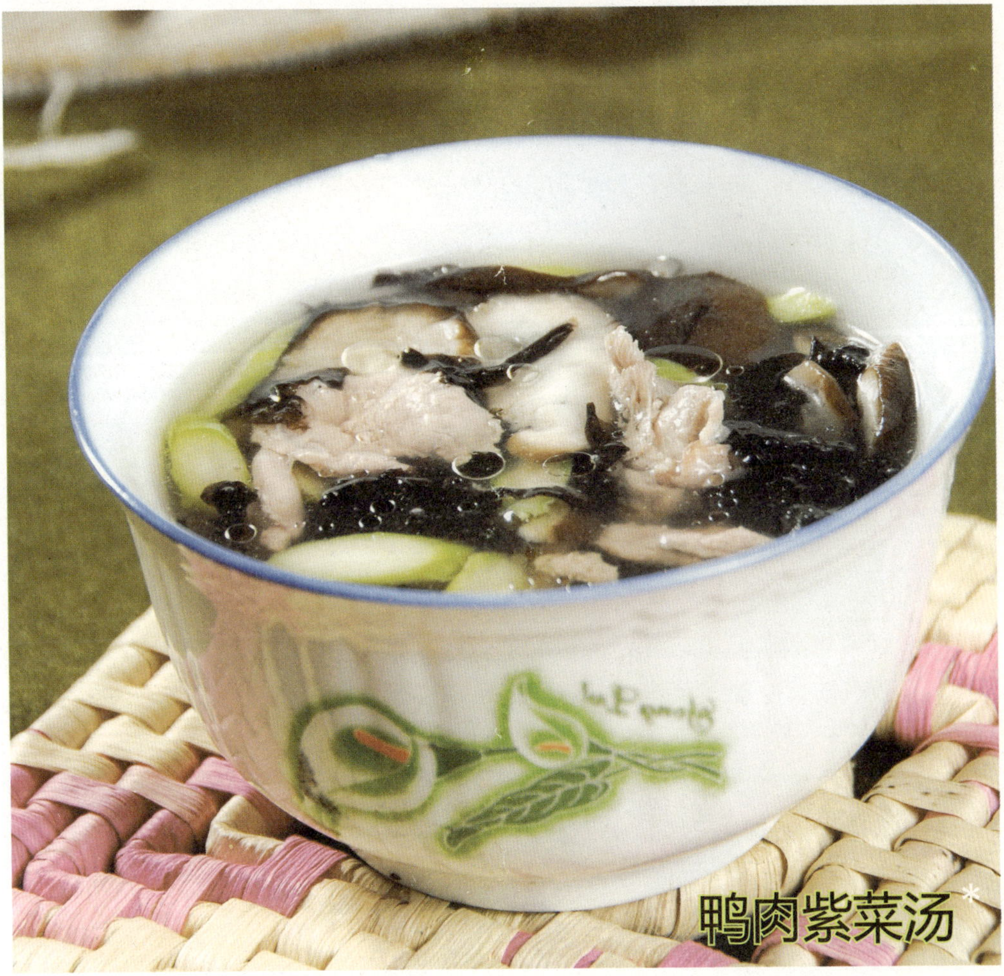

鸭肉紫菜汤

材料

鸭肉200克、紫菜10克、香菇20克、芦笋50克。

调料

葱末、姜末、料酒、盐各适量。

做法

1. 鸭肉洗净，切片；香菇泡发去蒂，撕小块；芦笋洗净，切片。
2. 紫菜撕碎，放入汤碗中备用。
3. 汤锅加适量清水，下鸭肉片、香菇段、芦笋片、葱末、姜末、料酒大火煮至汤鲜肉烂，加盐调味，将汤浇入放紫菜的汤碗中即可。

名厨解析

鸭肉含有丰富的B族维生素和维生素E，有很好的抗衰老作用，鸭肉中所含的烟酸是构成人体内两种重要辅酶的成分之一，对心肌梗死等心脏疾病患者有保护作用。

脑力劳动者——多以健脑食物入汤

从营养需求来看，脑力劳动者应以补充构成脑细胞的磷脂、不饱和脂肪酸，以及参与调节脑细胞兴奋功能的蛋白质、维生素A和微量元素为重点。而运动量较少的脑力劳动者，尤其是中年及以上的脑力劳动者，由于其热能消耗较少，应保证有足够的优质蛋白质和维生素的摄入，同时，还要减少糖的摄入。

人脑具有极其复杂的功能，是最为活跃的器官。脑力劳动者用脑过度会导致伤神、大脑缺氧等。大脑运转繁忙时，就连睡眠时大脑也不见得会得到良好的休息。脑细胞中60%左右为不饱和脂肪酸，对脑功能最有影响的首先是蛋白质，大脑所需的各类氨基酸，均由蛋白质提供转化。另外脂肪、糖类、B族维生素、维生素C、维生素E以及钙等同样重要，是人体大脑所必需的营养物质。适宜入汤的健脑食品原料有：核桃、芝麻、豆类、蛋类、畜禽类、鱼类、金针菇、花生、葵花子、杏仁、牡蛎、虾、香菇、牛奶、螃蟹、海带、紫菜、红枣、桂圆、果蔬等。

推荐汤品

芝麻桃仁薏米汤

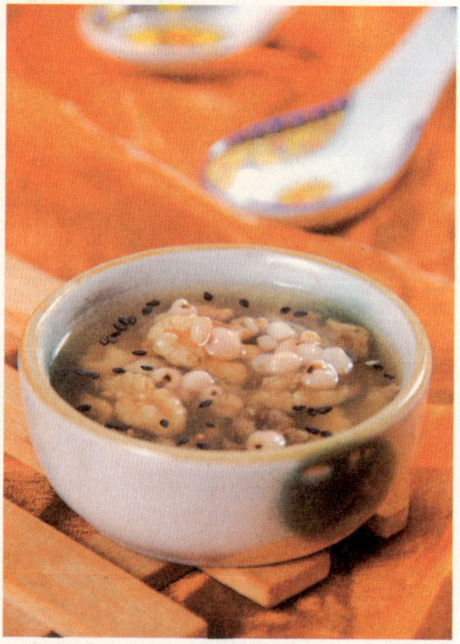

材料

薏米200克、黑芝麻25克、核桃仁50克。

调料

白糖、蜂蜜各适量。

做法

1. 锅置火上，放入适量清水，加入薏米、核桃仁、黑芝麻，大火煮沸后改小火煮至薏米熟烂。
2. 加入白糖煮至溶化，待汤稍凉，加入少许蜂蜜搅匀即可。

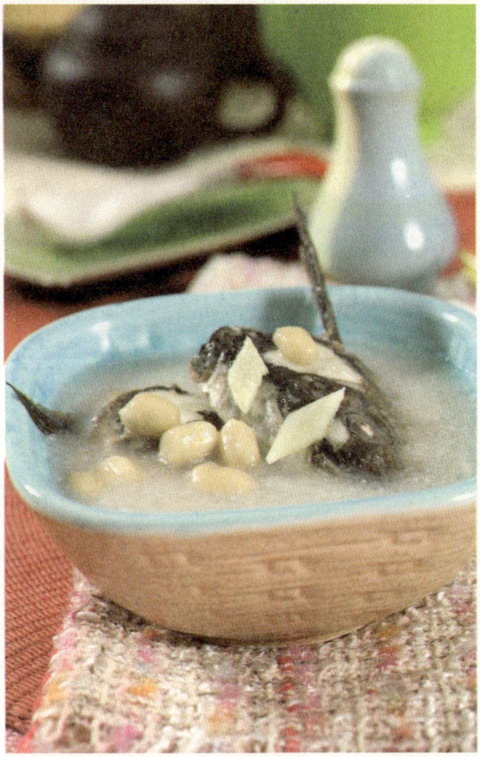

海带紫菜瓜片汤

材料

水发海带、冬瓜各200克，紫菜适量。

调料

盐、味精、香油、料酒、酱油、植物油各适量。

做法

1. 冬瓜洗净，去皮、瓤，切成片；水发海带洗净切成丝，汆水后过凉，沥干水分；紫菜洗净，捞出沥干水分备用。
2. 沸水锅中加入冬瓜片、海带丝煮2分钟，放入料酒、酱油、植物油、盐，煮至瓜片熟软后，撒上紫菜稍煮，加入味精调味，淋上香油即可。

鱼头花生汤

材料

鲢鱼头1个、花生仁100克。

调料

生姜、植物油、盐各适量。

做法

1. 新鲜鱼头去鳃后开边，洗净；将花生仁用清水浸透，去红衣；生姜刮去姜皮，洗净，切片。
2. 锅置火上，倒入植物油，将鱼头煎至微黄色，捞出沥油备用。
3. 锅中加水烧开，放入鱼头、花生仁、姜片，用中火煲至花生仁熟透，放入盐调味即可。

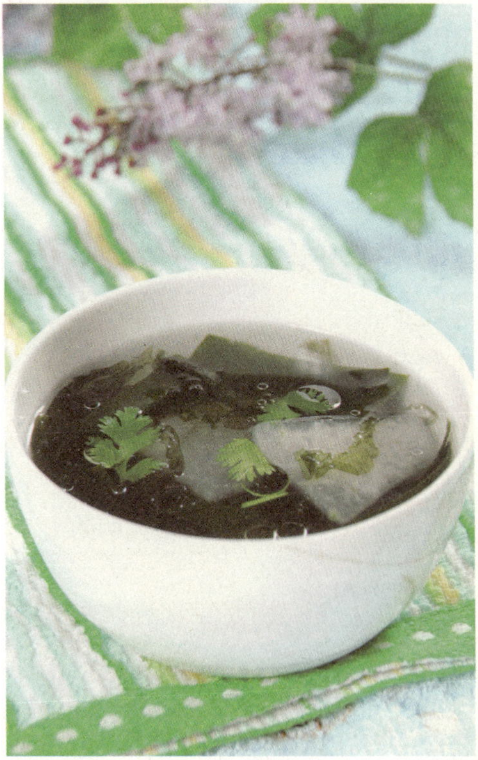

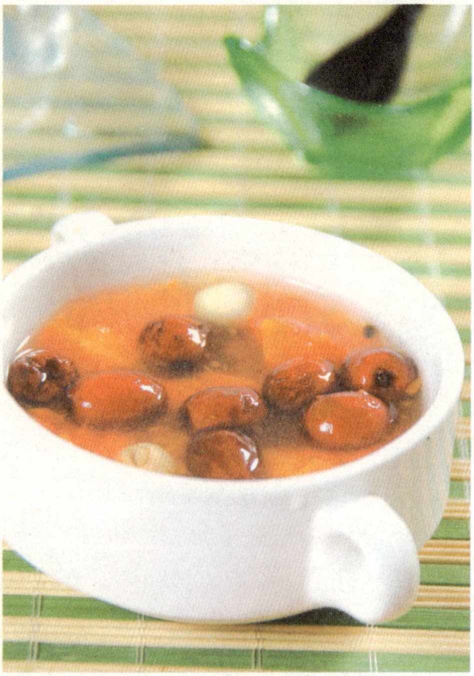

黑木耳豆腐汤*

材 料

黑木耳10克、嫩豆腐250克、水发香菇150克、胡萝卜30克。

调 料

姜丝、葱花、清汤、盐、水淀粉、香油、味精各适量。

做法

1. 黑木耳用温水泡发，去杂质后洗净，去蒂，撕开；豆腐洗净，切小块；胡萝卜去皮、香菇去蒂，分别洗净切小丁。
2. 沙锅内加入清汤，倒入黑木耳、胡萝卜、香菇，加姜丝、葱花、盐烧沸后放入豆腐、味精，用水淀粉勾薄芡，淋上香油即可。

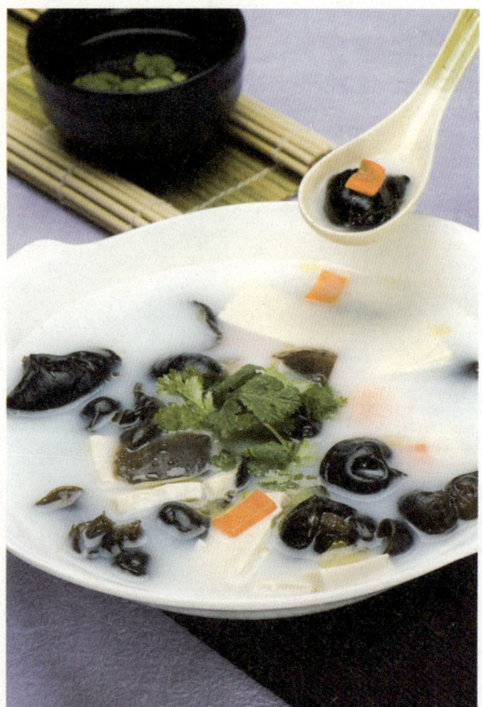

木瓜红枣莲子煲*

材 料

木瓜、红枣、莲子各适量。

调 料

蜂蜜、冰糖各适量。

做法

1. 将红枣、莲子洗净。
2. 将木瓜洗净，剖开去皮、子，切成小块备用。
3. 沙锅内放入红枣、莲子、木瓜块、冰糖熬煮至熟，放凉后加蜂蜜调匀即可。

名厨解析

↘莲子可以先用清水浸泡，并去掉莲心，也可以再用水汆烫一下，以免煮出的汤发苦，影响口感。

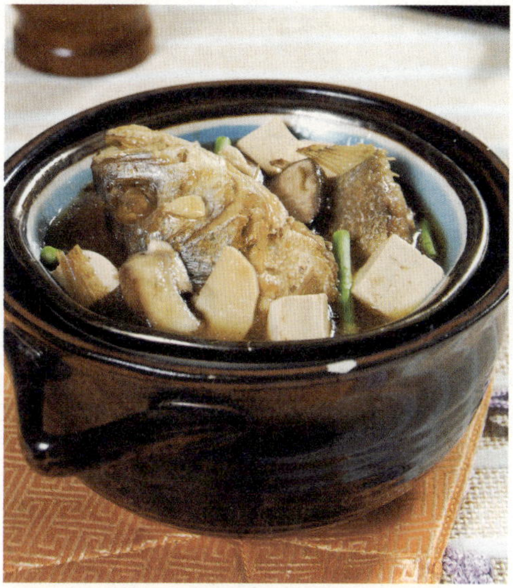

黄鱼豆腐煲*

材 料

豆腐300克、黄鱼1条、春笋30克、水发香菇20克、蒜薹10克。

调 料

植物油、鲜汤、料酒、酱油、盐、白糖、味精、香油、水淀粉各适量。

做法

1. 将黄鱼处理洗净，切成段，加酱油浸渍；春笋去皮、水发香菇去蒂均洗净，切成片；蒜薹洗净，切成段；豆腐洗净，切成块。
2. 煲锅放油烧热，放入黄鱼段，煎至金黄时，加酱油、盐、料酒、白糖、春笋片、香菇片和鲜汤，大火烧沸。
3. 放入豆腐块、蒜薹段，转小火炖至鱼眼球突出、豆腐起孔、汁液浓稠时，调入味精，用水淀粉勾薄芡，淋上香油即可。

西洋参鸡片汤*

材 料

鸡肉300克、西洋参5克、鲜冬笋50克、黄瓜150克、黑木耳8克、粉丝15克。

调 料

植物油、盐、料酒、葱丝、姜丝、胡椒粉各适量。

做法

1. 将鸡肉处理洗净，切成片，汆水，捞出；西洋参洗净，切碎。
2. 冬笋去硬皮，与黄瓜均洗净，切成薄片；黑木耳、粉丝均用水泡软、洗净，黑木耳撕小朵。
3. 锅中加入植物油烧热，放入葱丝、姜丝、鸡片大火煸炒后，加入适量清水及西洋参。
4. 煮至水量减半时，放入粉丝、料酒、盐，加冬笋片、黄瓜片、黑木耳，继续煮至冬笋片、黑木耳熟，加胡椒粉拌匀即可。

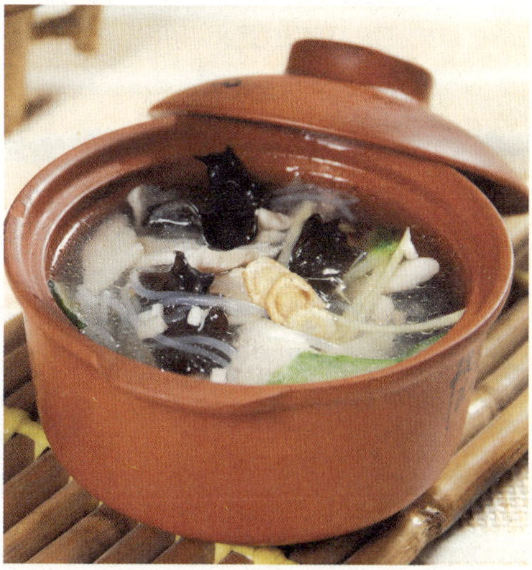

体力劳动者——选择能增加热量的汤品

体力劳动者肌肉和关节的神经感受器经常发生运动，并传到中枢神经系统，有助于调节神经系统的功能。体力劳动者自身的血液循环和新陈代谢较脑力劳动者更好一些，但是由于体力劳动者是以肌肉、骨骼的活动为主，体内物质代谢旺盛，需氧量大，耗能量大，所以必须及时补充能量，适当调整劳动强度。

体力劳动者如果过度疲劳容易导致肺部感染、高血压、糖尿病、骨质疏松、骨质增生、胆囊炎等疾病，因此，体力劳动者汤饮要以高热能为主，入汤食材多选用高蛋白为主，这样对补充体力、维持身体功能的正常运行有很大帮助。

适宜体力劳动者的入汤食材有母鸡、兔肉、猪肉、当归、黄芪、牛肉、人参、狗肉等。

推荐汤品

红薯栗子排骨汤*

材料

红薯300克、排骨200克、栗子150克、红枣10克。

调料

高汤1500毫升，盐、味精、香油、胡椒粉、葱段、姜片、大料各适量。

做法

1. 将红薯洗净，去皮切成滚刀块；栗子去皮汆水；将排骨洗净剁寸段，入沸水锅中汆烫，捞出冲净浮沫，沥干备用。
2. 沙锅内倒入高汤，加排骨，大火煮沸后加入盐、胡椒粉、葱段、姜片、大料，煮30分钟至排骨熟烂，加入栗子、红薯、红枣，再煮20分钟后，加味精调味，淋入香油即可。

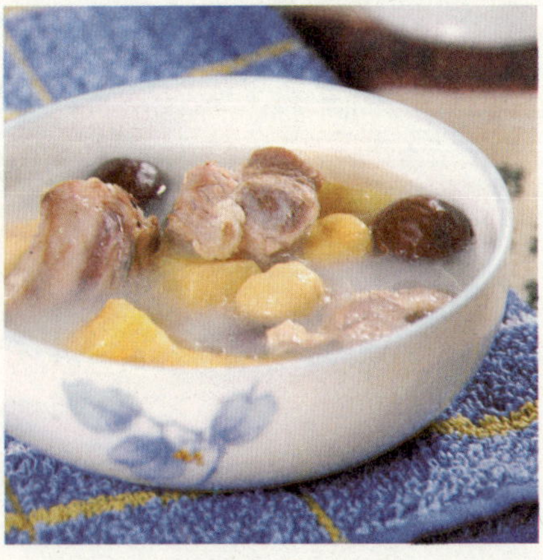

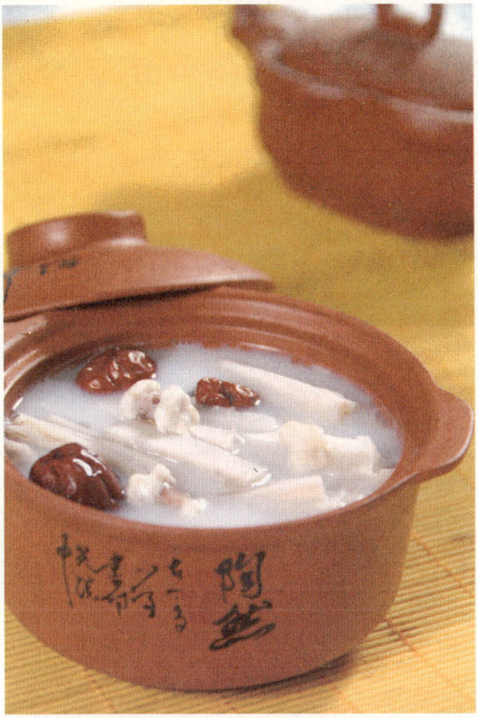

牛肉蔬菜浓汤*

材料

牛腿肉100克、菠菜200克。

调料

盐、味精、料酒、高汤、香油、姜片、葱段、植物油各适量。

做法

1. 将牛腿肉洗净切片，氽水后捞出备用；菠菜择洗净切段。
2. 锅置火上，倒入植物油烧至五成热，下入葱段、姜片炝锅，下入牛肉片翻炒片刻，加入高汤、盐、料酒煮熟，再下入菠菜，煮沸撇净浮沫，炖2分钟，加味精调味，淋香油即可。

莲藕红枣猪骨髓汤*

材料

猪骨髓、莲藕各100克，红枣20克。

调料

盐、味精、料酒、葱段、姜片、香油、植物油、高汤各适量。

做法

1. 猪骨髓入沸水氽烫后备用；莲藕洗净，去皮切成条，泡在水中备用；红枣去核洗净。
2. 锅置火上，倒入植物油烧至五成热，下入葱段、姜片炒香，加入高汤，下入猪骨髓、莲藕、红枣、盐、料酒，用小火炖至熟烂，加味精调味，淋少许香油即可。

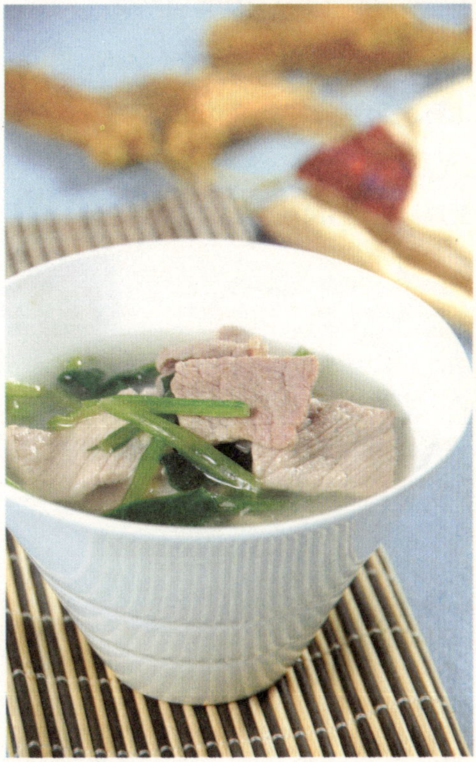

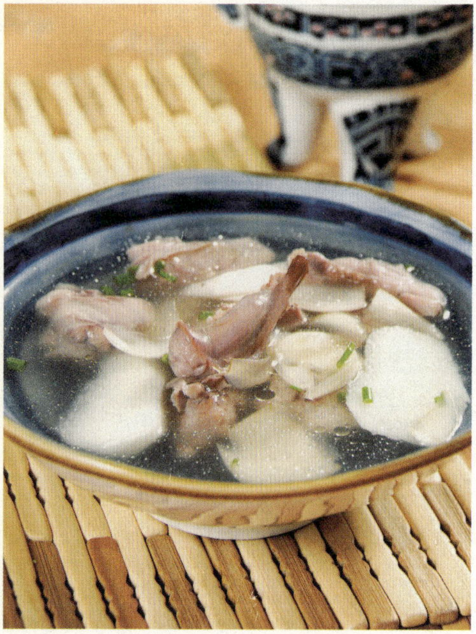

菠菜丸子汤*

材 料

猪肉馅100克、菠菜150克。

调 料

姜末、葱末、料酒、盐、味精、胡椒粉、淀粉各适量。

做法

1. 菠菜择洗干净，切段备用。
2. 在猪肉馅内加入料酒、盐、味精和少量清水拌匀，放入少许淀粉、姜末、葱末拌匀，即成肉馅。
3. 锅中加水，大火烧沸，将肉馅挤成丸子，放入锅中，待其熟时，放入菠菜段、盐、胡椒粉烧沸，调入味精即可。

山药百合兔肉汤*

材 料

山药、百合各30克，兔肉250克。

调 料

姜片、盐、料酒、葱花、味精各适量。

做法

1. 将兔肉洗净，切成小块；山药、百合洗净，山药去皮切块，百合泡发。
2. 沙锅中加入兔肉块、山药块、百合、清水、姜片、料酒，大火烧至汤沸，转用小火炖1小时左右，放入葱花、盐、味精调味即可。

名厨解析

↘山药能预防心血管系统的脂肪沉积，保持血管的弹性，防止动脉粥样硬化过早发生，减少皮下脂肪沉积，避免出现肥胖症状。

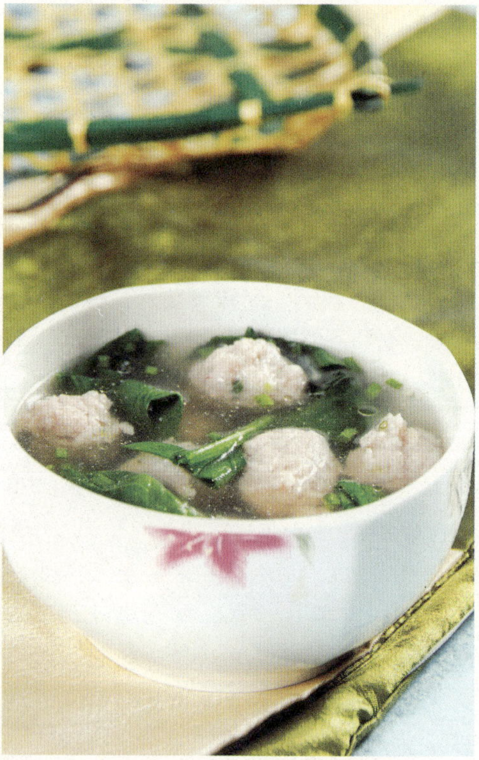

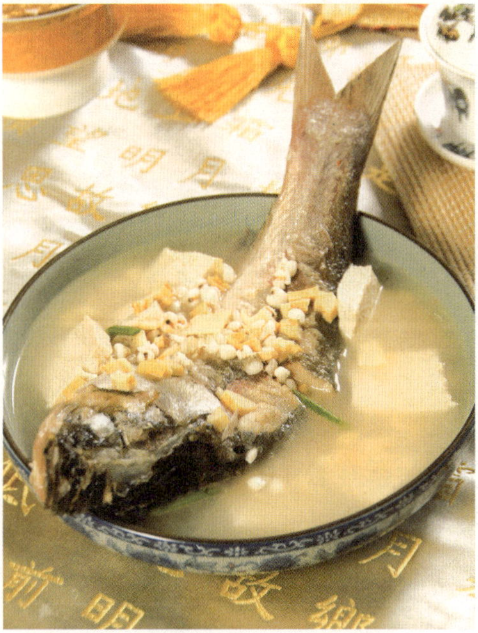

鲢鱼冻豆腐煲*

材 料

鲢鱼1条、冻豆腐1块、笋干20克、薏米30克。

调 料

葱段、姜片、料酒、白糖、胡椒粉、盐、植物油、清汤各适量。

做法

1. 将鲢鱼刮鳞、去鳃、去内脏洗净、沥干；冻豆腐化冻切成大片，沥干水分备用；笋干洗净用温水泡软，切成小丁；薏米洗净，用温水泡软备用。
2. 锅内倒油烧至六成热，放入葱段、姜片煸出香味，放入鲢鱼煎黄两面，烹入料酒，下笋干、薏米煸炒，倒入清汤，放入冻豆腐片，大火烧沸改小火煨1小时，加白糖、盐、胡椒粉即可。

双色老鸡汤*

材 料

净老鸡200克，黑木耳、银耳各50克，红枣适量。

调 料

盐、葱段、姜片、大料各适量。

做法

1. 净老鸡洗净剁块，汆水备用；黑木耳、银耳均用温水泡发，择净备用；红枣洗净，用温水浸泡备用。
2. 汤锅加清水，放入鸡块、红枣、葱段、姜片、大料，大火烧开后转小火炖1小时，拣出葱段、姜片和大料。
3. 把黑木耳与银耳放入汤中，再次煮沸后换小火慢炖约半小时，调入适量的盐即可。

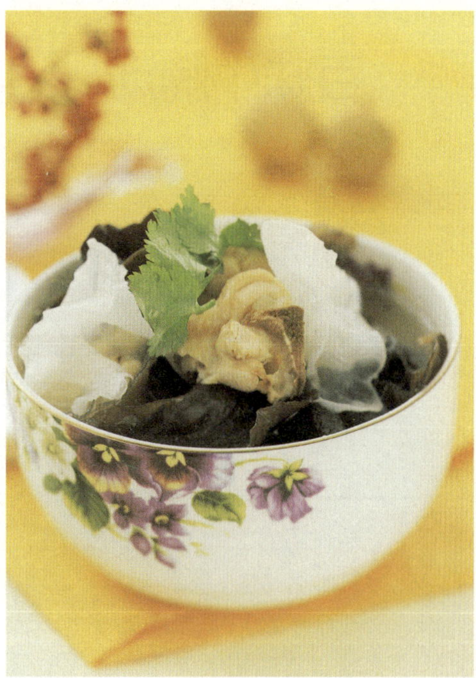

●贫血症——汤品宜增加优质蛋白原料

人体血液中的血红蛋白或红血球的量少到一定程度时，人体会出现面色苍白、全身无力、易疲劳、头晕气促、心跳过速等状，即可以判断为贫血。贫血一般有：缺铁性贫血、再生障碍性贫血、巨细胞性贫血和失血性贫血四种，其中与饮食有关的缺铁性贫血是最常见的。贫血不仅会导致头晕、乏力、消瘦，还会影响到内脏各个器官的健康。缺铁性贫血会使人食欲减退、疲乏无力、免疫力低下、健康状况恶化，进而影响人的劳动能力。

贫血症一般都要适当补铁，铁是制造血红蛋白的原料。贫血者除了遵医嘱服用一定药物以外，在饮食上需要食用富含铁、维生素B_{12}的食物。可选择富含铁的食物搭配维生素C的食物制成汤品以促进铁的吸收，宜每餐前或两餐之间饮用。适合贫血者的入汤食材有红枣、菠菜、枸杞子、鲫鱼、猪肝、牛肝等。

推荐汤品

百味牛腩汤*

材料

牛腩100克，圆白菜、番茄、西芹、胡萝卜、土豆、洋葱各50克。

调料

盐、葱段、姜片、植物油各适量。

做法

1. 牛腩洗净，切成小块，汆水备用；洋葱切丝备用；其他蔬菜洗净，切成大小类似的块备用。
2. 锅中放油烧热，放入洋葱和番茄块爆炒，添加适量清水，放入葱段、姜片和牛腩块，大火煮沸，换小火慢炖约1小时。
3. 把所有蔬菜块放入汤中继续用小火炖20分钟，最后加入适量盐调味即可。

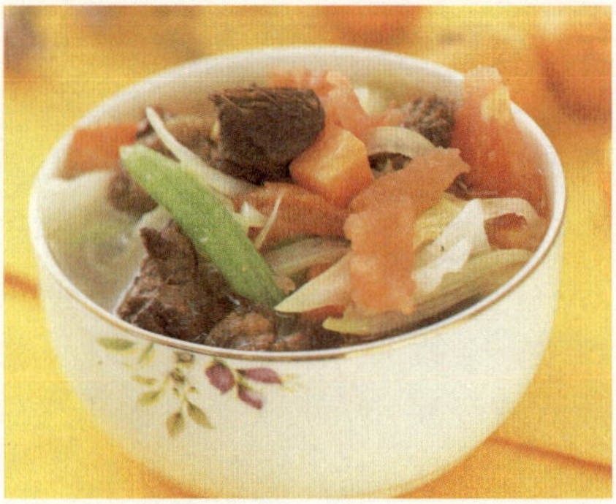

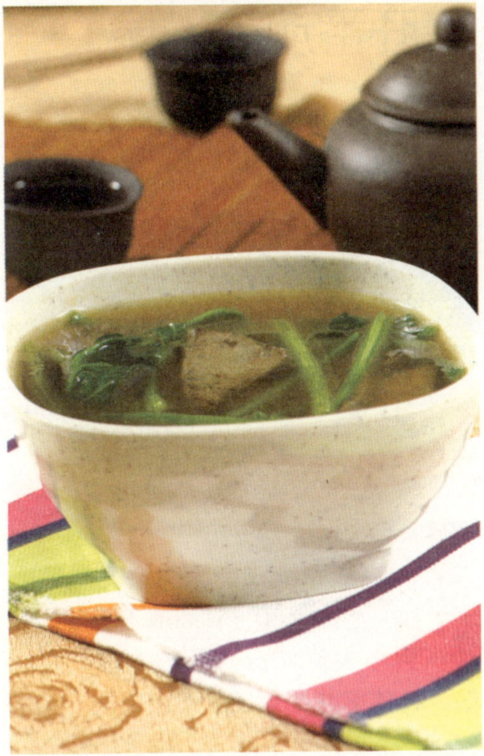

当归生姜羊肉汤*

材 料

羊腿肉50克，生姜、当归各10克。

调 料

盐、味精、香油各适量。

做法

1. 羊肉洗净切成片，入沸水锅中汆烫一下捞出备用；生姜、当归均洗净，切成小片。
2. 锅中加水，下入羊肉片、当归片、生姜片，大火烧沸后改小火炖15分钟，加盐、味精调味，淋香油出锅即可。

名厨解析

↘当归可促进血红蛋白、红细胞的生成，抑制血小板凝聚，抗血栓形成，还可降低心肌耗氧量，扩张血管，适用于血虚萎黄、眩晕心悸者调理身体。

菠菜猪肝汤*

材 料

鲜猪肝200克、菠菜150克。

调 料

干淀粉、香油、盐、酱油、味精各适量。

做法

1. 鲜猪肝洗净，切成片，用干淀粉浆渍；将菠菜洗净，切成段，将菠菜梗与叶分开。
2. 将锅放在大火上，加一大碗水；水开后，把猪肝一片一片分开下锅，加入适量酱油、盐，等锅中汤开时，再加入菠菜（先放梗后放叶子），等到再一次开时，加入适量味精、香油即可。

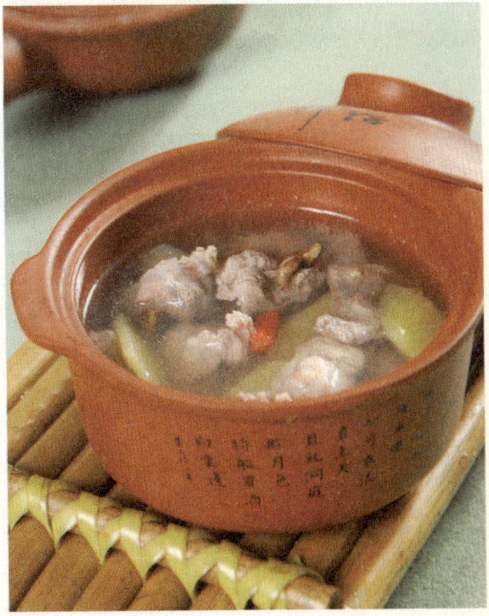

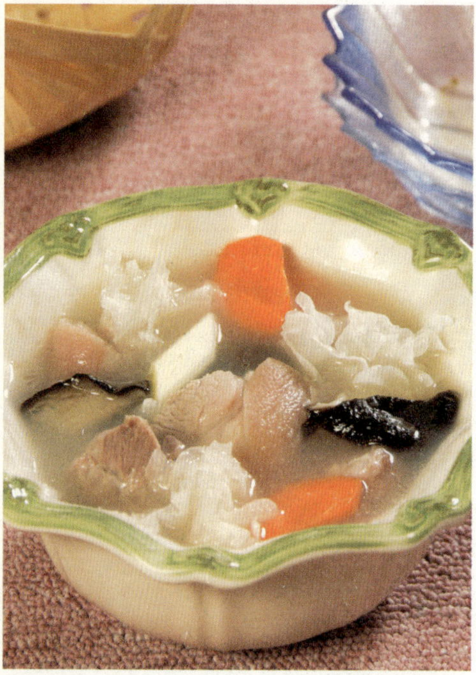

猪肝番茄玉米煲*

材料

鲜猪肝300克、番茄3个、甜玉米粒适量。

调料

姜片、料酒、淀粉、酱油、盐、鸡精、清汤各适量。

做法

1. 将鲜猪肝洗净，去除血管，切成片，拌入料酒、淀粉、酱油腌渍备用。
2. 番茄剥去皮，切成块备用；将玉米粒切碎备用。
3. 沙锅内放入清汤，大火烧开后放入玉米粒，小火煲30分钟后放入番茄、姜片，再小火煲10分钟后放入猪肝片打散，待猪肝片变色后放入适量盐、鸡精即可。

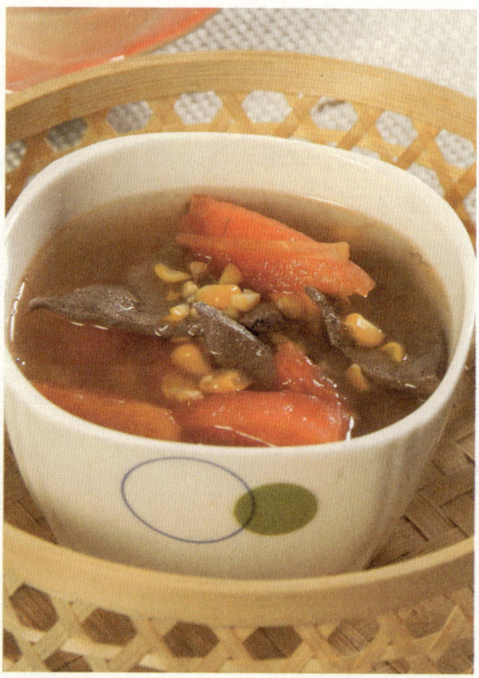

银耳香菇猪肘汤*

材料

猪肘300克，胡萝卜100克，银耳、香菇各20克。

调料

高汤、葱段、姜片、盐、鸡精各适量。

做法

1. 猪肘洗净，用刀轻刮表皮，剁成块，用沸水汆去血水；胡萝卜洗净，切成滚刀块；银耳、香菇分别用清水泡发，去蒂，撕成小朵。
2. 锅中加高汤，放入猪肘块、葱段和姜片同煮，大火烧开，撇去浮沫，转小火炖1小时。
3. 倒入胡萝卜、银耳和香菇，再炖半小时，加入盐和鸡精调味后出锅即可。

花生桂圆红枣汤 *

材料

花生仁50克、桂圆150克、红枣适量。

调料

白糖适量。

做法

1. 花生仁用温水泡2小时后去红衣；桂圆去壳洗净；红枣洗净，去核。
2. 锅中放适量清水，并加入泡好的花生仁煮20分钟左右。
3. 再放入红枣、桂圆继续煮约20分钟，关火，加适量白糖即可。

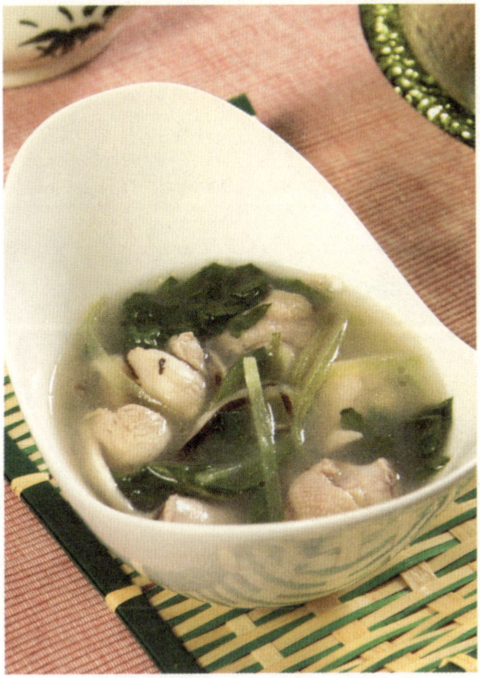

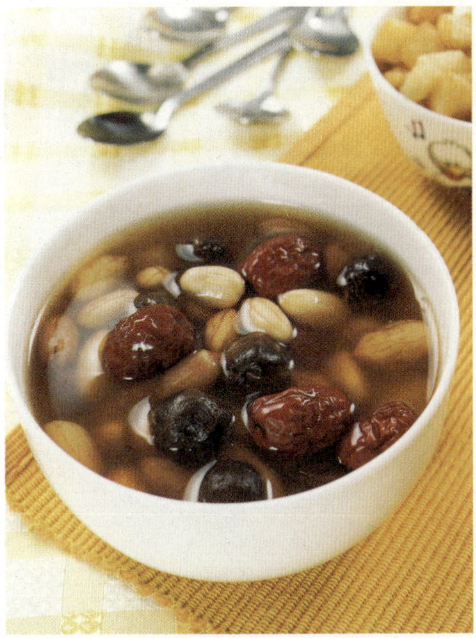

名厨解析

此汤中花生与桂圆、红枣一起煮汤饮用，既可补虚，又可止血，最适宜身体虚弱的出血患者食用，也能用于贫血患者的日常食疗。

菠菜鸡煲 *

材料

净鲜鸡300克，菠菜200克，水发香菇丝、莴苣丝各50克。

调料

蚝油、绵白糖、淀粉、酱油、植物油、葱丝、姜丝、高汤、盐、鸡精各适量。

做法

1. 净鲜鸡剁成块后用蚝油、白糖、淀粉和酱油腌渍10分钟；菠菜洗净，去根后切成两段。
2. 炒锅加油，爆炒葱丝、姜丝后添加高汤、蚝油、香菇丝和莴苣丝翻炒，再倒入鸡块煮沸，换小火慢炖至鸡肉熟烂。
3. 开锅后倒入菠菜，用适量盐和鸡精调味即可。

高血压——汤品宜清淡低盐

人体血压标准值：收缩压为18.8～21.2千帕（140～159毫米汞柱），舒张压为12.1～12.7千帕（91～95毫米汞柱）。当收缩压达到21.3千帕（160毫米汞柱）以上、舒张压达到12.7 千帕（95毫米汞柱）以上时，即为高血压。

高血压一般与遗传、工作性质、肥胖、饮食偏好、药物因素、年龄、性别有关，会引起头晕等症。老年人高血压，因机体功能减退、消化液分泌减少，心脑血管会出现不同程度的硬化，饮食宜清补为主，辅以护胃益脾和具有降压、降脂的食品。多食用含维生素C的食物，因维生素C对血管有一定的修补保养作用，还能把血管壁内沉积的胆固醇转移到肝脏变成胆汁酸，这对预防和治疗动脉硬化也有一定的作用。

高血压患者除了遵医嘱，使用一定量药物以外，在饮食上需要食用富含钾、钙的食物，增加优质蛋白。适当增加汤品的食用，可以减少多余热能的摄入。含钾原料包括：肉类、家禽、鱼类、豆类、果蔬等。高血压患者饮食宜清淡低盐、高钾多维、控制食量、多用植物油，忌肥腻味重、辛辣、高胆固醇、饮食过饱。

推荐汤品

百合鸭肉汤*

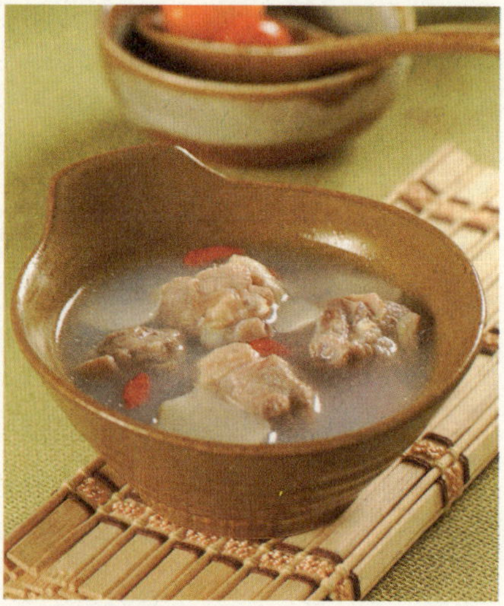

材料

鸭肉150克、百合30克。

调料

盐适量。

做法

1. 百合用水泡开，鸭肉洗净切块。
2. 将鸭肉与百合放入锅中，加适量水，先用大火烧开，再用小火炖至鸭肉熟烂，然后加入盐调味即可。

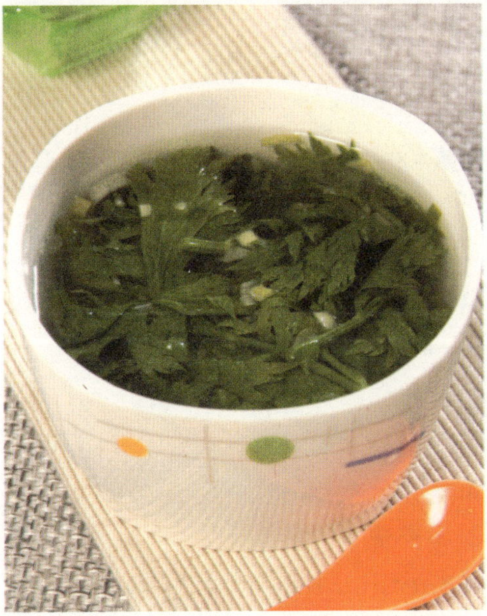

泡菜鳕鱼汤

材 料

鳕鱼、豆腐各250克，朝鲜泡菜150克。

调 料

蒜末、盐、酱油、鸡精各适量。

做法

1. 将鳕鱼肉去骨、切片，放在滤筛上撒少许盐，腌渍10分钟，淋上热水备用。
2. 豆腐切块，泡菜切成2厘米长的段。
3. 锅里放2杯水，放入鸡精和适量的盐，煮沸后放入鳕鱼、豆腐煮沸，再加入泡菜、蒜末稍煮。
4. 加酱油调味后煮沸即可。

名厨解析

↘此汤所用材料包含了豆制品、蔬菜和鱼类，不仅营养开胃，还有很好的降血压作用。

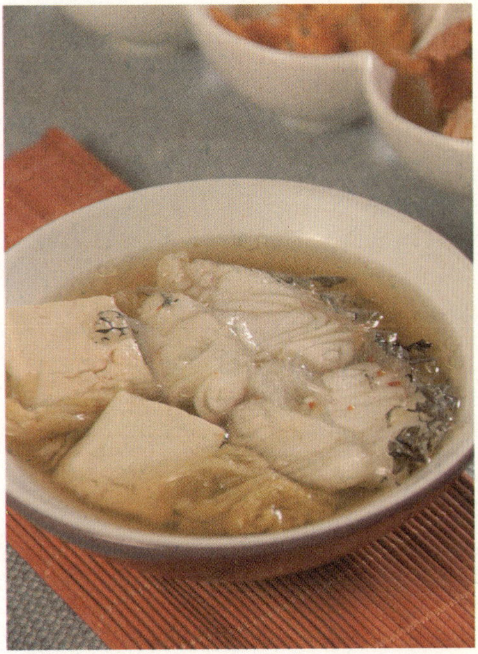

芹菜叶汤

材 料

嫩芹菜叶200克。

调 料

盐、味精、香油、植物油、葱花、姜末各适量。

做法

1. 芹菜叶洗净备用。
2. 锅中倒入植物油烧热，下葱花炝锅后，加入芹菜叶、姜末，稍加翻炒，倒入清水（或高汤），煮沸后放盐、香油、味精即可。

名厨解析

↘芹菜叶的营养价值比茎更高，因为芹菜叶所含钙、镁、维生素B_1、维生素B_2、维生素E都高于芹菜茎，平时吃芹菜的时候不要将芹菜叶扔掉，做一碗芹菜叶汤，有很好的降低血压的功效。

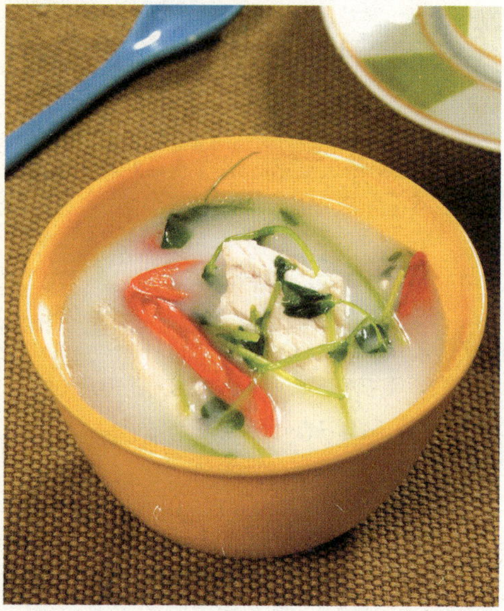

鱼骨豆苗尖椒汤

材料

鲜鱼骨400克、豌豆苗100克、红尖椒5个。

调料

葱段、姜片、料酒、白糖、盐、味精、香油、清汤各适量。

做法

1. 将鱼骨洗净，剁成大块，汆水捞出沥干；豌豆苗去老梗洗净；红尖椒去蒂、子，洗净备用。
2. 锅置火上，放入清汤，加入鱼骨、葱段、姜片、料酒、白糖，用大火煮沸，撇去浮沫，加红尖椒、豌豆苗，中火焖30分钟，加入盐、味精，淋入香油即可。

名厨解析

本汤含钙、磷、镁、钾、锌、硒、维生素E、锰、脂肪、膳食纤维、维生素A等多种营养素，对预防高血压有较好的作用。

上汤蟹煲

材料

螃蟹400克、番茄200克、粉皮40克、鸡蛋2个。

调料

植物油、葱段、姜片、盐、料酒、胡椒粉、高汤、香油、香菜末各适量。

做法

1. 将螃蟹去壳，洗净，蟹肉一切4块，用沸水氽烫，捞出沥水。
2. 番茄洗净，去蒂、皮，切块；粉皮用温水泡软，切片；将鸡蛋打散成液，搅拌均匀。
3. 锅内加植物油烧热，下葱段、姜片炒香，加入料酒、番茄块煸炒，放入高汤、粉皮、蟹肉，大火煮沸后转小火炖熟。
4. 将鸡蛋液淋入汤内，加盐、胡椒粉、香菜末、香油即可。

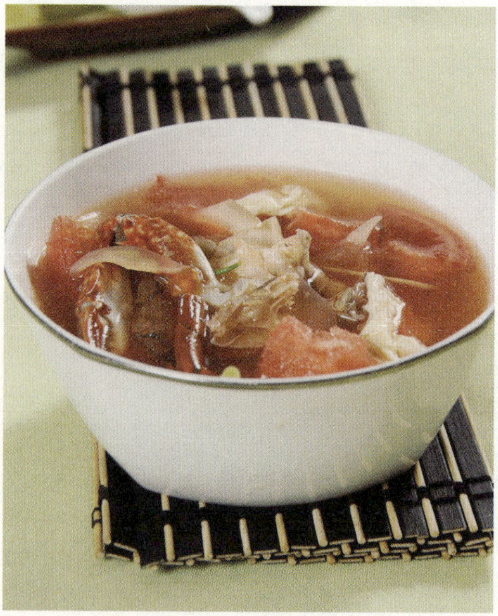

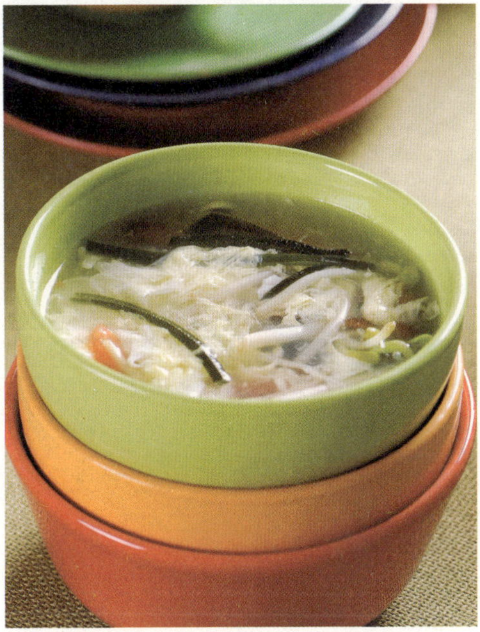

银杏冬瓜汤*

材 料

冬瓜200克、银杏100克、莲子40克。

调 料

白糖适量。

做法

1. 将冬瓜洗净，去皮、瓤，切块；银杏去壳取肉，去外层薄膜，去心，洗净。

2. 莲子清洗干净，在清水中浸泡，去莲心，洗净。

3. 将冬瓜块、莲子、银杏放入汤锅中，加入适量清水，用大火煮沸，转小火熬煮30～40分钟，加入白糖煮化即可。

名厨解析

冬瓜含有的胡芦巴碱可促进机体的新陈代谢，阻止体内脂肪堆积，并有效阻止糖类转化为脂肪，适宜于高血压患者日常食疗。

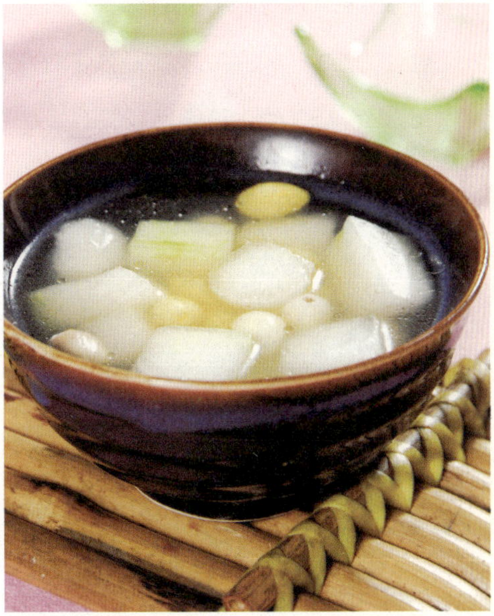

海带时蔬汤*

材 料

海带100克，滑子菇、豆芽各50克，鸡蛋、番茄各1个。

调 料

盐、鸡精、胡椒粉、香油、葱末各适量。

做法

1. 番茄洗净，沸水汆烫后去皮、蒂，切成块；鸡蛋磕入碗中打散，豆芽洗净；海带洗净泡发剪段；滑子菇去蒂，洗净备用。

2. 锅置火上加清水煮沸，放入海带、滑子菇，用大火炖3分钟。

3. 加入胡椒粉、鸡精、盐调味，放入豆芽。

4. 待豆芽煮熟后倒入鸡蛋液、番茄块，撒上葱末，淋香油即可。

高脂血症——汤品宜清淡、营养均衡

当血脂中的胆固醇高于0.22毫克/毫升，甘油高于0.16毫克/毫升，即可诊断为高胆固醇症，或高甘油三酯血症。高脂血症是动脉硬化、冠心病等症的主要危险因素。与心脑血管疾病、糖尿病、肥胖、脂肪肝密切相关。高血脂除了常伴有以上几种疾病外，主要表现为头晕乏力、胸闷心痛等症。高血脂患者除了遵医嘱服用一定药物以外，在饮食上需要食用有降血脂作用的食物，以平衡膳食为基础，维持正常体重。限制摄入富含脂肪与胆固醇的食物，选用低脂食物、植物油、酸牛奶等，增加维生素、纤维、水果、蔬菜和谷类食物。饮食调理也是降低血脂的最主要和最有效的方法。高血脂患者适宜饮用清淡、原料丰富的汤品。原料包括：鱼类、燕麦、魔芋、豆类、菌类、藻类、果蔬等。

推荐汤品

鲜蘑丝瓜汤*

材料

丝瓜300克、鲜蘑菇100克。

调料

盐、料酒、植物油、水淀粉、高汤、味精各适量。

做法

1. 丝瓜削皮洗净，切条；鲜蘑菇去蒂洗净，捞出沥干水分。
2. 炒锅内放油烧热，放入丝瓜炒至变色盛出。
3. 锅中倒入高汤，放入丝瓜、鲜蘑菇、料酒、盐，用大火煮沸，改小火焖至鲜蘑菇熟软再转大火，用水淀粉勾薄芡，加味精调味即可。

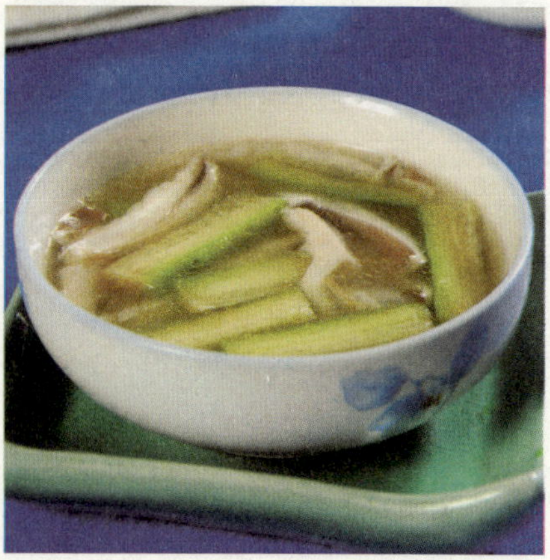

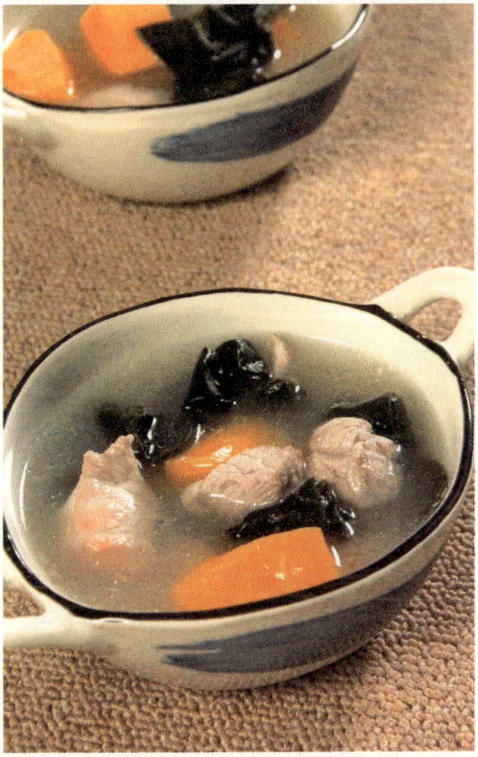

酸萝卜老鸭汤*

材料

鸭肉300克、泡酸萝卜100克。

调料

姜片、葱段、料酒、花椒、植物油、胡椒粉、鸡精、盐各适量。

做法

1. 鸭肉洗净切块，入沸水中氽烫片刻后用清水洗净，沥干水分。
2. 酸萝卜洗净，切薄片。
3. 炒锅中倒入植物油烧热，爆香姜片、葱段、花椒，下鸭块煸炒，烹入料酒，再放入酸萝卜片炒香，加入适量清水，大火煮沸后撇去浮沫，转小火煮约80分钟，炖至鸭肉熟烂，下鸡精、胡椒粉、盐调味即可。

南瓜海带减脂汤*

材料

南瓜1个、牛瘦肉200克、干海带100克。

调料

盐、味精各适量。

做法

1. 将干海带洗净，泡入水中至软，切成2厘米长的段。
2. 南瓜去皮、子后洗净，切成小块；牛瘦肉洗净切块。
3. 将海带段、南瓜块、牛瘦肉块放入汤锅中，加入适量的水，先用大火煮沸，再改用小火煮3小时，放入盐、味精调味即可。

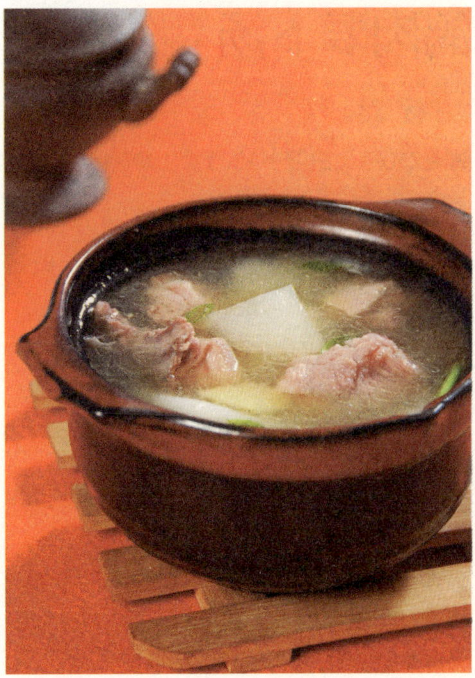

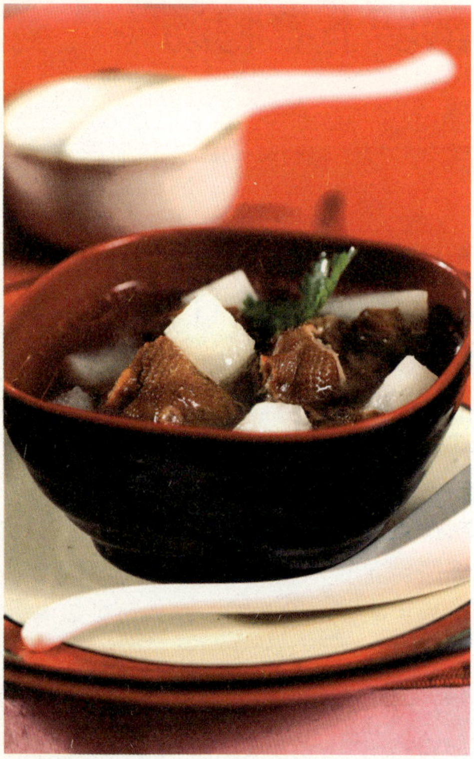

腰花木耳汤*

材 料

黄瓜200克，鲜猪腰、水发黑木耳各50克。

调 料

葱花、花椒粉、盐、鸡精、植物油各适量。

做法

1. 黄瓜洗净，去蒂，切片；猪腰切成两半，去筋膜，洗净，切片，入沸水中氽透，捞出；水发黑木耳择洗干净，撕成小朵。
2. 锅内倒植物油烧至七成热，加葱花和花椒粉炒出香味，放入腰片翻炒均匀。
3. 加适量清水大火煮沸，转小火煮5分钟，放入黑木耳和黄瓜片煮3分钟，用盐和鸡精调味即可。

名厨解析

黑木耳是一种美味的食用菌和药用菌，适合于高血压、动脉粥样硬化者作为日常食疗。

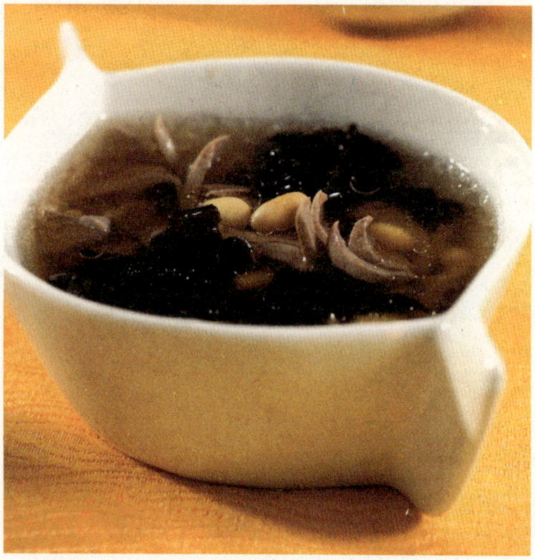

鸽肉萝卜汤*

材 料

鸽肉250克、白萝卜100克。

调 料

葱花、香菜碎、花椒粉、盐、鸡精、植物油各适量。

做法

1. 鸽肉洗净，入沸水中氽透，捞出，切小块；白萝卜洗净，切块。
2. 锅内倒植物油烧至七成热，加葱花和花椒粉炒香，放入鸽肉翻炒均匀。
3. 加适量清水炖至鸽肉八成熟，倒入白萝卜块煮熟，用盐和鸡精调味，撒上香菜碎即可。

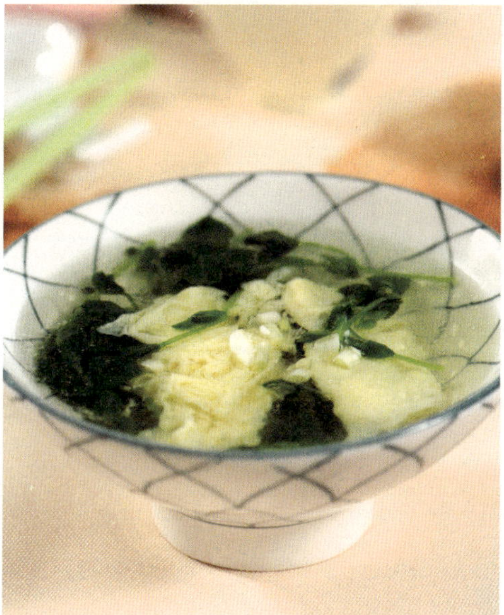

蹄筋花生汤*

材料

水发牛蹄筋250克、花生仁50克。

调料

香菜末、葱花、姜片、干红辣椒段、花椒粉、盐、鸡精、植物油各适量。

做法

1. 水发牛蹄筋洗净，切成块；花生仁洗净。
2. 汤锅置火上，倒入适量植物油，待油烧至七成热，放入葱花、姜片、干红辣椒段、花椒粉炒香。
3. 倒入水发牛蹄筋和花生仁翻炒均匀，加适量清水煮至牛蹄筋软烂，加适量盐和鸡精调味，撒上香菜末即可。

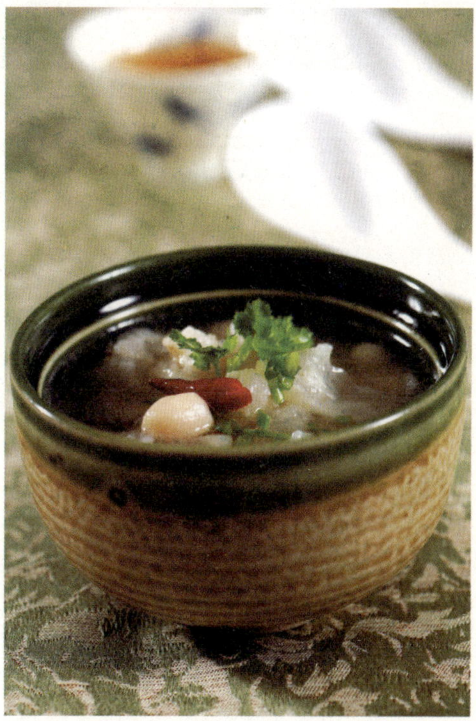

豆苗蛋汤*

材料

豌豆苗200克、鸡蛋1个。

调料

葱花、花椒粉、盐、鸡精、香油各适量。

做法

1. 豌豆苗择洗干净；鸡蛋磕入碗内，搅成蛋液。
2. 锅置火上，加适量清水烧沸，放入豌豆苗、葱花和花椒粉搅拌均匀。
3. 待锅内的汤再次沸腾，淋入鸡蛋液迅速搅成蛋花，用盐、鸡精和香油调味即可。

名厨解析

↘豌豆苗含有丰富的钙、B族维生素、胡萝卜素等，可滋润肌肤，防止身体吸收过多的脂肪，预防高血脂。

糖尿病——宜多选用高纤维食物入汤

糖尿病是一种有遗传倾向的全身性代谢疾病，是由胰岛素分泌不足引起的糖类、脂肪、蛋白质等营养物质代谢紊乱。会出现高血糖、尿糖、常见三多一少症（多食、多饮、多尿、体重降低）、皮肤瘙痒、四肢酸痛等状，即可以判断为糖尿病（消渴症）。一般有胰岛素依存型、非胰岛素依存型（成人病型）。

糖尿病患者除了遵医嘱服用一定药物以外，在饮食上需要严格控制热能、脂肪、胆固醇的摄入，糖类、蛋白质宜适量，多食用高纤维素食物和富含矿物质的食物，多摄入富含维生素B_1、维生素B_2、维生素B_6、维生素C、维生素E、矿物质（如钙、磷、铁等）的食物。除此之外应注意粗杂粮、蔬菜、大豆的食用，同时，避免含糖食品的摄入。不宜过多食用的食物有：土豆、胡萝卜、洋葱、藕、蒜苗、芋头、山药、豌豆、花生、核桃仁、榛子、开心果、杏仁、红糖、白糖、葡萄糖等。

以下所列汤品实际食材用量需遵医嘱。

推荐汤品

苦瓜豆腐汤*

材 料

苦瓜150克、豆腐400克、芹菜50克。

调 料

高汤、料酒、酱油、香油、盐各适量。

做法

1. 苦瓜洗净，去瓤切片，加少许盐拌匀，稍腌渍出水，沥去盐水；豆腐洗净，入沸水锅中焯去豆腥味，捞出切片；芹菜洗净，择去老叶，切段后入沸水锅中稍焯，捞出用水过凉。
2. 锅中倒入高汤，大火煮沸，放入豆腐、芹菜、苦瓜、料酒，煮约5分钟，加盐、酱油调味，淋入香油即可。

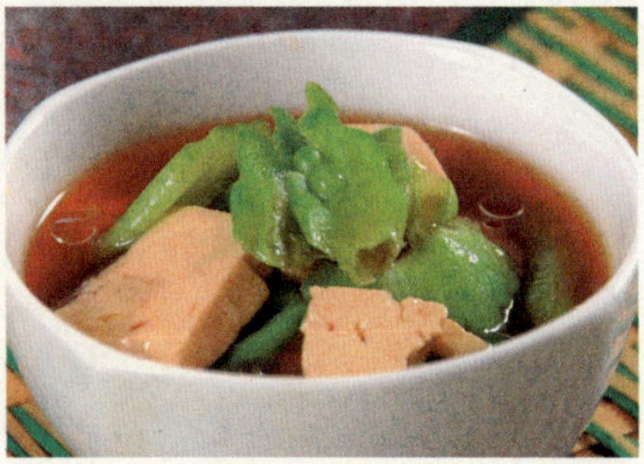

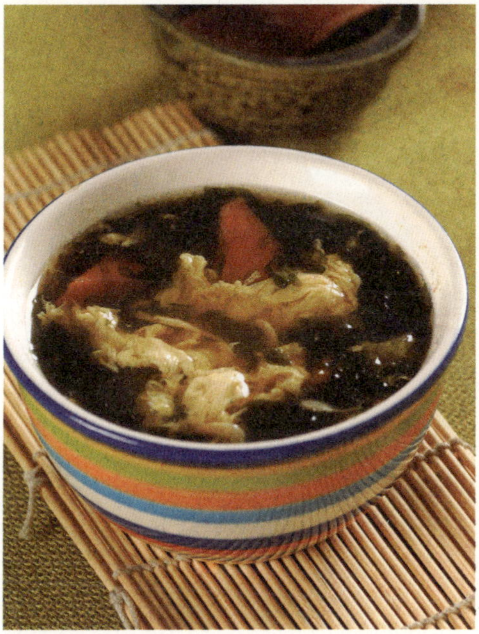

紫菜南瓜汤*

材 料

南瓜100克、紫菜10克、虾皮20克、鸡蛋1个。

调 料

酱油、植物油、料酒、醋、味精、香油、盐各适量。

做法

1. 将紫菜泡水，洗净；鸡蛋打入碗内搅匀；虾皮用料酒浸泡；南瓜去皮、瓤，洗净切块。
2. 锅置火上，倒入植物油，烧热后，放入酱油炝锅，加适量清水，投入虾皮、南瓜块，煮30分钟，再投入紫菜煮10分钟。
3. 将搅好的蛋液倒入锅中，加入料酒、醋、味精、香油、盐，调匀即可。

牛肉杂菜汤*

材 料

牛肉150克，鸡蛋2个，蘑菇、西芹、番茄、西蓝花各50克。

调 料

姜片、盐、酱油、荸荠粉、白糖、香油、味精、胡椒粉各适量。

做法

1. 牛肉洗净，切片；鸡蛋磕入碗中，加酱油、荸荠粉、白糖搅匀，放入牛肉片腌15分钟；蘑菇、番茄洗净切片；西芹去叶洗净切段；西蓝花掰成小朵，洗净；将蘑菇、西芹、西蓝花分别放入沸水中汆至半熟捞起。
2. 锅内加适量清水煮沸，放姜片、牛肉片、蘑菇、番茄、西芹、西蓝花煮至熟，加入盐、味精、胡椒粉调味，淋入香油即可。

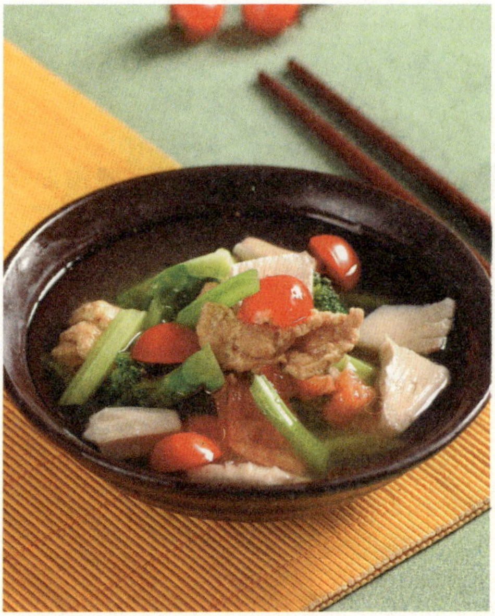

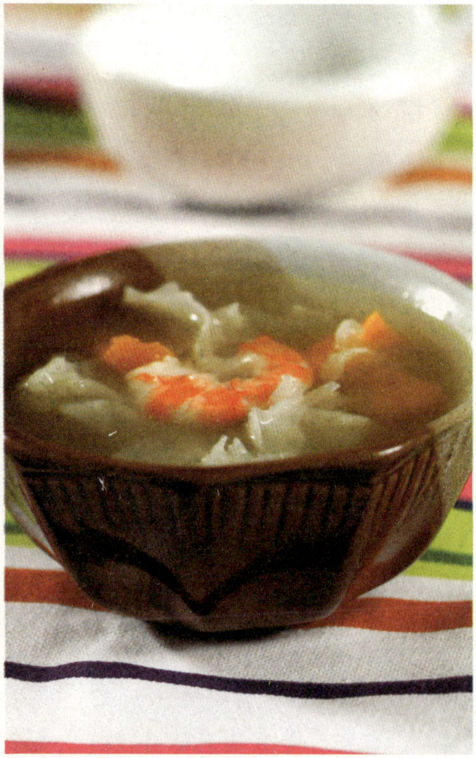

鲜虾莴苣汤*

材 料

莴苣250克、鲜虾150克。

调 料

葱花、姜丝、盐、鸡精、植物油各适量。

做法

1. 鲜虾洗净，剪去虾须，剪开虾背，挑去沙线，洗净；莴苣去皮和老叶，洗净，切菱形块。

2. 锅置火上，倒入适量植物油，待油烧至七成热，加葱花、姜丝炒香，放入鲜虾和莴苣块翻炒均匀。

3. 加适量清水煮至虾肉和莴苣熟透，用盐和鸡精调味即可。

名厨解析

莴苣有利五脏、通经脉、清胃热、清热利尿的功效，适宜糖尿病患者日常食疗。

银耳南瓜汤*

材 料

去皮南瓜100克，干银耳、干虾仁各5克。

调 料

葱花、花椒粉、盐、鸡精、植物油各适量。

做法

1. 银耳用清水泡发，择洗干净，撕成小朵；南瓜去瓤，洗净，切块。

2. 锅内倒植物油烧至七成热，加葱花、花椒粉炒香，放入南瓜块、银耳和虾仁翻炒均匀。

3. 加适量清水煮至南瓜软烂，用盐和鸡精调味即可。

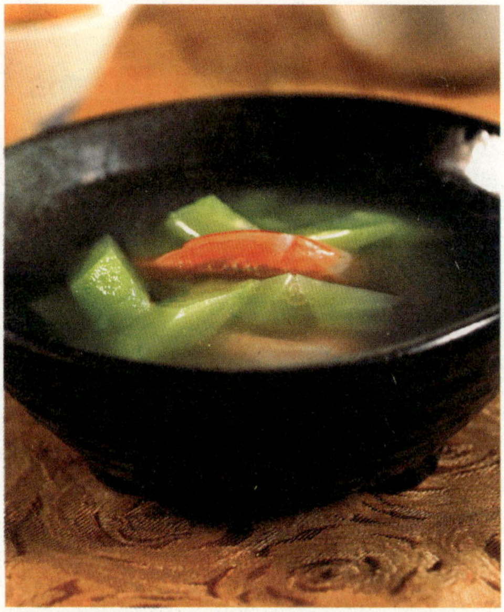

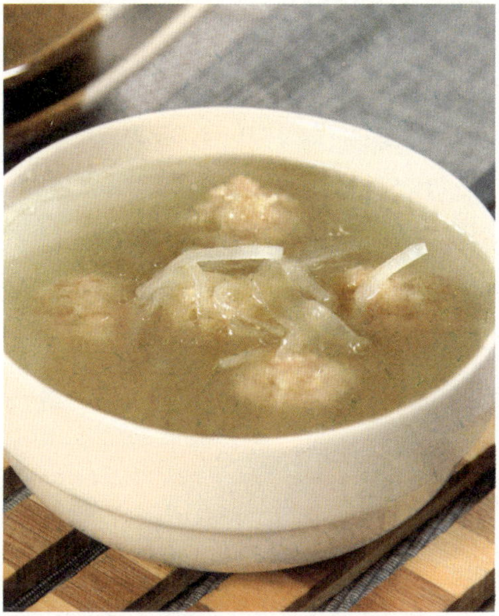

羊肉丸子萝卜汤*

材 料

白萝卜100克、羊瘦肉50克、干粉条5克、鸡蛋1个（取蛋清）。

调 料

葱花、花椒粉、香菜末、香油、盐、鸡精、植物油各适量。

做法

1. 白萝卜洗净，切丝；羊瘦肉洗净，剁成肉馅，加花椒粉、香油和鸡蛋清用筷子朝一个方向搅拌至上劲；干粉条剪成10厘米左右的段，洗净。
2. 炒锅置火上，倒入适量植物油，待油烧至七成热，加葱花和花椒粉炒香，加适量清水烧沸。
3. 将羊肉馅用手团成小丸子依次下入沸腾的汤锅内煮熟，放入白萝卜丝和粉条煮熟，用香菜末、盐和鸡精调味即可。

兔肉南瓜汤*

材 料

南瓜250克、兔肉200克。

调 料

葱花、盐、味精、植物油各适量。

做法

1. 南瓜去皮、瓤，洗净，切块；兔肉洗净，切块。
2. 锅内倒植物油烧至七成热，放葱花炒香，放入兔肉翻炒至肉色变白。
3. 倒入南瓜块翻炒均匀，加适量清水炖至兔肉和南瓜块熟透，用盐和味精调味即可。

名厨解析

↘兔肉有滋阴凉血、益气、解毒的功效，与南瓜搭配煮汤，适宜糖尿病患者日常调养。

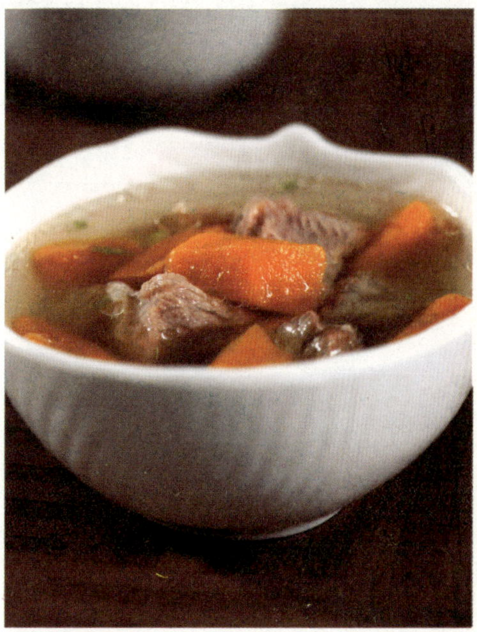

肥胖病——少用高热量的食物入汤

体重指数（BMI）＝体重（千克）÷身高（米）的平方。假设一个人身高为1.7米，体重为60千克，则此人的体重指数为：$60 \div 1.7^2 \approx 20.76$。人体正常体重指数范围是18.5～24，即BMI＜18.5为低体重，BMI≥24为超重。

肥胖是由于热量摄入和热量消耗长期不平衡所致。热量摄入过多和体力活动不足是造成热量不平衡的主要因素。还有其他因素如遗传因素、疾病和使用某些药物都可能促进体重增加和肥胖。

肥胖容易引起各类并发症。肥胖人群饮食上应注意少食用高热量密度的食物和含糖饮料；限制畜肉、含酒精的饮料、腌制食品、油炸食品的摄入；注意饮食营养均衡，合理安排蛋白质、脂肪及糖类。肥胖病人每餐多食用汤品，可以有效地减少油炸等食品的摄入量，并且宜在餐前先食用清淡、鲜美的汤品。适合原料有：鱼类、豆类、果蔬、杂粮、蛋类等。不宜过多食用坚果、糖、甜食等。

推荐汤品

木瓜芡实枸杞汤*

材料

木瓜600克、芡实40克、枸杞子20克、银耳15克、猪瘦肉250克。

调料

盐适量。

做法

1. 银耳用清水浸泡约20分钟，冲洗干净，撕成片；木瓜去皮、子，切厚块；芡实、枸杞子分别洗净；猪瘦肉洗净切块。
2. 锅中倒入适量清水煮沸，放入猪瘦肉块稍汆，捞出沥水。
3. 煲锅内放入适量清水，煮沸后下入木瓜块、芡实、银耳、猪瘦肉块，煮沸后改小火煲约2小时，放入枸杞子再煲10分钟，加盐调味即可。

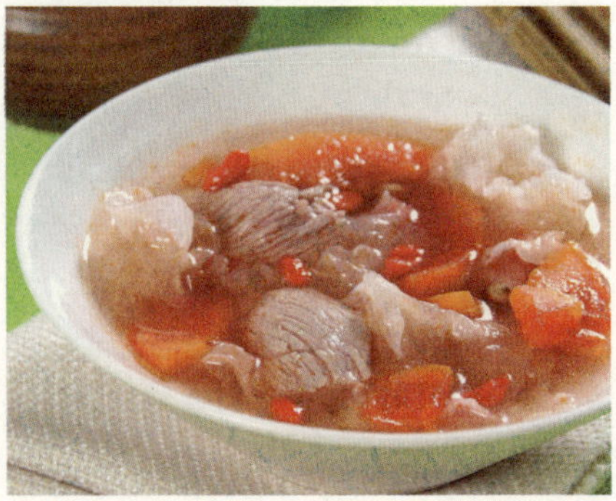

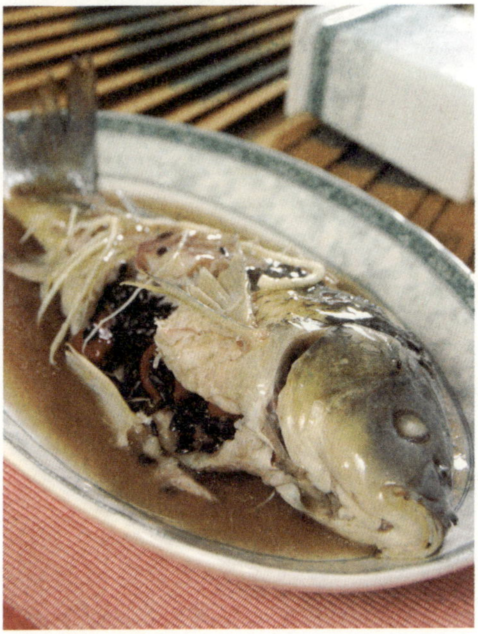

丝瓜鱼汤

材 料

丝瓜300克、草鱼肉200克、鸡蛋1个（取蛋清）。

调 料

盐、味精、胡椒粉、香油、姜片、淀粉各适量。

做法

1. 将草鱼肉洗净，切薄片，加蛋清、淀粉上浆；丝瓜洗净，去皮切片。
2. 锅置火上，倒入适量清水煮沸，放入鱼片、姜片，大火煮沸后改小火煮2分钟，加入丝瓜片稍煮，加入盐、味精、胡椒粉调味，淋入香油即可。

名厨解析

丝瓜可调节人体代谢，有减肥、保护皮肤、调理月经的功效，草鱼能为人体提供优质蛋白，二者搭配煮汤，有消脂减肥的功效。

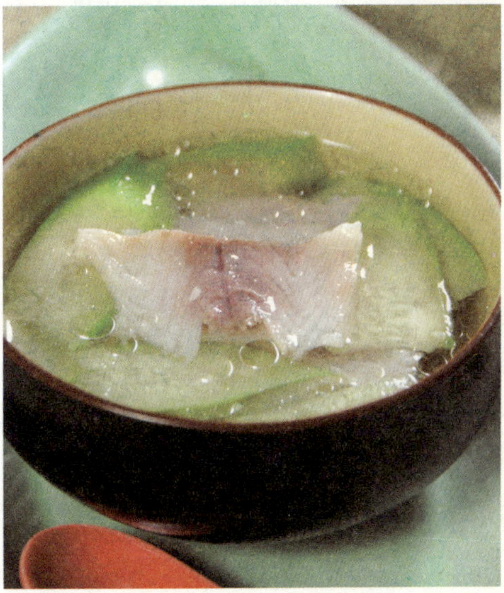

黑米人参鲤鱼汤

材 料

鲤鱼1条、黑米150克、参须15克、金丝小枣20克。

调 料

盐、料酒、姜片、葱段各适量。

做法

1. 鲤鱼去鳞、鳃和内脏，洗净；黑米洗净，用清水浸泡半小时；参须和金丝小枣洗净。
2. 将黑米、参须和金丝小枣塞入鱼腹，用牙签封住鱼肚，放在大号漏勺上入沸水锅中汆烫。
3. 鲤鱼放入汤碗中，倒入泡黑米的水，放入姜片、葱段、盐和料酒，上笼隔水小火蒸约1.5小时，食用前拣出葱段和姜片，抽出牙签即可。

生地莲藕汤*

材 料

藕1节、猪排骨300克。

调 料

生地黄、红枣、料酒、盐各适量。

做法

1. 藕刮皮，洗净，切厚片；猪排骨洗净，斩小块，用沸水氽烫后捞出，冲去浮沫；生地黄与红枣分别洗净。
2. 沙锅置火上，倒适量清水，将排骨放入锅中，大火烧沸后转小火煮10分钟。
3. 将藕片、生地黄、红枣放入锅中，加料酒后，继续用小火煮约1小时，加盐调味即可。

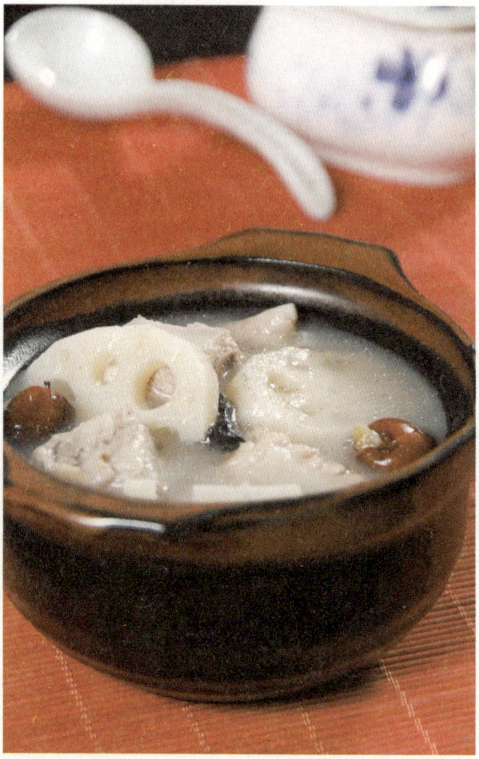

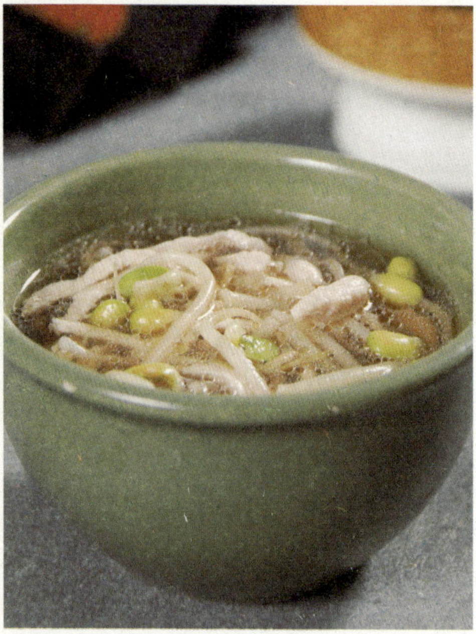

黄豆芽肉丝汤*

材 料

黄豆芽300克、猪瘦肉100克。

调 料

姜丝、植物油、酱油、醋、盐、白糖、香油、水淀粉各适量。

做法

1. 猪瘦肉洗净，切丝；黄豆芽择去根部，洗净沥水。
2. 炒锅中倒入植物油，爆香姜丝，加入猪瘦肉丝，用中火炒至肉丝散开，色变白。
3. 将黄豆芽放入锅中，倒入适量水，加少许酱油、醋、白糖拌炒匀，用大火煮沸，转小火煮2分钟。
4. 待黄豆芽梗呈透明状，加盐，倒入水淀粉勾芡，淋少许香油即可。

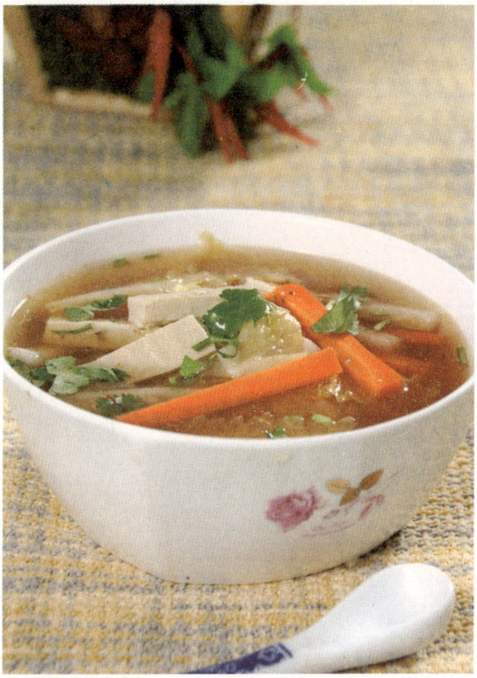

白菜萝卜豆腐汤*

材料

白菜叶2片，白萝卜、胡萝卜各80克，豆腐200克。

调料

香菜末、辣椒酱、清汤、盐、味精、植物油各适量。

做法

1. 白菜叶、白萝卜、胡萝卜与豆腐分别洗净，切成长条，在沸水中汆烫，捞出备用。
2. 锅置火上，放入适量油烧至五成热，炒辣椒酱后倒入清汤，再将白萝卜、胡萝卜、豆腐一并放入锅中，大火煮沸后加入白菜叶，再次煮沸后，用盐、味精调味，撒上香菜末盛出即可。

西施豆腐汤*

材料

豆腐1块，火腿末、虾仁、肉末、青豆、枸杞子、草菇末、鸡蛋液各适量。

调料

姜末、葱花、高汤、盐、鸡精、胡椒粉、植物油、水淀粉、料酒各适量。

做法

1. 豆腐洗净，切方丁；虾仁去沙线，加盐、料酒、鸡蛋液上浆。
2. 锅内倒少许油，油热后倒入姜末略炒一下，倒入肉末翻炒，炒熟后倒适量高汤烧沸，放入草菇末、火腿末，再放入盐、鸡精、胡椒粉调味。
3. 放入腌渍好的虾仁、青豆、豆腐、枸杞子煮熟，用水淀粉勾芡后，撒上葱花出锅即可。

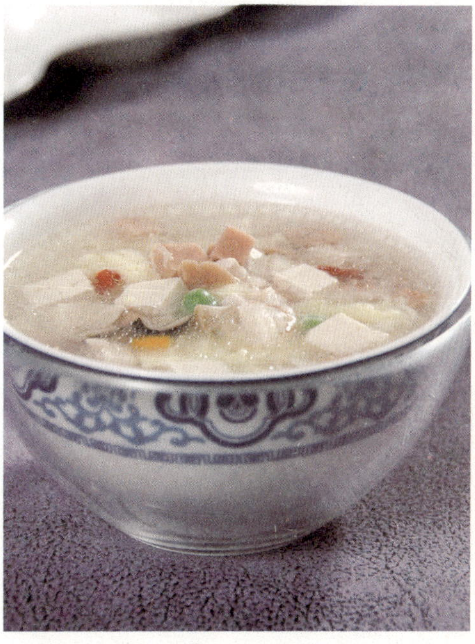

●便秘——宜选用水分多、油脂少的食物入汤

一般人正常情况下1～2天排便一次，且顺利而有规律。排便间隔过久，或大便艰难不畅，大便量少而干硬的均为便秘。

便秘一般是由于饮食过于精细、缺乏纤维食品的摄入，食物残渣对肠黏膜刺激不足，或膳食缺乏油脂、水分所致。按中医的说法，便秘多由燥热内结、气滞不行、气血两亏造成。这类人群适宜饮用汤品，尤其是水分大、油脂少的汤品，而且这类汤不宜安排在餐后。

便秘者宜多饮水，并养成定时排便的习惯。水对人体的消化、吸收循环、排泄都十分重要，摄入足够的水分能起到软化粪便的目的，每日饮水在2000毫升以上效果更好。每餐前喝一碗营养丰富的汤品也是非常必要的。

适合便秘者的入汤原料有：粗粮、绿叶蔬菜、水果、洋葱、蜂蜜、芝麻、核桃仁、松子仁、杏仁等，不宜过多食用辣椒等。

推荐汤品

番茄洋葱鸡蛋汤*

材料

番茄、洋葱各50克，鸡蛋1个。

调料

海带清汤、盐、白糖、酱油各适量。

做法

1. 将番茄洗净，焯烫后去皮，切块；洋葱洗净，切碎；鸡蛋打散，搅拌均匀。
2. 锅内放入海带清汤，大火煮沸后加入洋葱、酱油，转中火再次煮沸后，加入番茄，转小火煮2分钟。
3. 将锅里的番茄和洋葱汤煮沸后，加入蛋液，搅拌均匀加盐、白糖调味即可。

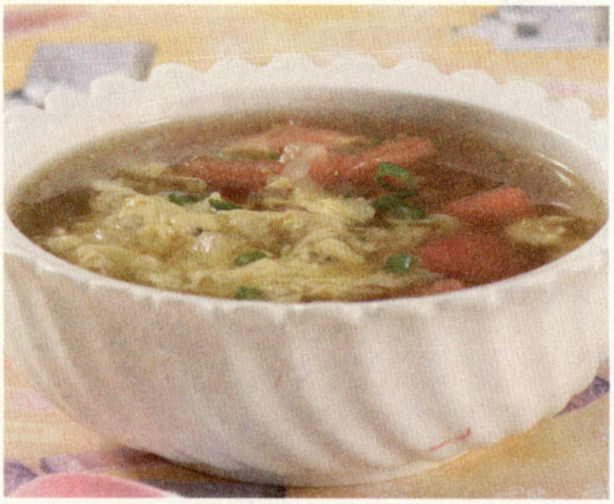

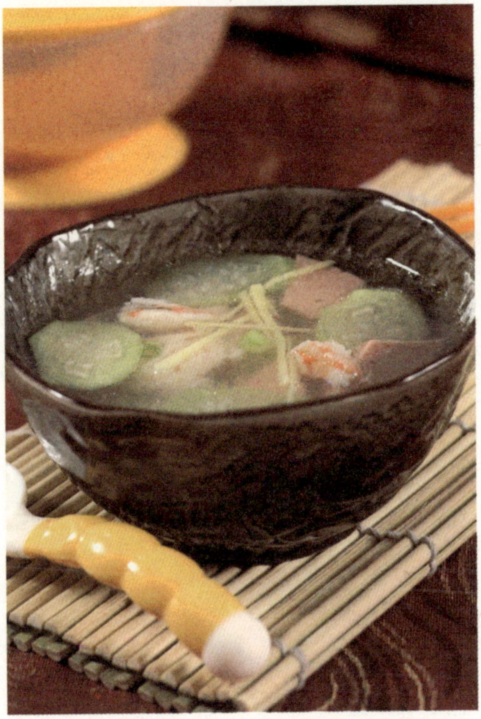

油菜红枣瘦肉汤*

材料

油菜、猪瘦肉各100克，红枣50克。

调料

盐、味精、香油各适量。

做法

1. 油菜择洗干净，逐叶掰开；将猪瘦肉洗净，切块，放入沸水中汆去血水，捞出，沥水备用。
2. 锅置火上，倒入适量清水，煮沸，放入猪瘦肉块、红枣，大火煮沸后，转小火煲20分钟，放入油菜煮沸。
3. 加盐、味精调味，淋入香油即可。

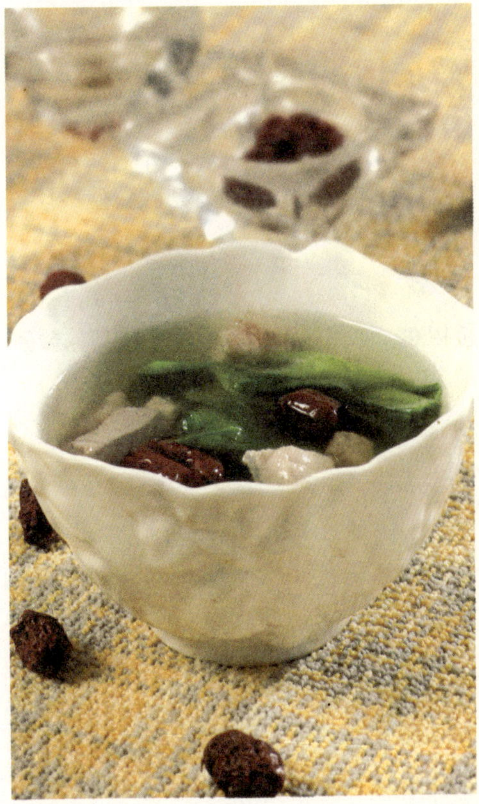

丝瓜火腿片汤*

材料

虾仁100克、火腿50克、丝瓜200克。

调料

植物油、料酒、姜丝、葱末、盐各适量。

做法

1. 虾仁去除沙线，洗净，加入料酒、盐拌匀，腌渍10分钟；丝瓜去皮，洗净，切片；火腿切片。
2. 锅中倒油烧热后，下姜丝、葱末爆香，再倒入虾仁翻炒片刻，加适量清水转中火煮汤。
3. 待汤沸时放入丝瓜片和火腿片，转小火再煮至虾仁、丝瓜熟后，加适量盐调味即可。

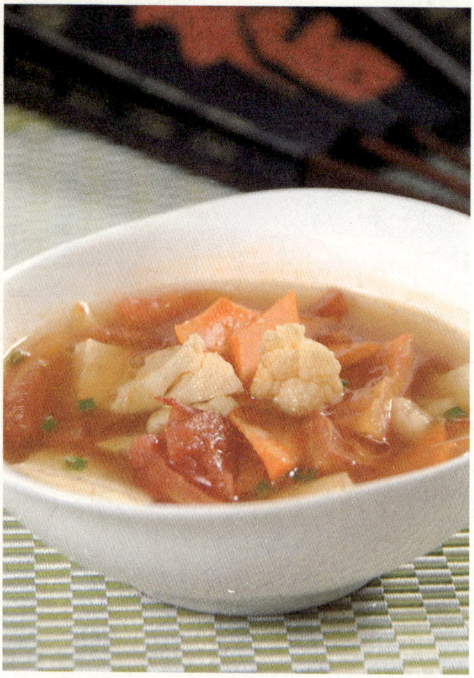

玉米蔬菜汤*

材 料

熟玉米棒、土豆、青椒各1个，鲜蘑菇80克，胡萝卜1/2根。

调 料

高汤、盐、鸡精各适量。

做法

1. 熟玉米棒切段；土豆洗净，去皮，切块；青椒洗净，去蒂、子，切块；胡萝卜洗净，去皮，切块；鲜蘑菇去蒂，洗净，撕成条。
2. 锅中倒入高汤，烧沸后，放入处理好地熟玉米棒、土豆、青椒、胡萝卜、鲜蘑菇，煮熟后加少许盐、鸡精煮至入味即可。

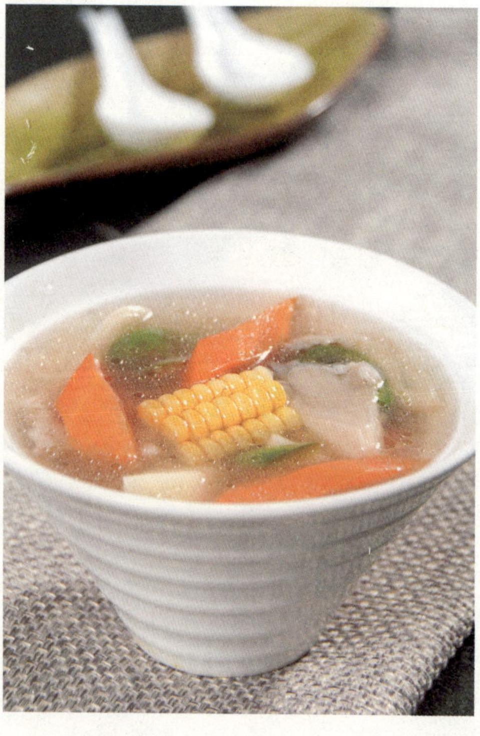

豆腐番茄汤*

材 料

豆腐、番茄各150克，菜花、胡萝卜各50克。

调 料

植物油、鸡汤、葱末、姜片、料酒、盐各适量。

做法

1. 豆腐洗净，切成片；菜花、胡萝卜均洗净，胡萝卜切成片，菜花掰小朵。
2. 番茄去皮，切成丁，用植物油炒透成茄油。
3. 将鸡汤、姜片入沸水锅中煮沸，撇去浮沫，烹入料酒，下菜花、胡萝卜片、豆腐片，中火煮至熟，倒入茄油、盐调味，撒上葱末即可。

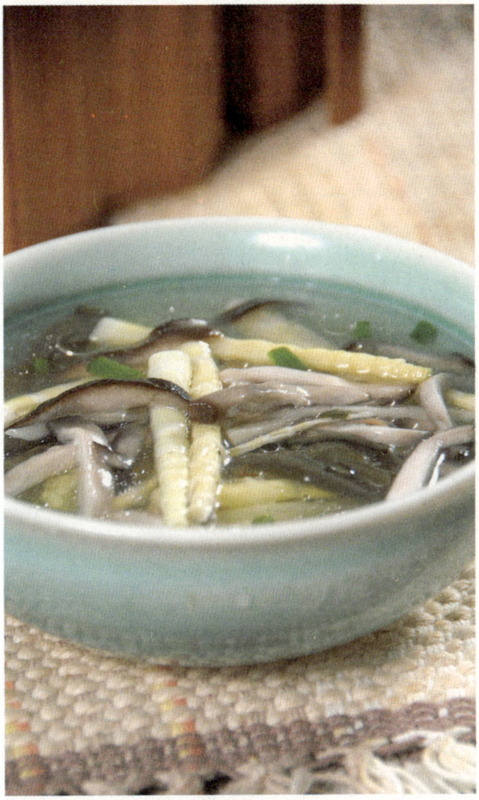

白菜汤*

材 料

白菜心500克。

调 料

盐、味精、胡椒粉各适量。

做法

1. 白菜心洗净后放入沸水中稍汆至断生，捞出放入凉水中浸凉，捞出沥去水分备用。
2. 锅中加入适量水煮沸，加入白菜心、胡椒粉、味精、盐搅匀即可。

名厨解析

↘白菜中含有蛋白质、脂肪、糖类、维生素、纤维素、钙、铁、磷、胡萝卜素等元素，味甘，性微寒，有清热利水、养胃、解毒、减肥的功效，还能促进肠胃蠕动，促进排便。

香菇莼菜汤*

材 料

干香菇5朵、莼菜100克、冬笋尖50克。

调 料

清汤、味精、香油、料酒、盐各适量。

做法

1. 将干香菇放入水中泡发，捞出，去蒂，切为细丝；莼菜洗净；冬笋尖洗净备用。
2. 汤锅放在火上，加清汤及浸泡香菇的滤汁，大火煮沸，烹入料酒，放莼菜、香菇丝、笋尖拌匀，煮沸后加盐、味精，浇上香油即可。

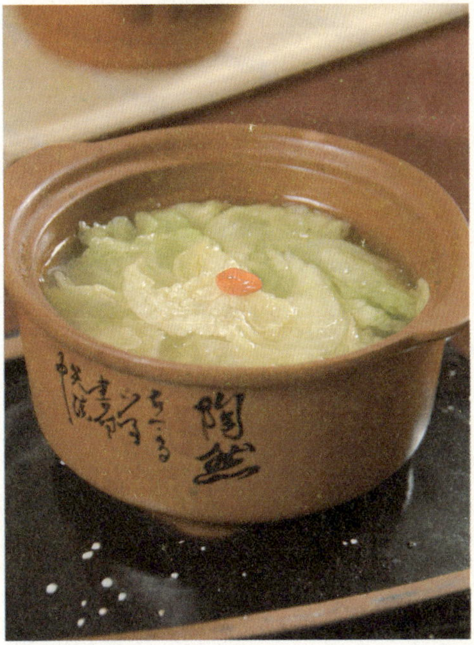

●皮肤病——宜选用清热利湿的食物入汤

皮肤病患者要多吃富含维生素的食物，特别是富含维生素A的食物，如动物肝脏、鳗鱼、小松菜、胡萝卜等。维生素A是维护皮肤和黏膜健康所不可缺少的物质，它可增强免疫力，促进表皮组织的修复，减慢细胞的老化。芦笋、苦瓜、胡萝卜、油菜、苜蓿、苋菜、苹果等蔬果中含多种维生素和微量元素，可用于缓解银屑病患者的瘙痒症状，皮肤病患者不宜食用韭菜、葱、蒜等辛辣食物。

皮肤病患者宜选用清爽清淡的素食入汤，可常吃具有清热利湿作用的食物，如赤小豆、薏米、绿豆、冬瓜、丝瓜、黄瓜、黄花菜、水芹、荸荠、黑木耳、藕、胡萝卜、番茄、西瓜、山药、蛇肉、鲫鱼、草鱼、鸭肉等；忌食味厚肥腻、生湿助湿的食物（如动物脂肪、海鲜鱼类）以及酸涩辛辣、性属温热以及经油煎熏烤的食品。

推荐汤品

芹菜黄瓜素肉汤*

材料

芹菜200克、黄瓜1根、豆腐干100克。

调料

酱油、盐、胡椒粉、味精、香油、姜末、葱花、水淀粉、高汤各适量。

做法

1. 芹菜去筋，去叶，洗净，切成末；黄瓜去皮，洗净，切成丁；豆腐干洗净，切成丁。
2. 锅中加高汤煮沸，将芹菜末、黄瓜丁、豆腐干丁煮沸。
3. 下葱花、姜末、酱油、盐、味精、胡椒粉，调好味后用水淀粉勾薄芡，淋入香油即可。

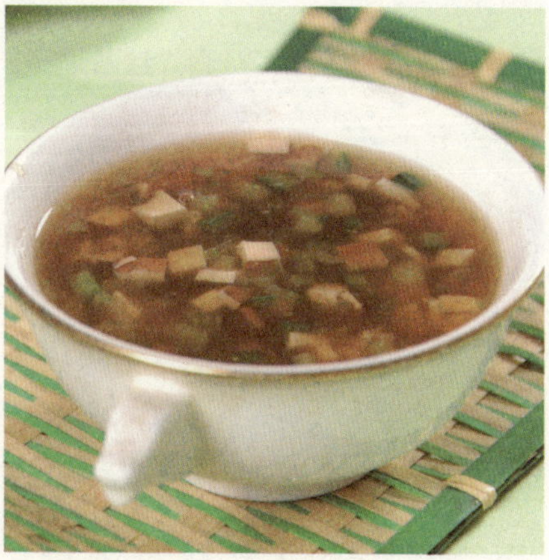

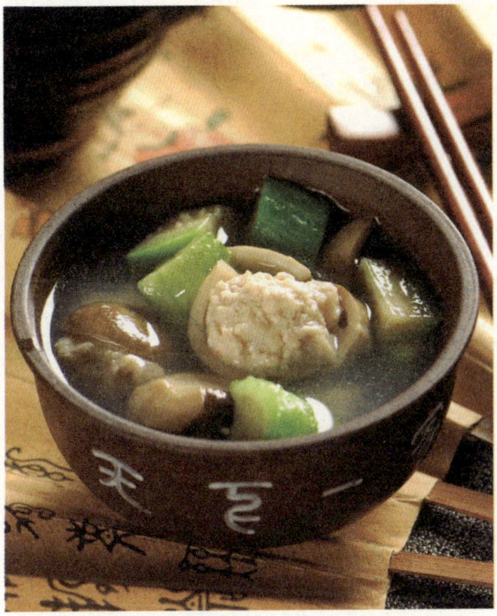

丝瓜草菇肉丸汤*

材料

丝瓜1根，猪瘦肉末400克，鲮鱼肉末、草菇各200克。

调料

姜片、葱末、盐、胡椒粉、水淀粉各适量。

做法

1. 丝瓜刨皮，去瓤洗净，切成小块；草菇洗净，加入姜片、葱末和水一起煮熟备用。
2. 猪瘦肉末和鲮鱼肉末混合拌匀，加入盐、胡椒粉、水淀粉，搅至起胶。
3. 烧沸一锅水，加入姜片、葱末，将拌好的猪肉、鱼肉做成小丸子，放入沸水中煮熟。
4. 加入丝瓜、草菇，待水再开时，加入盐调味即可。

竹荪木耳汤*

材料

黑木耳20克、鸡蛋1个、竹荪10克、香菜段适量。

调料

盐、清汤各适量。

做法

1. 竹荪用清水泡发，入沸水锅中稍汆，捞出沥水；黑木耳泡发，洗净，撕小朵，入沸水锅中稍汆；鸡蛋打散成蛋液备用。
2. 锅置火上，倒入清汤，用大火煮沸，加入竹荪、黑木耳，用小火煮10分钟，淋入蛋液搅散，加盐调味，撒上香菜段即可。

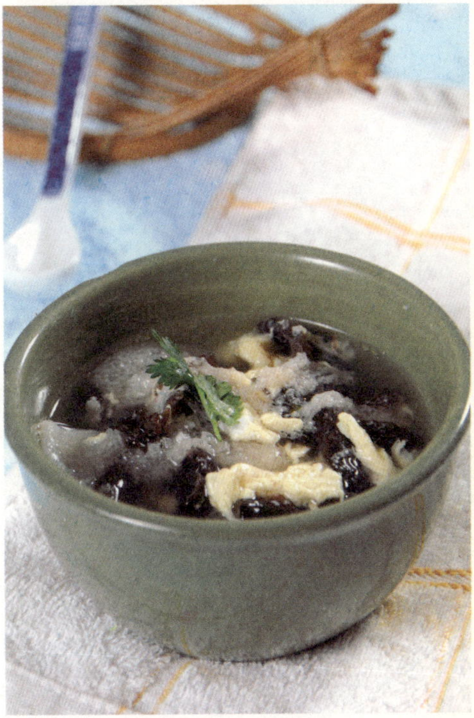

肝病——汤品宜清淡

一般畏寒、发热、食欲减退、厌油、恶心呕吐、腹胀乏力、肝大、肝区痛且起病急等症，为急性肝炎。半年未愈者会转化为慢性肝炎，进一步可发展为肝硬化。

肝病患者除了遵医嘱服用一定药物以外，饮食上注意少食高嘌呤食物、鱼子、鱿鱼、动物脂肪、桂皮、花椒、胡椒、生姜、葱、蒜等。其中高嘌呤食物包括：动物肝肾等内脏、精肉、沙丁鱼、凤尾鱼、菠菜、蘑菇、扁豆等。

肝病患者最好不要饮用浓汤，汤品以清淡为佳。适合的原料有：杂粮、蛋类、禽类、鱼类、果蔬、奶制品、蹄筋、海藻等。尽可能避免食用麻辣火锅、油炸油煎、动物内脏等不易消化的食品，肝病患者禁止饮酒，少吃土豆、豆类、红薯等易产气的食物。

推荐汤品

豆芽鸡丝汤*

材料

黄豆芽、鸡脯肉各200克。

调料

植物油、蒜瓣、高汤、姜丝、葱丝、盐、鸡精、胡椒粉、香菜、醋、香油各适量。

做法

1. 将鸡脯肉洗净，煮熟放凉后撕成细丝；黄豆芽洗净，去根须，汆水过凉；香菜洗净，切成寸段，蒜切成片备用。
2. 锅内倒植物油烧至六成热，放入蒜片炝锅，烹入醋，加入高汤、鸡丝、黄豆芽、盐、鸡精、姜丝、葱丝，开锅后撇去浮沫，放入胡椒粉、香菜段、醋，淋入香油即可。

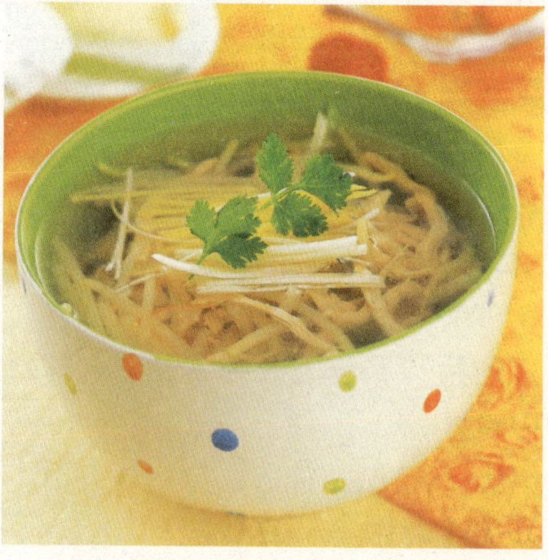

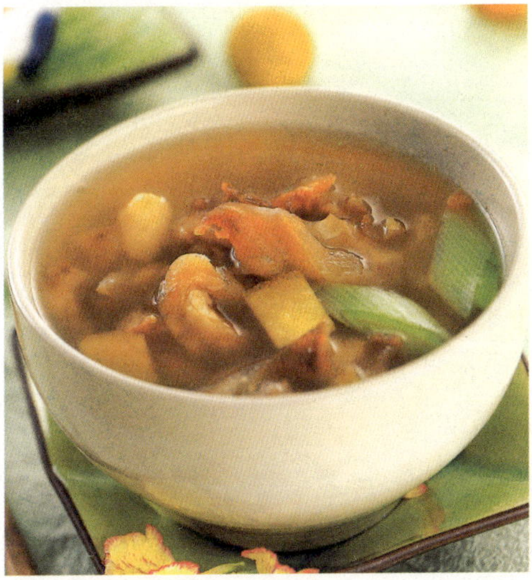

蹄筋花生汤*

材料

水发牛蹄筋200克、花生仁100克。

调料

高汤、葱段、姜块、盐、鸡精、白胡椒粉各适量。

做法

1. 水发牛蹄筋洗净，切段，切成条，用温水浸泡；花生仁洗净，用温水泡发，剥去胞衣；姜块用刀拍松备用。
2. 锅内倒入高汤，放入牛蹄筋，大火烧开后加花生仁、葱段、姜块，转小火炖1小时，直至蹄筋酥软后加入盐、鸡精和白胡椒粉调味即可。

名厨解析

↘牛蹄筋中含有大量的胶原蛋白，脂肪含量低，不含胆固醇，能增强细胞新陈代谢，增加皮肤弹性，帮助人体保持皮肤水分。春天气候干燥的北方最适合经常食用。

香菇鱼片汤*

材料

香菇、鱼肉各200克，青笋100克。

调料

水淀粉、料酒、植物油、葱花、清汤、盐、鸡精各适量。

做法

1. 将香菇洗净，去根蒂，斜刀切成片，焯水过凉；鱼肉洗净，沥干，切成片装入容器，加入水淀粉、料酒；青笋去皮，洗净切成菱形片焯水备用。
2. 锅内倒油烧至六成热，放入葱花煸香，倒入清汤，大火烧开后放入香菇、青笋，滑入鱼片迅速拨散，加入盐和鸡精调味即可。

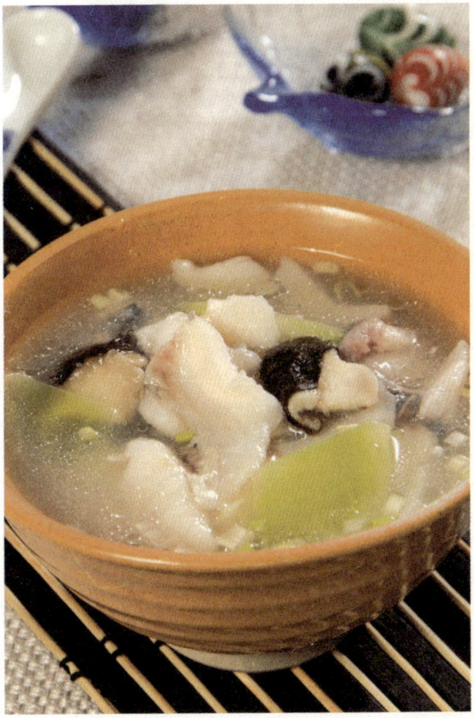

肾病——宜选用利水的食物入汤

急性肾炎一般有水肿、血尿、蛋白尿、高血压等症状。若出现食欲减退、恶心呕吐、牙龈出血、精神疲乏、皮肤瘙痒等症可能为肾功能不全。

对于肾病患者来说，除了遵医嘱服用一定药物以外，饮食上注意少食高蛋白、高钠盐、低钾食物，禁食油炸食品、刺激性食品以及含核蛋白高的食物（如动物肝肾），以免增加肾脏负担。每天水分控制在1000毫升以内，因此不宜大量饮汤，少而精即可。

肾病患者适宜食用富含维生素A、B族维生素、维生素C的食物，这样有助于肾脏功能的恢复；适当食用含糖食物以补充热能。另据《千金方·食治》记载，肾病宜食大豆黄卷、豕肉、栗、藿（豆叶）。

推荐汤品

三丝豆苗汤*

材料

竹笋100克，胡萝卜50克，豌豆苗、香菇各25克，枸杞子少许。

调料

高汤、香油、料酒、盐、姜末、味精各适量。

做法

1. 竹笋、胡萝卜、香菇均洗净切丝，分别入沸水锅中焯熟；豌豆苗择洗干净，入沸水略焯，捞出沥干；枸杞子泡洗干净；将竹笋丝、胡萝卜丝、香菇丝和豌豆苗放入大汤碗内。
2. 锅中倒入高汤烧开，加入枸杞子、盐、料酒、姜末、味精煮沸，淋入香油，盛出浇入已放好三丝及豆苗的汤盆里即可。

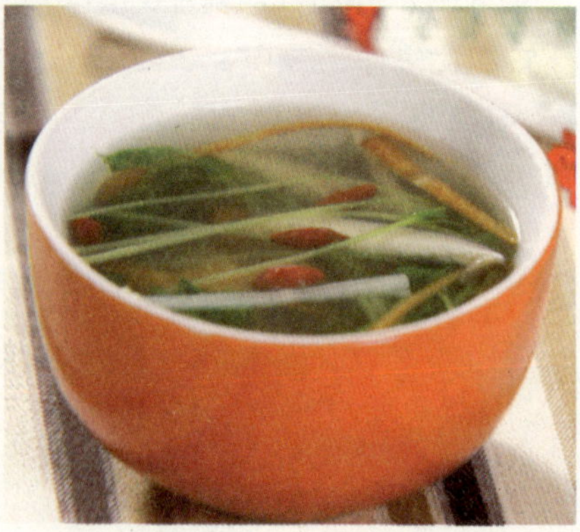

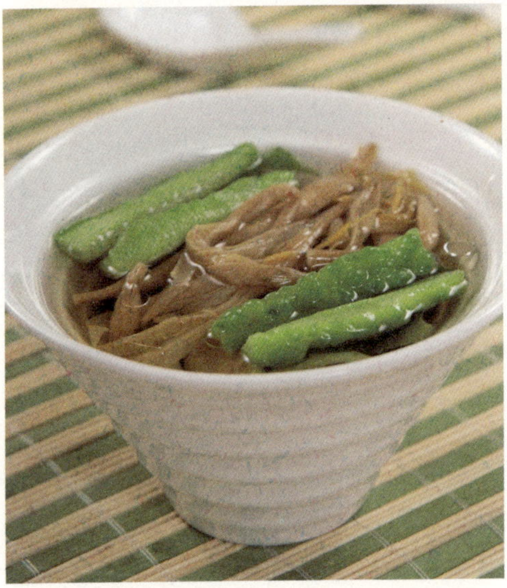

黄花苦瓜汤*

材 料

苦瓜2根、干黄花菜200克。

调 料

盐、鸡精各适量。

做法

1. 干黄花菜泡发，去硬梗，洗净，焯水备用。

2. 苦瓜洗净，对半切开，去子，再切小段后用沸水烫过，再放入凉水中片刻，捞出沥水。

3. 将黄花菜、苦瓜一同放进锅中，加入适量水熬煮30分钟，出锅前加盐、鸡精调味即可。

名厨解析

↘黄花菜有清热解毒、生津止渴、利尿平肝的功效，用于煮汤可治疗小便赤热、牙龈肿痛等，对肾功能不全者有补益功效。

牛蒡海带汤*

材 料

排骨200克、牛蒡1根、海带结120克。

调 料

盐、醋各适量。

做法

1. 排骨洗净，切块，放沸水中氽烫去血水，捞出，沥水；牛蒡洗净，去皮，切斜块，泡进滴入醋的水中；海带结洗净备用。

2. 锅中倒水，放入排骨及牛蒡大火煮沸，改小火煮至牛蒡变软，加入海带结继续煮10分钟，最后加盐调味，盛入碗中即可。

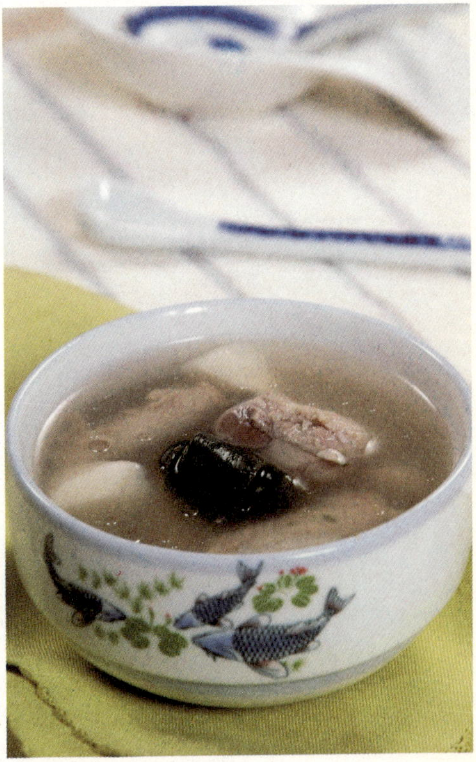

冠心病——汤品宜清淡

冠心病是冠状动脉粥样硬化性心脏病的俗称，属于老年常见病，而今冠心病有年轻化的趋势。此病早期无明显症状，有些人仅会出现头晕乏力。中医认为它是由年老体衰、心肝肾脾等脏腑亏损，饮食不节，导致气血不畅、血瘀不通而致的疾病。

冠心病患者除了遵医嘱服用一定药物以外，宜合理膳食，这对冠心病有辅助治疗的作用。饮食不可过于油腻，口味不可过重，适宜食用口味清淡、原料丰富，以素食为主配以适量鱼类、禽类的汤品。

冠心病患者的饮食应符合“三高三低”原则，即高纤维素、高维生素、高植物蛋白，低盐、低脂肪、低胆固醇。多吃蔬菜、水果、豆制品、乳制品等富含纤维素、维生素、蛋白质的食物。山楂、洋葱、大蒜、酸奶宜常吃，尤其是要多食富含叶酸、维生素B_{12}和维生素B_6的食物。

适宜冠心病患者入汤的原料有：豆类、菌类、鱼类、海产品、禽类、果蔬等。另据《千金方·食治》记载：“心病宜食麦、羊肉、杏、薤。”

推荐汤品

玉米冬瓜汤*

材料

冬瓜250克、玉米粒100克、虾米30克。

调料

植物油、葱末、姜末、盐、料酒、味精各适量。

做法

1. 冬瓜洗净，去皮，去瓤，切片备用；玉米粒洗净；虾米泡软。
2. 炒锅倒油烧热，炒香葱末、姜末，再放入虾米炒出香味后，烹入料酒，倒入适量清水烧开，加入冬瓜片、玉米粒煮至冬瓜软烂，放入盐、味精即可。

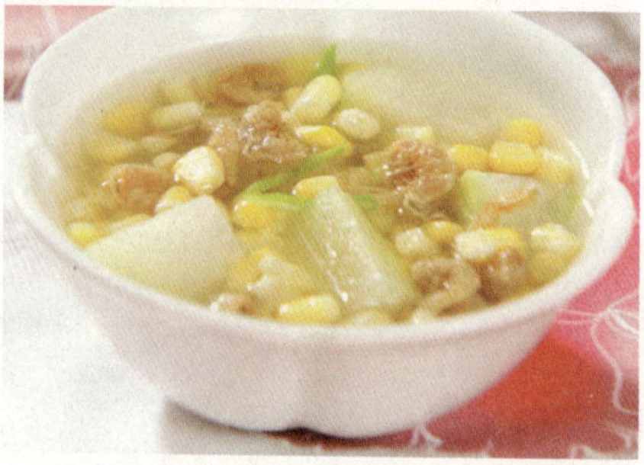

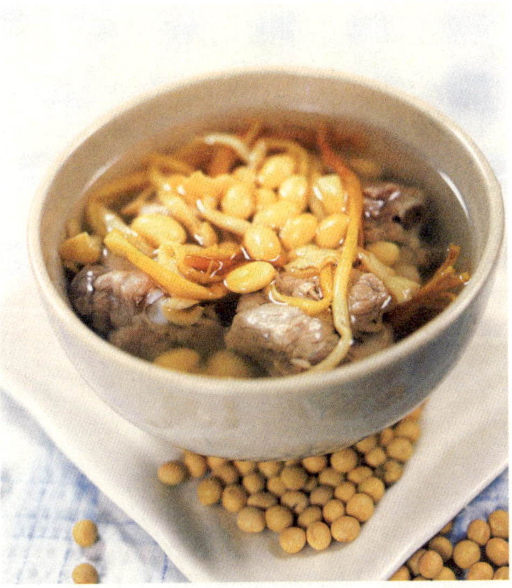

金针黄豆排骨汤

材 料

金针菇100克、黄豆50克、猪小排150克、干红枣适量。

调 料

姜片、盐各适量。

做法

1. 将黄豆用水泡软，清洗干净；金针菇洗净，切成段；猪小排洗净，切小块，放入沸水中汆烫去血水；干红枣洗净，去核。
2. 锅置火上，放适量清水，烧开，放入姜片、排骨，大火烧开，转小火炖30分钟，加入金针菇、干红枣、黄豆，转中火焖30分钟，加盐调味即可。

名厨解析

↘此汤营养丰富，黄豆中含有较多的植物蛋白，金针菇符合冠心病患者的营养需求。

三黄鸡薏米汤

材 料

三黄鸡1只、薏米100克。

调 料

葱、姜、清汤、料酒、盐、鸡精、白胡椒粉各适量。

做法

1. 将三黄鸡洗净，去内脏，剁去脚爪，汆水捞出洗去血沫，斩块沥干；薏米洗净用温水泡软；葱洗净切大段；姜洗净用刀拍松备用。
2. 沙锅内倒入清汤，放入鸡块、薏米、姜块、葱段、料酒，大火烧开后改小火焖炖1小时，加入盐、鸡精和白胡椒粉调味即可。

名厨解析

↘薏米有健脾补肺、化湿的功效，有助于降低血压和血糖，促进身体新陈代谢，可用于高血压、冠心病患者的日常食疗。

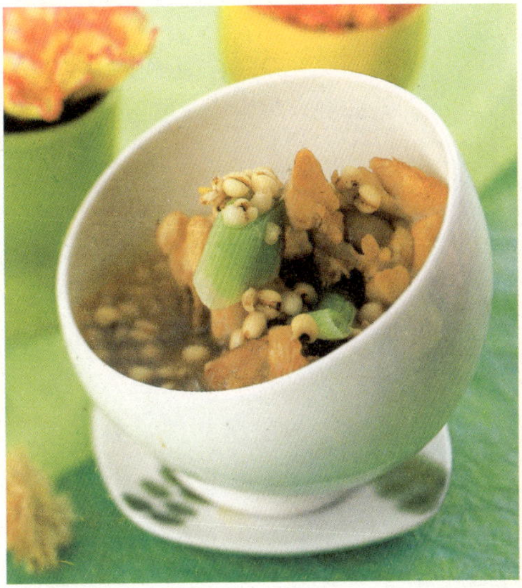

癌症——入汤食物要多样化

肿瘤可以发生于任何年龄、任何部位。嗜酒、吸烟、食用霉变的谷物、过多食用动物脂肪等都可能会引起肿瘤。我们通常将上皮组织的恶性肿瘤称为癌。常见的癌症有：肺癌、食管癌、胃癌、直肠癌、乳腺癌、肝癌等。60岁以上的老人中癌症患者约占12%，70～79岁人群癌症发生率是30～39岁人群的20倍，从侧面证明了长期的不良习惯对人体健康有很大危害。

肿瘤患者在饮食上不宜食用过咸、过热、烧焦、霉变的食物。不偏食、挑食，不过饥、过饱，避免过量饮酒，注意饮食营养均衡、食品多样化等是预防癌症的有效措施。

膳食中有一些原料可以起到预防癌症的作用，如菜花、豆芽、莴苣、南瓜、豌豆、菠萝、胡萝卜、菇类、洋葱、红枣、豆类、谷类、果蔬等。

推荐汤品

西蓝花鸡汤*

材料

西蓝花150克，胡萝卜、水发黑木耳各50克，鸡半只，鲜玉米粒40克。

调料

盐、料酒、姜片各适量。

做法

1. 西蓝花、胡萝卜分别洗净，切块；鸡洗净，切块，入沸水中氽去血水；鲜玉米粒洗净；水发黑木耳洗净，去蒂和杂质，撕成朵。
2. 煲锅中倒入清水煮沸，加鸡肉块、姜片、料酒大火煮沸后，改小火煲约1小时，下入剩余材料继续煮半小时，加盐调味即可。

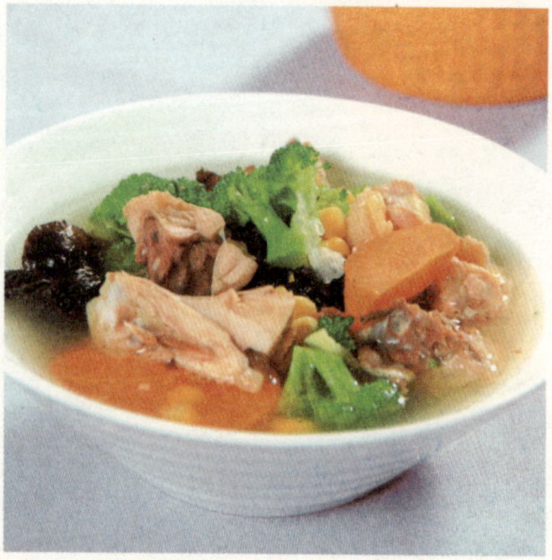

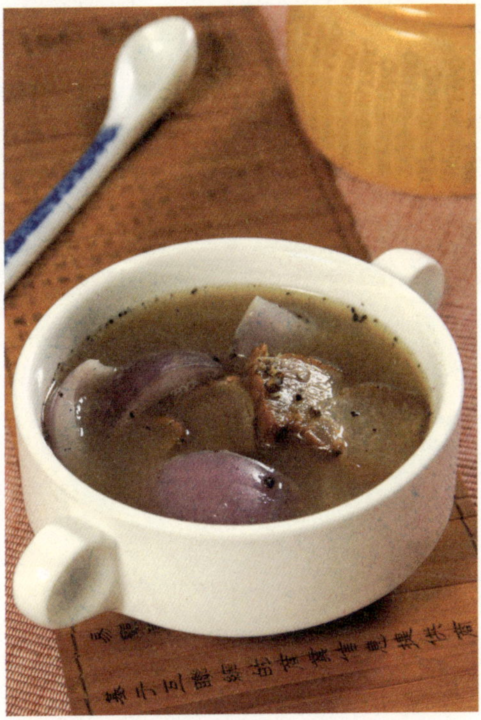

菠萝苦瓜鸡汤*

材料

苦瓜100克、菠萝200克、鸡腿1只。

调料

盐、姜片各适量。

做法

1. 苦瓜洗净，剖开去瓤后切块，入沸水锅中稍焯去苦味，捞出沥水；菠萝削皮切块，入淡盐水中浸泡3分钟；鸡腿洗净，剁块，入沸水锅中汆烫去血水去腥，捞出用清水冲净。
2. 煲锅中倒入适量清水，放入鸡腿块、姜片，大火煮沸后改小火煲约1小时，加入苦瓜块、菠萝块炖约30分钟，加盐调味即可。

火腿洋葱汤*

材料

火腿50克、洋葱100克。

调料

植物油、蒜末、鸡精、盐、黑胡椒粉各适量。

做法

1. 将火腿切成3厘米见方的片；洋葱去皮，洗净，切片备用。
2. 锅置火上，放油烧热，放入火腿煸至香酥，盛出。
3. 原锅中底油烧热，放入蒜末爆香，放入洋葱片，翻炒出香味，倒入适量清水煮沸，转小火加盖焖煮8分钟，放入火腿、盐、黑胡椒粉、鸡精，搅匀即可。

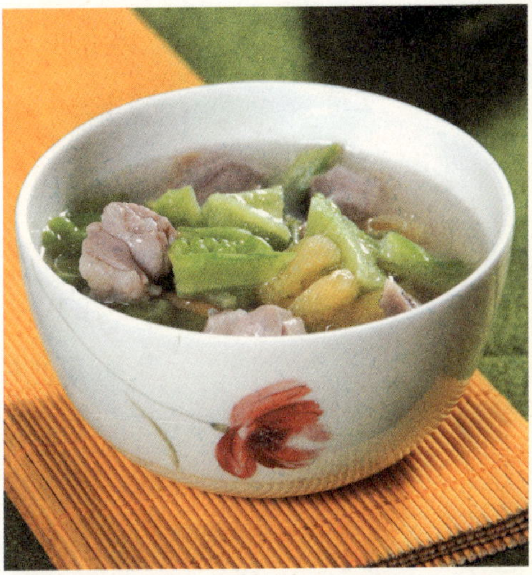

名厨解析

菠萝和苦瓜都是很好的抗癌食物，与鸡搭配煮汤，既能提高机体免疫力，还有很好的补益效果。

Appendix

附录 清汤、高汤的煲制方法

提要

- ◆基础汤的做法
- ◆基础汤的种类
- ◆基础汤的用法

烹调基础汤起着调味提鲜的作用，它可使原料进一步增味，使滋味鲜美的原料更加鲜美，对于本身滋味较差的原料，起着增加鲜美滋味的作用，正所谓“菜品烹调好，汤是宝中宝”，总之，基础汤是制作各种菜肴不可缺少的鲜味剂。

●何谓烹调基础汤

烹调基础汤，就是将经过加工整理的动物性或植物性新鲜原料，放入盛有适量水的锅中，经过一定时间的加热处理，使水溶性营养物质和鲜味物质充分溶于水中，成为鲜美纯正、自然浓厚的汤汁。

普通清汤
普通白汤
烹调基础汤分四类
高级白汤
高级清汤

■基础汤的用法与作用

基础汤的主要用途是制作除炸制的菜以外各种菜肴的调味品，如香菇菜心、清蒸鸭子、红烧狮子头、烧海参、扒鱼肚、烧鱼翅等，广泛用于炒菜、烧菜、炖菜、焖菜、烩菜等。基础汤主要起到了使原料进一步增味、提鲜的作用，对于本身滋味较差的原料有增进鲜美的作用。基础汤是山珍海味赖以增味提鲜的重要调味料。

■烹制基础汤的注意事项

选用营养丰富、鲜味充足的原料。

水质要清纯。制作基础汤最好用开水，一则卫生，水中细菌明显减少，二则自来水中的氯已转化为气体挥发掉，可以保护肉中维生素B_1。但是，开水下锅也有它的不足之处，肉入锅后，肉质表面骤然受热，形成一道屏障，延长了肉内血污与膻腥之气排出的时间。冷水制汤最大的优点是简单、方便、快捷。但是，从健康的角度考虑，最好选择凉开水或矿泉水。

一般制汤时少放或不放葱、姜、料酒等调料，因为这些调料味浓厚，放得过多会影响原料本身的鲜味。煮基本汤不放盐，不放大料，不放蒜。

煮汤时间不宜过长。

煮汤最好当天现制现用，不宜隔日食用，以保持汤汁新鲜。

动物性原料制汤前一般需要进行汆水等热处理加工。

烹调基础汤的做法

世界各国的烹调师都十分重视烹调基础汤的制作。比如，法国烹调师善制牛骨汤、牛肉汤和海鲜汤等，日本烹调师喜做木鱼花清汤和酱汤等。自古以来，中国各个时代都重视烹调基础汤的制作。目前在实践中，虽然有味精、鸡精等增鲜剂，但两者的鲜味不能达到汤汁鲜美醇正浓厚的完美程度，同时也缺乏对菜品原料的渗透和衬托美味的功能，但烹调基础汤却能完美地解决这一问题。

01 普通清汤制法

◆ **【制汤原料】** 清水、净柴鸡、鲜猪肘的重量比例依次为8∶1∶0.5。鲜猪肘也可以用棒骨或鲜瘦牛肉、牛骨代替；也可只用一只老母鸡，可以放少量姜。

◆ **【制汤工艺】** 将鸡去头，其他肉料用清水洗净，放入水中，用大火烧开，撇净浮沫。而后改用小火，使其保持微开，一般煮制1.5～2小时即可。煮制时若添加牛肉或牛骨，时间为3小时左右。煮至汤澄清、汤味鲜醇，捞出汤料，过滤汤汁即可作为烹调基本清汤使用，也可加少量调味料直接食用。

◆【出汤量】一般出汤量为原料的1/2，看水量的减少量也是检查汤是否煮熟的窍门。加盖可以加速汤的成熟，并且省火。

◆【烹调清汤的原理】普通基础汤在制作过程中，主要是利用水溶性维生素、脂肪等营养物质及鲜味物质在水中长时间加热形成的水解作用，使原料中营养物质及鲜味物质充分水解后溶于水中，从而形成鲜美香醇的汤汁。

02 普通白汤制法

◆【制汤原料】与清汤相同。

◆【制汤工艺】将老母鸡去头，与其他肉料用清水洗净，作为汤料备用。将原料入水中，用大火烧开，撇净浮沫。用大火将汤烧滚呈白色，改用中火煮制2小时左右，至汤味浓香、色泽浓白时捞出汤料，过滤汤汁即可作为烹调基本奶汤使用，也可直接食用。

◆【出汤量】一般出汤量为原料的1/3。

◆【烹调白汤的原理】普通白汤，也称翻汤。煮制白汤除了利用水解作用外，更为重要的是利用脂肪与水的乳化作用，形成水包油的乳浊液。静置状态下的脂肪与水本不相溶，但在机械作用下，脂肪与水容易形成水包油结构，用动植物原料尤其是富含磷脂的原料，可保持乳浊液的稳定。

03 高级白汤制法

◆【制汤原料】清水、老母鸡、鲜鸭、猪肘比例依次为20∶3∶1∶1，猪肘可用牛瘦肉、猪排骨或牛骨代替。此外，还可以选用干贝、蹄筋等原料。选料本着富含蛋白质、胶原蛋白、脂肪的原则。

◆【制汤工艺】原料入水或普通汤中，用大火烧开，撇净浮沫，改用中小火保持汤汁翻滚，用中火煮制1.5～3小时。根据情况大火、中火可以交替使用，至汤色乳白浓稠时，即可将原料从锅中捞出，最后将锅中的汤汁过滤即为高级白汤。

◆【出汤量】一般出汤量为原料的1/3。

◆【汤的特点】汤汁色泽乳白，汤味鲜美醇厚，汤汁浓稠黏滑。

◆【烹调高级白汤的原理】高级白汤原理同普通白汤相同，但因为汤料添加了富含胶原蛋白的原料，汤品成熟后较普通白汤浓厚，故又称奶汤、浓汤、翻汤。

04 高级清汤制法

◆【制汤原料】老母鸡、猪肘或瘦肉，也可加氽煮后的火腿；清真菜选用老母鸡、鸭子、牛瘦肉，也可加干贝。高级清汤最简单又最精致的做法是用一只老母鸡，只出一碗汤。

◆【制汤工艺】高级清汤的工艺流程为：煮制→吊汤→清汤。

◆【吊汤料制法】将老母鸡腿肉加猪黄瓜条肉或牛瘦肉，用刀剁砸成泥蓉状，后用凉水泡澥制成吊汤料备用。

◆【煮制过程】将原料处理干净，按照制作普通清汤的做法制成普通清汤，煮制过程依原料不同，时间要相应调整，一般为1.5～3小时。

◆【吊汤过程】将制好的普通清汤再次澄清（过滤）入净锅，放入吊汤料，使其融为一体。大火烧开后改用微火，用勺向一个方向推动，搅起旋涡，使汤中微粒被悬浮物吸附在吊汤料上，成团后捞出，使汤汁变得清澈。吊汤时间约20分钟，要掌握好火候，既要使吊汤料与汤融合，又不能使汤翻滚。

◆【出汤量】每1750～2000毫升清水，可制汤500毫升。

◆【汤的特点】高级清汤又称上汤、顶汤、高汤。汤汁清澈如水，色纯无杂，无油脂，汤味鲜美醇厚，汤质清爽利口，鲜香甘洌。

◆【吊制高级清汤的原理】水解作用和水的对流作用使原料中的养分被逐渐析出。由于加热过程中汤保持平静状态，沸而不腾，对原料的撞击作用小，胶原蛋白水解明胶起不到乳化作用，溶化的油脂只能浮在汤水的表面，应随时撇出以保持汤水清纯。蛋白质胶体的凝固作用：因蛋白质在加热中变性而不断凝固，吊汤料、清汤料聚集在一起成饼或团状，这样可吸附汤中的悬浮颗粒物，使汤汁变清。蛋白质的胶体微粒的吸附作用：由于手勺向一个方向运动，汤呈旋涡状态，促使汤中各种悬浮颗粒物被吊汤料、清汤料上的胶体微粒吸附，从而使汤汁变清。

基础汤中禽类原料的加工方法

选用鲜活禽类时，首先开生。开生就是把鲜活的禽类、水产类动物性原料进行宰杀，烺烫去毛、鳞、内脏以及洗涤的过程。禽类开生的一般顺序是：宰杀→烺烫→开膛→洗涤。鲜活禽类被宰杀后，适宜放置在通风阴凉处，或冷藏储存1～2小时后再烹制。

选用净膛禽类时，首先检查整禽开生是否完整、干净，并将其臀尖去除。臀尖聚集着无数小淋巴结，是大量病毒细菌的储存仓库，一定要去掉。

宰杀方法

左手抓住翅膀，小指钩住鸡右爪，握住后用大拇指和食指向后掐紧鸡颈皮，使气管、食管明显突出，右手持刀，在鸡头下将气管、食管割断，放下刀，抓住鸡头，捏住鸡嘴，左手将鸡身提高，右手抓住鸡嘴向下，放净鸡血。将鸡放在75℃热水中（冬季水温应更高些），全身泡透，先去嘴壳、爪皮及指甲壳，再烺去鸡翅大毛，最后去净鸡身上的毛，用清水洗净。

开膛方法

根据烹饪需要有腹开、肋开、背开三种方法。常用的腹开方法是：在鸡颈右侧脊椎骨处，顺颈开一刀，取去嗉囊，再在肛门与肚皮之间开一条长约8厘米的口，由此处掏出内脏，后冲洗干净。

摘除不能食用的部位

鸡不能食用的部位有嗉囊、胆、气管、肺、食管。小心不要弄破苦胆。其中最容易忘掉的是肺，在厨界有一句口头禅：“开鸡不拿肺，等于没学会。”其他可食用的内脏部位为：胗（肫）、肝、心、肠。将鸡胗（肫）从肉薄处隔开，刮去污物，剥去内筋，洗净。鸡肝要剪去胆囊。剪去心筋膜，将心剖开，去掉血块，洗净。鸡肠要去掉两条胰脏，然后顺肠剖开，洗净污物。鸡油要装容器内，加葱姜上锅蒸至溶化，拣出葱、姜、油渣，水分沥净，放凉保存。

●基础素汤的种类及制法

基础素汤是制作素食、佛门菜所用的基础汤。

素食有两种说法：其一，动物性原料为荤，植物性原料为素；其二植物性原料中有荤，动物性原料中有素。据《本草纲目·菜部·蒜》载：“五荤即五辛，谓其辛臭昏神伐性也。炼形家以小蒜、大蒜、韭、芸薹、胡荽为五荤；道家以韭、薤、蒜、芸薹、胡荽为五荤；佛家以大蒜、小蒜、兴渠、慈葱、茖(gé)葱为五荤。兴渠，即阿魏也。”文中炼形家是指道家的一个支派，芸薹即油菜，胡荽即芫荽(香菜)，慈葱即葱，茖葱即薤，薤（xiè)即藠（jiào)头。动物性原料中未经受精的禽蛋为素食原料。

◆**【黄豆汤】**将黄豆拣去杂质，用清水洗净，放入盆中，冲入水（春夏季用凉水、秋冬季用温水），水量要宽（宽，烹饪界行话，指水量至少是原料的一倍或以上），入沸水锅中煮沸一会儿，而后撇去浮沫，改用小火，保持微开，煮3～4小时，端锅离火或灭火，将黄豆捞出，而后将汤过滤即可。

◆**【黄豆芽汤】**将发好的黄豆芽去根须，用清水洗净，放入沸水锅中，水量要宽，煮沸一会儿后，撇去浮沫，改用小火使汤保持微开，煮1.5～2小时，将汤料捞出，离火过滤澄清即可。

◆**【口蘑汤】**将涨发好的口蘑放入沸水锅中，将发制口蘑澄清后的原汤加入锅中，煮沸一会儿后撇去浮沫，转小火保持微开，再煮1～1.5小时，将料捞出，离火过滤澄清即可。

口蘑汤有着浓郁的蘑菇香气，并不适合所有素菜。例如青菜类菜肴，绿叶类菜香气清淡，略带些甜味，口蘑汤很容易遮盖青菜的甜香，一般以绿叶青菜制作纯素菜点时，以豆芽汤为佳。口蘑汤适合的素菜类型：豆制品制作的仿真荤菜；有着特殊异味的原料，如萝卜、韭菜等。

◆**【素奶汤】**制作素奶汤的原料有：黄豆、黄豆芽、口蘑等，其中以黄豆为佳。制作方法同荤料火候一样，也是大火烧开，撇去浮沫，转中火，至原料成熟汤汁浓稠时过滤即可。其火力是：大火→中火→大火。

健康养生堂

食补食疗养生汤

- **插图绘制**　赵　珍　郑州传易卡通
- **摄　　影**　于　笑　刘志刚
- **菜肴制作**　百年荣记饮食文化发展有限公司
- **图片提供**　北京全景视觉网络科技有限公司

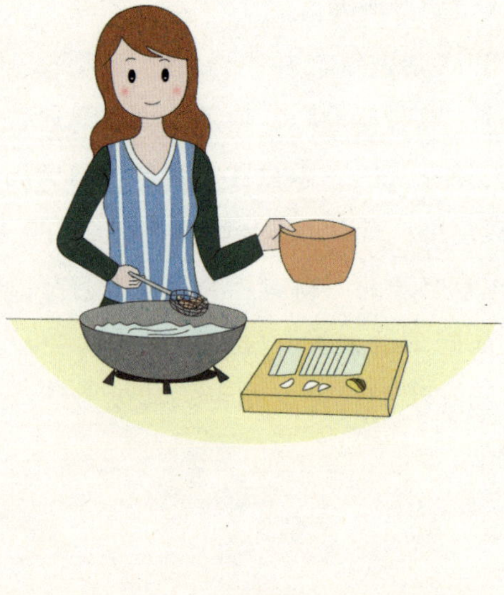